上海市医学会呼吸病学分会组编

主　编　周　新　瞿介明
副主编　李　强　李惠萍　郭雪君　宋元林

呼吸疾病自我防治新视点

U0316131

上海科学技术出版社

图书在版编目(CIP)数据

呼吸疾病自我防治新视点 / 周新,瞿介明主编. —
上海:上海科学技术出版社,2015.4
ISBN 978 - 7 - 5478 - 2425 - 2

Ⅰ.①呼… Ⅱ.①周… ②瞿… Ⅲ.①呼吸系统疾病—
防治 Ⅳ.①R56

中国版本图书馆 CIP 数据核字(2014)第 244444 号

呼吸疾病自我防治新视点

主编 周 新 瞿介明

上海世纪出版股份有限公司
上 海 科 学 技 术 出 版 社 出版
(上海钦州南路 71 号 邮政编码 200235)
上海世纪出版股份有限公司发行中心发行
200001 上海福建中路 193 号 www.ewen.co
常熟文化印刷有限公司印刷
开本 700×1000 1/16 印张:24.5
字数 360 千字
2015 年 4 月第 1 版 2015 年 4 月第 1 次印刷
ISBN 978 -7-5478-2425-2/R·816
定价:58.00 元

内容 | 提要

呼吸疾病是危害大众较常见的疾病之一。近年来由于空气污染、社会人口老龄化、过敏物质增加等诸多因素,患呼吸疾病的患者越来越多。常见的呼吸疾病有上呼吸道感染、支气管哮喘、慢性阻塞性肺疾病、细菌或病毒性肺炎、肺间质病、睡眠呼吸障碍性疾病和肺癌等。而呼吸疾病的预防、诊断和治疗近年来有了很大的进展。本书以科普形式将呼吸疾病的预防和治疗的新技术、新诊治方案介绍给患者,以提高患者对呼吸系统常见疾病的自我保健意识,掌握防治知识。

编委会 | 名单

朱惠莉　复旦大学附属华东医院呼吸科

任　涛　同济大学附属东方医院呼吸科

任涟萍　上海交通大学医学院附属新华医院呼吸科

刘　俊　上海交通大学附属胸科医院放疗科

刘　斌　上海交通大学医学院附属仁济医院呼吸科

刘宏炜　上海市奉贤区中心医院呼吸科

刘佳珺　上海交通大学医学院

刘锦铭　同济大学附属上海市肺科医院肺循环科

刘嘉琳　上海交通大学医学院附属瑞金医院呼吸科

孙　朔　上海中医药大学附属龙华医院呼吸科

孙加源　上海交通大学附属胸科医院肺内科

孙依萍　上海交通大学医学院附属新华医院呼吸科

杜春玲　复旦大学附属中山医院青浦分院呼吸科

李　宁　上海交通大学医学院附属瑞金医院呼吸科

李　钊　上海市普陀区中心医院呼吸科

李　兵　上海长征医院呼吸科

李　奕　中国人民解放军第四一一医院呼吸科

李　敏　上海交通大学医学院附属瑞金医院呼吸科

李　强　上海长海医院呼吸科

李　榕　上海交通大学附属胸科医院呼吸科

李华茵　复旦大学附属中山医院呼吸科

李向阳　复旦大学附属华东医院呼吸科

李庆云　上海交通大学医学院附属瑞金医院呼吸科

李秋红　同济大学附属上海市肺科医院呼吸科

李爱武　同济大学附属上海市肺科医院呼吸科

李惠萍　同济大学附属上海市肺科医院呼吸科

李善群　复旦大学附属中山医院呼吸科

李燕芹　上海交通大学医学院附属仁济医院呼吸科

杨　冬　复旦大学附属中山医院呼吸科

杨天芸　上海交通大学医学院附属新华医院呼吸科

杨文兰　同济大学附属上海市肺科医院肺功能室
杨加伟　同济大学附属上海市肺科医院呼吸科
杨忠民　同济大学附属同济医院呼吸科
肖秀玲　同济大学附属同济医院呼吸科
时国朝　上海交通大学医学院附属瑞金医院呼吸科
吴晓丹　复旦大学附属中山医院呼吸科
吴继光　同济大学附属上海市同济医院呼吸科
邱忠民　同济大学附属同济医院呼吸科
何　梅　同济大学附属同济医院呼吸科
何　晶　同济大学附属上海市肺科医院肺循环科
余　莉　同济大学附属同济医院呼吸科
余荣环　上海市徐汇区中心医院呼吸科
沈　鸿　同济大学附属同济医院呼吸科
沈　策　上海交通大学附属第六人民医院呼吸科
宋　琳　上海交通大学医学院附属新华医院呼吸科
宋小莲　同济大学附属第十人民医院呼吸科
宋元林　复旦大学附属中山医院呼吸科
张　伟　上海长海医院呼吸科
张　旻　上海交通大学附属第一人民医院呼吸科
张　炜　上海中医药大学附属曙光医院呼吸科
张　新　复旦大学附属中山医院呼吸科
张　静　复旦大学附属中山医院呼吸科
张有志　复旦大学附属华山医院北院呼吸科
张珠华　上海市普陀区人民医院呼吸科
张晔敏　上海中医药大学附属龙华医院呼吸科
张景熙　上海长海医院呼吸科
张锋英　上海市普陀区人民医院呼吸科
张颖秋　上海长征医院体检中心
张童洋子　同济大学附属同济医院呼吸科
陆海雯　同济大学附属上海市肺科医院呼吸科

陈　聆　上海交通大学医学院附属瑞金医院北院呼吸科

陈　敏　上海市同仁医院呼吸科

陈　碧　上海交通大学医学院附属仁济医院呼吸科

陈小东　复旦大学附属华山医院呼吸科

陈文怡　上海交通大学附属胸科医院肺内科

陈雪华　复旦大学附属中山医院呼吸科

陈群慧　上海交通大学附属胸科医院放射科

邵长周　复旦大学附属中山医院呼吸科

武　宁　上海长海医院呼吸科

范莉超　同济大学附属上海市肺科医院呼吸科

杭晶卿　上海市普陀区人民医院呼吸科

金先桥　复旦大学附属华山医院呼吸科

周　敏　上海交通大学医学院附属瑞金医院呼吸科

周　瑛　同济大学附属上海市肺科医院呼吸科

周　新　上海交通大学附属第一人民医院呼吸科

周彩存　同济大学附属上海市肺科医院肿瘤科

郑　青　上海交通大学医学院附属仁济医院变态反应科

郑筱轩　上海交通大学附属胸科医院呼吸内镜室

赵　蕾　上海市浦东新区公利医院呼吸科

赵勤华　同济大学附属上海市肺科医院肺循环科

赵黎明　上海长征医院呼吸科

胡　斌　上海市徐汇区中心医院呼吸科

胡芸倩　同济大学附属东方医院呼吸科

胡章国　上海交通大学附属胸科医院肺内科

钟　华　上海交通大学附属胸科医院肺内科

钟润波　上海交通大学附属胸科医院肺内科

段玉香　上海市同仁医院呼吸科

姜　军　上海长征医院呼吸科

姜丽岩　上海交通大学附属胸科医院肺内科

洪群英　复旦大学附属中山医院呼吸科

宫素岗　同济大学附属上海市肺科医院肺循环科

秦　慧　上海交通大学医学院附属仁济医院呼吸科

秦兴国　上海市杨浦区市东医院呼吸科

秦朝辉　上海中医药大学附属龙华医院呼吸科

夏敬文　复旦大学附属华山医院呼吸科

顾晓花　上海交通大学附属第六人民医院呼吸科

顾爱琴　上海交通大学附属胸科医院肺内科

钱叶长　上海市宝山区中西医结合医院呼吸科

倪　磊　上海交通大学医学院附属瑞金医院呼吸科

徐　凌　上海交通大学附属第六人民医院呼吸科

徐卫国　上海交通大学医学院附属新华医院呼吸科

徐金富　同济大学附属上海市肺科医院呼吸科

徐艳华　上海交通大学医学院附属仁济医院变态反应科

高蓓兰　同济大学附属上海市肺科医院呼吸科

郭　忠　上海交通大学附属第六人民医院呼吸科

郭胤仕　上海交通大学医学院附属仁济医院变态反应科

郭雪君　上海交通大学医学院附属新华医院呼吸科

容朝晖　上海交通大学附属第六人民医院呼吸科

黄　怡　上海长海医院呼吸科

黄　海　上海长征医院呼吸科

黄海东　上海长海医院呼吸科

曹卫军　同济大学附属上海市肺科医院呼吸科

龚　益　复旦大学附属华山医院呼吸科

龚　静　复旦大学附属华东医院呼吸科

崔少华　上海交通大学附属胸科医院肺内科

崔石磊　复旦大学附属华东医院呼吸科

商　艳　上海长海医院呼吸科

梁　丽　上海交通大学医学院附属第三人民医院呼吸科

梁　硕　同济大学附属上海市肺科医院呼吸科

梁永杰　同济大学附属东方医院呼吸科

揭志军　复旦大学附属上海市第五人民医院呼吸科

彭　娟　上海交通大学医学院附属新华医院呼吸科

彭爱梅　同济大学附属第十人民医院呼吸科

葛海燕　复旦大学附属华东医院呼吸科

董宇超　上海长海医院呼吸科

蒋捍东　上海交通大学医学院附属仁济医院呼吸科

韩超楠　上海交通大学医学院

韩锋锋　上海交通大学医学院附属新华医院呼吸科

程齐俭　上海交通大学医学院附属瑞金医院北院呼吸科

程克斌　同济大学附属上海市肺科医院呼吸科

焦　洋　上海长海医院呼吸科

储天晴　上海交通大学附属胸科医院肺内科

曾　健　上海市同仁医院呼吸科

谢国钢　上海交通大学附属第一人民医院呼吸科

虞凌明　上海交通大学附属胸科医院放射科

臧远胜　上海长征医院呼吸科

翟宜帆　上海长征医院呼吸科

缪夏轶　同济大学附属上海市肺科医院呼吸科

潘　珏　复旦大学附属中山医院呼吸科

薛鸿浩　上海中医药大学附属龙华医院呼吸科

戴然然　上海交通大学医学院附属瑞金医院呼吸科

魏为利　同济大学附属同济医院呼吸科

瞿介明　上海交通大学医学院附属瑞金医院呼吸科

前|言

呼吸疾病是常见病、多发病。近年来,由于空气污染、生活环境的改变、人口老龄化等因素,我国呼吸疾病的发病率较以往有明显的增加趋势,流行病学调查结果表明,我国40岁以上人群中慢性阻塞性肺疾病的发病率为8.2%,在城市中肺癌的发病率已占所有肿瘤发病率的首位。呼吸疾病已严重威胁人民群众的身体健康,也给社会带来了巨大的负担。

近年来呼吸疾病的研究有了很大的进展,国内外颁布了有关呼吸疾病的诊治指南,一些新的治疗药物和治疗策略也相继问世。新方法、新技术可以有效地帮助患者尽快恢复健康。为了普及呼吸疾病的医学新知识,提高广大群众对呼吸疾病的防治水平,上海市医学会呼吸病学分会组织了数十位呼吸科专家和临床医生编写了这本科普书。书中详细介绍了各种呼吸疾病的防治知识,对于呼吸疾病患者和健康者都有较好的学习和参考价值。

由于准备时间仓促,参与编写的人员多,本书在内容安排等方面肯定会有不足之处,敬请读者批评指正。

最后谨向为本书付出辛勤劳动的各位专家、同道表示崇高的敬意!

上海市医学会呼吸病学分会主任委员

周 新

2014年12月18日

目 录

● 慢性阻塞性肺疾病　75

● 哮 喘 117

● 肺 癌   163

● 肺功能 205

● 介入治疗 235

● 控　烟

● 睡眠呼吸病 351

感染

1 春季如何防治呼吸道疾病

时值初春，乍暖还寒。春季正是万物萌发、草长花开的大好时光，却也是各种呼吸道疾病的高发季节。春季的特点是昼夜温差大、多风、干燥。呼吸系统是一个开放的系统，直接与外界接触。正常成人吸入空气量很大，每日吸入约10 000升的空气，因此呼吸器官最易受外界病原体的侵袭而致感染。呼吸道感染可分为上呼吸道感染与下呼吸道感染。上呼吸道感染分为病毒性感染（70％～80％）和细菌性感染（20％～25％），急性上呼吸道感染最常见，并涵盖了上呼吸道的很多疾病，有普通感冒，还有流行性感冒、急性咽喉炎和扁桃体炎（俗称扁桃腺炎）等。下呼吸道感染包括支气管炎和肺炎，有慢性气道病基础者还会出现急性发作或加重，如慢性支气管炎患者急性发作、慢性阻塞性肺疾病患者急性加重或支气管哮喘患者进入急性发作期。

普通感冒及流行性感冒（简称流感）都是由病毒感染引起的。普通感冒是指"鼻感冒"，对人体的影响通常只限于呼吸系统，症状包括流涕、鼻塞和喉咙痛、咳嗽、发热等，一般5天左右便可痊愈。流感是由流感病毒感染所致，流感症状可累及全身，包括全身酸痛、头痛、肌肉及骨痛、发热、乏力、食欲不振、咳嗽、鼻塞等，严重时会引起肺炎及其他并发症，甚至致命。急性咽喉炎和扁桃体炎的症状与感冒类似，需警惕病原体是A型溶血性链球菌所致的扁桃体炎，因为它是导致风湿热的罪魁祸首，需及时就医，避免发展至危害心脏。如果结膜炎和咽喉炎同时出现，则为咽喉结膜热，是由腺病毒所引起。急性上呼吸道感染需谨慎处理，不能劳累，需注意休息，保证充足睡眠和大量饮水，并按需服用对症药物，必要时服用抗细菌或抗病毒药物，如病情仍然不能改善，建议及时就医。

下呼吸道感染的病原体通常以细菌为主，多于病毒，此外还包括非典型病原体如支原体和衣原体等，此时会有较多的咳嗽、发热，甚至胸痛、气急，部分患者还会出现痰中带血。而慢性支气管炎及慢性阻塞性肺疾病患者急性加重主要表现为咳嗽次数、咳痰量增加，或者痰变得浓厚，或出现发热，或气急较前加重等。此时最好不要擅自吃药，而应该接受医生指导，视情况服用正确的抗生素和其他药物。应根据中华医学会推荐的《社区获得性肺炎诊治指南》选择抗生素进行治疗，不宜频繁更换抗生素。

对于部分支气管哮喘患者而言，春季是危险的。各种鲜花和柳絮，都可能是患者的致敏源，这时患者会胸闷、呼吸困难，甚至哮喘重度发作。故有确定过敏源的哮喘患者需避免接触过敏原，要戴口罩，或者尽早到医院配抗过敏的药物及抗哮喘药物,哮喘患者需随身携带含速效支气管舒张剂的单方或复方制剂药物,以备急用,一旦发作不能控制,尽早到呼吸专科就诊。

总之,春季呼吸道疾病的防治应遵循预防为主、准确诊断、及时治疗的原则。要注意保暖、通风,做有氧运动,少去人多的公共场所,多喝水,让气道黏膜保持湿润。增加营养,多吃水果蔬菜,补充天然维生素。易感人群应及时进行疫苗接种,有基础疾病者需及时就医,控制好疾病,避免加重。对于抗生素的应用,要有针对性,避免滥用。

同济大学附属上海市肺科医院呼吸科　徐金富

流行性感冒,简称流感,是由流感病毒引起的急性呼吸道感染,也是一种传染性强、传播速度快的疾病。病原体为甲、乙、丙三型流行性感冒病毒。其主要通过空气中的飞沫、人与人之间的接触或与被污染物品的接触传播。典型的临床症状是:急起高热、全身疼痛、显著乏力和轻度呼吸道症状。一般秋冬季节是其高发期,虽然大多有自限性,但是重症病例的高危人群,如老年人、年幼儿童、孕产妇或有慢性基础疾病者(包括慢性呼吸系统疾病、心血管系统疾病、肾病、肝病、血液系统疾病、神经系统疾病、代谢及内分泌系统疾病、免疫功能抑制者,以及集体生活于养老院或其他慢性病疗养机构的被看护人员)出现并发症十分常见且严重,少数病例可因呼吸或多脏器功能衰竭而死亡。流感目前还没有特效药物,一般抗病毒药对流感疗效不佳,故为避免出现并发症所致的严重后果,尤其对于高危患者,预防胜于治疗,主要措施如下。

(1)积极治疗基础疾病,按时用药,定期复诊。

(2)及时接种疫苗:接种流感疫苗可以显著降低由流感造成的门诊率和住院率,减少流感造成的并发症和病死率。研究结果显示接种流感疫苗可以使肺炎减少39%,呼吸道疾病减少32%。但由于流感疫苗是用鸡胚制备出来的,所以对鸡蛋过敏者不应接种。另外,发热、急性感染、晚期癌症患者和心肺功能衰竭及严重过敏体质者也不要应用流感疫苗。

(3)多开窗换气:在室内每天开窗不少于2次,保持新鲜的空气流通,减少细菌的传播,由于流感病毒的生存还与环境湿度有关,条件允许可以调整小环境湿度,以降低病毒活性。同时尽量减少到空气不流通、人多拥挤的场所。

(4)避免飞沫传播:自己打喷嚏或咳嗽时应遮掩口鼻,如果是在电梯或公共汽车上遇到他人咳嗽或喷嚏时,可转过身去,因为人的眼睛和鼻子是最容易被传染的。同时避免不洁手部接触眼睛、鼻及口。

(5)勤洗手:研究结果表明,流感病毒在手上能存活70小时,流感患者在擤鼻涕、挖鼻孔时会将病毒沾在手上,所以保持手部清洁,并用正确方法洗手十分关键。

(6)勤换牙刷:人们每天都要使用牙刷,如果上面带有病毒,则容易反复感染;另外,牙刷常处于潮湿状态,病原体易滋生繁殖,故保持牙刷干燥、勤换牙刷很重要。

(7)注意保暖:衣物、被褥要勤洗勤晒,遇到气候变化,注意增减衣服。患有慢性疾病的中老年人,风寒最易削弱呼吸道防御功能,除了采取一定措施杜绝被传染外,还一定要注意室内保暖、全身保暖、口鼻咽颈部的保暖。

(8) 饮食清淡:高脂肪、高蛋白质、高糖饮食会降低人体免疫力,饮食过咸会使唾液分泌及口腔内的溶菌酶减少,并降低抗病因子的分泌,使感冒病毒易进入呼吸道黏膜而诱发感冒。

(9) 充足睡眠:实验发现,同每天睡7.5～8.5小时的人相比,每天只睡4小时的人,产生的抗体会减少一半。充足的睡眠对预防流感十分重要,也是流感患者迅速痊愈的基础。

(10) 多做运动,保持精神愉快:适量的运动不仅能增强体质,也有助于保持精神愉悦,医学家通过观察发现,精神紧张、忧郁的人,体内抗病毒物质明显减少,免疫力下降,易患感冒。

(11) 冬季预防流感的最佳方法是保持健康的生活习惯,结合疫苗防治。合理安排好休息,做到生活有规律,注意不要过度疲劳,以免抗病力下降。合理体育锻炼,增强机体抵抗疾病能力。

同济大学附属上海市肺科医院呼吸科　陆海雯　徐金富

3 孕妇感冒应该如何处理

感冒是由多种病毒引起的一种呼吸道常见病，多出现鼻塞、流涕、咽痛、发热等症状，对普通人来说，一生中会患无数次感冒，尤其在秋冬季感冒流行的时候。服用抗感冒的药物5～7天，症状多可缓解。感冒通常不会引起普通人的重视，但对于孕妇这一特殊人群，感冒的影响可能相对就比较大了，如何应对感冒往往使准父母们束手无策。那么孕妇与正常人相比为什么容易患感冒呢？妊娠早期，孕妇的呼吸功能发生明显的变化，在怀孕18周时孕妇的耗氧量增加10%～20%，其中一半为胎儿所消耗。而肺脏的通气量增加40%，为达到孕妇自身和胎儿对氧的需求量，孕妇往往过度换气来吸取氧气。胎儿在母体内尚无呼吸功能，所需要的氧气完全靠母体的吸入。由于过度通气，吸入更多的尘埃，加上孕妇鼻、咽、气管等呼吸道黏膜充血、水肿，很容易发生上呼吸道感染。

感冒对于孕妇的影响，主要有两个方面，其一是感冒本身对胚胎、胎儿的不良影响，其二是不当用药产生的不良影响。如果是一般的感冒，症状较轻，仅仅是流清涕、打喷嚏，没有发热、持续咳嗽等严重症状，对胚胎、胎儿一般不会有影响，也不必服药，注意适当活动、多喝水，休息几天一般就会好转。妊娠5～14周是胚胎发育器官形成的时间，若患流行性感冒，且症状较重，常对胎儿影响较大，此间服药有较大风险。因此，评价药物的影响，首先需要确定孕妇的孕周，根据孕周和孕妇的临床情况指导进一步的治疗。孕妇末次月经的第14天排卵，精子与卵子结合形成受精卵。胚胎受损害最敏感的时间是在受精后的15～56天，这时正处于器官分化、发育、形成的关键阶段；在受精后7天内用药因受精卵尚未种植，故不受影响；受精后8～15天内用药，胚胎虽已种植，但组织尚未分化，如有影响常引起流产，一般不致发生畸形；在受精后15～90天，各器官均在这段时间内分化发育，易受药物的影响致畸；而受精3个月后，各脏器的萌芽已基本分化完成，并初具人形，在此之后药物的致畸影响大为减少。

对于孕妇来说，认为感冒不是大病不需治疗的做法是错误的。有人认为中药副作用小，可自行服用，其实也不正确，因为部分中药也对胎儿有影响，很多治疗感冒的中药，孕妇是不能服用的。如果孕妇体温超过38℃、咳嗽严重无好转或出现黄痰等症状，不可乱服药物，应及时到医院就诊，将自己已经怀孕及实际怀孕的周数告诉医生，并咨询医生用药事宜。

同时，怀孕期间，孕妇尽量不要接触感冒的患者，家中居室多通风换气，并保持温度、湿度适宜。经常用醋熏蒸房间，这对抑制和杀灭病毒微生物有一定作用。平时也应适当锻炼,提高机体抵抗能力。在冬季或流感流行期少去或不去公共场所。此外,孕妇要调整心态,保持乐观情绪,因为愉快的心理因素会刺激体内激素分泌,使人体杀灭病原微生物能力增强,从而增强自身免疫力。

上海交通大学医学院附属新华医院呼吸科　宋　琳

4 感冒慎用抗生素

感冒分为普通感冒和流行性感冒（即流感）。而通常所说的上呼吸道感染包括普通感冒、急性咽-扁桃体-喉炎（病毒性、细菌性）。普通感冒主要是鼻病毒，也可由副流感病毒、呼吸道合胞病毒、艾柯病毒、柯萨奇病毒等病毒引起；而流感是由流感病毒所致，人流感病毒分为甲、乙、丙三型。其中甲型流感病毒抗原性易发生变异，曾多次引起世界性大流行，例如1918～1919年的大流行中，全世界有2 000万～4 000万人死于流感，禽流感也属于甲型流感病毒；乙型流感病毒对人类致病性较低；丙型流感病毒只引起人类不明显的或轻微的上呼吸道感染，很少造成流行。上呼吸道感染中，70%～80%由病毒感染引起，20%～30%由细菌感染引起。

普通感冒、流感、上呼吸道感染各有哪些症状呢？首先看普通感冒，初期咽干、痒或有烧灼感，打喷嚏、鼻塞、流清水样鼻涕；2～3天后鼻涕变稠，咽痛；也可有流泪、声音嘶哑、咳嗽和呼吸不畅。上呼吸道感染中的病毒性咽-喉炎，表现为咽部发痒和烧灼感、咽痛、咳嗽、声音嘶哑，可有发热乏力；细菌性咽-扁桃体炎可表现为咽痛、畏寒、发热，症状与病毒性咽喉炎相似，两者难以鉴别；有些患者出现扁桃体肿大，有脓性分泌物，则可以肯定是细菌感染所致。流感往往全身症状重，表现为高热、全身酸痛、乏力，而鼻咽部局部症状轻，有些患者可以没有流涕、咽痛等鼻咽部症状。流感的传染性更强。

由上述可知，普通感冒和流感是由病毒引起，部分上呼吸道感染是由细菌引起。目前尚无特效抗病毒药，以对症、中医治疗为主。普通感冒一般不用抗病毒药物治疗，而流感在早期使用抗病毒药物有效，比如甲型流感，目前最常用的药物是奥司他韦，其他抗病毒药物还有金刚烷胺、金刚乙胺（甲型流感病毒）、吗啉胍（流感病毒、腺病毒、鼻病毒）、利巴韦林（流感病毒、副流感病毒、呼吸道合胞病毒），均早期使用有效。

目前常用的西医感冒药都是对症治疗，可减轻症状、缩短病程。比如泰诺感冒片的成分，有乙酰氨基酚、盐酸伪麻黄碱、氢溴酸右美沙芬、马来酸氯苯那敏，分别有退热镇痛、减少鼻腔分泌、止咳等作用。中药治疗需辨证论治。风寒感冒主要症状为发热、怕冷、头痛、咽喉发痒、周身不适、咳嗽、多稀白痰、鼻塞或流清涕、无汗、舌苔薄白、脉浮紧或浮缓等，可使用正柴胡饮颗粒、小柴胡冲剂、玉屏风散。风热感冒症状为恶寒轻、发热重、头胀痛、咽喉肿痛、口微渴、少汗出、咳嗽吐黄痰、舌苔薄白或微黄、舌尖红赤、脉浮数等，需使用清热解毒的药物，如感冒退热颗粒、银翘解毒片等。

感冒慎用抗生素,有双重含义,即大部分情况下不用,发现有细菌感染的征象时可用抗生素,比如在感冒后出现咳脓痰、流脓涕;感冒持续数日后出现新的症状或体温不退;体格检查发现扁桃体充血及脓性分泌物;实验室检查血常规白细胞总数或中性粒细胞百分比增加;出现并发症如鼻炎、鼻窦炎、气管支气管炎、肺炎等。一般用什么抗生素呢?细菌性咽炎-扁桃体炎主要由溶血性链球菌引起,其次由流感嗜血杆菌、肺炎球菌、葡萄球菌等感染引起,一般用头孢类、青霉素类抗生素。有些患者咳嗽剧烈,但痰少、白痰,需考虑支原体等非典型病原体感染,需使用红霉素、阿奇霉素或左氧氟沙星等。滥用抗生素的危害极大,如体内菌群失调、大量耐药菌株的出现、过敏反应等;药物本身的副作用也很多,如白细胞减少、肝肾功能受损、胃肠道反应、心脏毒性等。

下面介绍感冒时抗生素应用的几个常见误区。

误区1:抗生素等于抗炎药。抗生素不直接针对炎症发挥作用,而是针对引起炎症的微生物起到杀灭作用。抗炎药是针对炎症的,比如常用的阿司匹林等抗炎镇痛药。多数人误以为抗生素可以治疗一切炎症,实际上抗生素仅适用于由细菌引起的炎症,而对由病毒引起的炎症无效。人体内存在大量正常有益的菌群,如果用抗生素治疗无菌性炎症,这些药物进入人体内后将会压抑和杀灭人体内有益的菌群,引起菌群失调,造成抵抗力下降。如过敏性哮喘的气道慢性炎症,使用抗生素治疗无效,对病毒性感冒、麻疹、腮腺炎、流感等患者给予抗生素治疗无益。感冒病毒引起的呼吸道炎症使用抗生素也无效。

误区2:抗生素预防细菌感染。并不是所有的情况都需要应用抗生素预防感染,只有在特定的情况下需要预防用抗生素,最常见的如手术前使用抗生素;一旦有细菌感染的征象出现,可以用抗生素。

误区3:发热就用抗生素。很多人喜欢一发热就用抗生素,其实抗生素仅适用于由细菌和部分其他微生物引起的炎症发热,对感冒、流感发热,抗生素无效。非感染性疾病也可以引起发热,如风湿性疾病(红斑狼疮、皮肌炎等)、肿瘤、间质性肺病等,抗生素使用也无效。

误区4:频繁更换抗生素。抗生素的疗效有一个周期问题,至少观察3～5天。频繁更换药物,会造成用药混乱,从而伤害身体。况且,频繁换药很容易使细菌产生对多种药物的耐药性。

误区5：一旦有效就停药。抗生素的使用有一个周期，用药时间不足有可能见不到效果；即便见了效，也应该在医生的指导下使用必需的疗程。一旦有效就停药，不但治不好疾病，已经好转的病情也可能因为残余细菌作怪而反弹。

感冒重在预防，注意以下几方面。避免诱发因素：避免受凉、过度劳累、与感冒患者接触；增强体质：有规律适度地运动、冷水浴面、面部按摩；应用增强免疫功能的药物：卡介菌多糖核酸、乌体林斯等；接种疫苗：一年一次接种流感疫苗，五年一次接种肺炎球菌疫苗。

上海交通大学附属第六人民医院呼吸科　容朝晖

5 普通感冒和流感无需使用抗生素

抗生素是细菌等微生物的代谢产物或合成的类似物，在体外能抑制微生物的生长和存活。1928年英国学者弗莱明发现青霉素，1941年抗生素开始被应用于临床治疗感染性疾病。此后，抗生素在现代医学中发挥了巨大作用。理论上，只有细菌或支原体、衣原体、军团菌、真菌、螺旋体、立克次体以及部分原虫等引起的感染才需要应用抗生素。然而，在我国，抗生素最常滥用于普通感冒和流行性感冒（简称流感）患者，部分地区普通感冒应用抗生素高达70%～80%，抗生素的过度使用已日渐成为重要问题。

那么，普通感冒和流感使用抗生素有用吗？这要从病因讲起。我们知道，90%以上的普通感冒是由病毒引起的，其中鼻病毒、冠状病毒占60%，此外还有副流感病毒、呼吸道合胞病毒、腺病毒、柯萨奇病毒、艾柯病毒等。流感则是由流感病毒引起的急性呼吸道传染病。因此，除了继发细菌感染，抗生素对于普通感冒和流感没有任何治疗作用。

有些人可能会问，用些抗生素能够好得快一些，这种说法成立吗？对此，国内外开展的大量临床研究一致表明，普通感冒时使用抗生素既不能改变本病的病程和转归，也不能因此而有效地预防普通感冒的细菌性并发症。我国的《急性呼吸道感染抗生素合理使用指南（试行）》特别指出普通感冒不宜应用抗生素。目前的流感治疗指导原则将抗生素治疗仅局限于有肺炎症状和体征的患者，尤其是年龄非常小和非常大以及有潜在疾病的患者，《流行性感冒临床诊断和治疗指南（2004年修订稿）》则指出抗生素仅在明确或有充分的证据提示继发细菌感染时才考虑应用。

感冒的后期常常会出现流黄黏涕，这是不是说明有继发感染呢？回答是否定的，除非这种症状持续7～10天无改善，或更加重，或伴发热、白细胞增高、C反应蛋白增高等细菌感染表现时才考虑加用抗生素。如果仅仅是鼻分泌物呈黏稠不透明或变色，仍可能是病毒性感染，这时并不需要使用抗生素。

是药三分毒，抗生素也不例外。每一种抗生素在体内都有一定的不良反应。例如链霉素、卡那霉素等氨基糖苷类药物可引起眩晕、耳鸣、不可逆转性耳聋；庆大霉素、卡那霉素、万古霉素可损害肾脏；喹诺酮类对骨组织有损害，禁用于孕妇、哺乳期妇女及18岁以下的青年儿童；大环内酯类对胃肠道造成刺激，有肝脏毒性等；不少抗生素还可引起恼人的皮疹。随着抗生素用量的增加，人群中药物过敏反应的发生率也会上升。

与抗生素本身导致的显性伤害比起来，滥用抗生素所造成的隐性伤害更为惊心。有很多患者因为经常使用抗生素，一旦病重时再用，药物治疗效果就大受影响，这是因为长期使用抗生素，使身体的病菌产生了耐药性。以葡萄球菌为例，20世纪80年代初，青霉素95％有效；1985年，有效率下降了20％；到1996年，72％无效；现在基本没用。20年前抗菌药环丙沙星开始在临床上应用，当时被证明是副作用小、治疗效果好的药品，现在环丙沙星对60％以上的患者失去作用。有远见的医学界人士担心，有朝一日病菌耐药性"进化"速度超过抗生素的研制速度，我们又将回到抗生素诞生前的黑暗岁月。此外，正常人的体内含有一定量的正常菌群，它们参与人体的正常代谢，使身体保持健康状态，但我们在使用抗生素杀灭病菌的同时，也杀灭了一些有益菌，长期、过度、反复不按规则地使用抗生素会导致人体菌群失调和继发感染，继而使免疫力降低，导致健康失衡。

为了控制普通感冒和流感中严峻的抗生素滥用现状，国家卫生部门先后出台了相应的抗生素使用法规，如《抗菌药物临床应用指导原则》，以及国家药品限售令规定药店必须凭处方才能对患者出售抗生素。除此之外，还应该从各个渠道促进抗生素合理使用，加强科普教育，纠正人们在"感冒咳嗽用抗生素、头疼发热用抗生素"上的误区；以及通过行政手段对抗生素的生产实行宏观总量控制，对销售严格管理等。

复旦大学附属中山医院呼吸科　张　静

6 治"小病"不能"小觑"

——细谈感冒治疗

感冒虽为"小病",但目前尚无治疗的特效手段,加上它有自愈趋向,所以感冒治疗的目的是对症处理、减轻症状、缩短病程、促进早日康复。

感冒的治疗方法:主要包括非药物治疗和药物治疗

非药物治疗包括发挥自身的抵抗力,应多加休息,保持安静,保证充分的睡眠,防止体力消耗,营养与水分补给也不可少。患感冒时,食欲和消化吸收能力降低,所以应吃些米粥或汤等温和、易消化、水分多的食物。为补充因出汗所失去的电解质,可以饮用运动饮料来补充水分。室内的温度和湿度也要特别注意,温度和湿度低,感冒病毒容易活跃;而且,冷空气会刺激鼻腔和咽喉黏膜,导致炎症。可配合使用暖器与加湿器,保持适当的室温与湿度。如果没有发热,一般可以洗澡,但为了避免过度消耗体力,不能长时间洗澡,而且要注意洗澡后不要着凉。发热时要避免洗澡。外出时,尽量避开人群拥挤的地方。为了防止继发细菌感染,回家后彻底漱口和洗手也非常重要。吸烟会刺激咽喉的黏膜,所以感冒期间必须禁烟。

据临床经验,上述措施可明显缩短病程,防止病情迁延,利于早日康复。

药物治疗主要以对症治疗为主,目前市场上的感冒药一般均为复合制剂,由以下几类药物组成:① 解热镇痛药,如对乙酰氨基酚和乙酰水杨酸,通过减少前列腺素合成起退热、止痛作用。② 缩血管药物,如盐酸伪麻黄碱,收缩鼻黏膜血管,缓解鼻塞症状。③ 镇咳祛痰药,如右美沙芬,抑制延髓咳嗽中枢起镇咳作用。④ 抗组胺药,如氯苯那敏和苯海拉明等,对抗组胺,减轻微血管扩张和降低毛细血管通透性,缓解流涕、流泪、打喷嚏、咽部发痒等症状。⑤ 抗病毒药,如金刚烷胺起抗病毒作用。

退热药——感冒后勿急于使用

发热是人体正常的防御性反应,可帮助机体更快地杀死入侵的病菌。因此感冒患者的体温若没有超过 39℃,不必急于使用退热药或采取其他退热措施。在体温超过 39℃时,应在医生的指导下进行退热。在退热时应首选物理降温的方法,如进行冷敷和乙醇(酒精)擦浴等。若采用物理降温的方法未能使体温下降,可联合使用退热药来降温。

抗病毒药物——普通感冒无需应用

普通感冒是一种自限性疾病，目前尚无专门针对普通感冒的特异性抗病毒药物，普通感冒无需使用抗病毒药物治疗。过度使用抗病毒药物有明显增加相关不良反应的风险。

抗生素——只有明确细菌感染时才考虑应用

许多患者，尤其是小儿一旦得了感冒，家长就急切地要求医生给孩子输液，应用抗生素，而且"越高级越好"，个别医生也认为"用总比不用保险"。实际上，抗生素对于病毒性感冒并无作用。大量的医学研究结果也表明，应用抗生素既不能缩短病程，也不能防止细菌性并发症的产生。而过多地或不必要地使用抗生素，还容易对人体产生一些毒副作用。只有明确有细菌感染，如出现扁桃体炎、流黄脓鼻涕、血常规中白细胞总数及中性分类增高等现象时，或是出现了支气管炎或肺炎等并发症，才考虑使用抗生素。

中成药——强调辨证给药

在我国，中药预防感冒有相当长的历史和显著疗效，与化学药相比，其有明显的优势。如射干、金银花、连翘、黄芪、贯众、茵陈、柴胡、蒲公英、板蓝根、大青叶等多种中药，经现代药理研究证实都具有抗病毒作用，且中药抗病毒不是只针对某几种病毒，而是有着广谱的抑杀作用，通俗表达为"通杀"。但中医治感冒强调辨证论治，分清寒热虚实，选择相应的药物，并非简单选用抗病毒中药。

警惕并发症的发生

一般的感冒7～10天就能痊愈，因而生活中有许多患者，即使发现自己有感冒症状，也认为是小事一桩，不管不顾。如果仅仅是感冒，倒也没什么大碍，但应警惕感冒并发其他疾病，如心肌炎、肺炎、支气管炎、鼻窦炎、中耳炎等。这些疾病对人体的危害极大，有些甚至威胁生命。尤其是小儿，本身抵抗力就差，更容易出现感冒并发症。

用药方法

关于使用复方感冒药给予以下几点建议：① 只选择 1 种，以免重复用药。② 特殊人群，特殊用药。③ 用药 3～7 天后症状若不缓解，建议患者去医院诊治。

剂型选择

小儿最好使用依从性较好、起效较快、易分开服用的滴剂、糖浆剂、溶液剂、合剂、冲剂等，如泰诺林等。成人往往选用携带方便的胶囊、片剂等。在服胶囊、片剂时，注意应以较多水服下，以免药品黏附在食管造成哽咽、恶心等不适。部分特殊工艺制剂，如缓释片、控释片应整片吞下，不宜掰开服用，影响药效。

复旦大学附属上海市第五人民医院呼吸科　揭志军

7　如何正确认识接种流感疫苗

　　每逢冬春季,流行性感冒(简称流感)就会肆虐而来,而大家经过 H1N1 甲型流感以及近期发生的 H7N9 禽流感已经能够认识到:流感可以成为危重疾病并导致死亡。由于流感具有在短期内感染大批人群的可能性,因此在救治患者的同时,做好流感的预防工作则显得更为重要。在各种预防措施中,接种流感疫苗是被推荐的措施之一,但到底有没有用处,要不要打疫苗,安全不安全……大家可能有一些疑惑,我就和大家来聊聊这些问题。

打流感疫苗有用吗

　　目前季节性流感疫苗大多数包括 2 种甲型流感病毒株和 1 种乙型流感病毒株。但现在已知的流感病毒株类型众多,因此每年疾病控制中心(CDC)都需要预测当年可能发生暴发流行的病毒株类型,选择并指导生产相应的流感疫苗。但即便如此,由于流感病毒自身基因多变,造就了其抗原性的漂移性,从而使病毒逃脱人体免疫系统的监测和抵御。因此,就个体而言,接种仅含有少数病毒株类型的流感疫苗,确实存在预防免疫失败的可能性。但从整体人群和某些特定人群来看,接种流感疫苗可以降低流感的发病率、死亡率以及由流感所引发的相关疾病发生率。美国从 2010 年起,ACIP 推荐年龄≥6 个月的人群每年都应接种流感疫苗,2012 年美国 CDC 数据提示,在其流感季节中,流感的发病人群减少了 660 万,流感的住院率降低了 17%。对于老年人群(≥65 岁),虽然由疫苗所引发的免疫保护反应并不如青年人强烈,但接种疫苗能一定程度降低老年人流感发病率以及死亡率。对于孕妇接种疫苗,研究发现对于孕妇和新生儿具有一定保护作用,就目前来看是安全的。

哪些人群推荐打流感疫苗

　　世界卫生组织 WHO 建议孕妇应优先接种季节性流感疫苗。其他危险性人群没有特别的优先次序,6 个月龄的儿童、≥50 岁的老年人、具有特异性慢性疾病的人群以及卫生工作者均可接种。<6 个月龄的婴儿不能接种目前批准的流感疫苗,而应该通过其母亲怀孕期接种疫苗和密切接触者接种疫苗来减少感染流感病毒的机会。

打流感疫苗安全吗

疫苗的不良反应可以分为一般反应和异常反应两种。一般反应程度局限在一定限度内,除个别人因机体差异反应略重外,多属轻微;反应过程是一过性的而不是持久性的;反应不会引起不可恢复的组织器官损害或功能上的障碍,无后遗症。这种不良反应又分为局部反应和全身反应,其中局部反应常见症状为疼痛、红肿、瘙痒、硬结等,全身反应常见症状为头痛、晕眩、发热等。局部反应多可自愈,无需太多辅助治疗;全身反应症状多在接种后数日内出现,一般无需辅助治疗可自愈,个别情况需要根据患者不同的反应状况酌情对症治疗。疫苗的异常反应指合格疫苗在规范接种过程中或者之后造成受种者机体组织器官、功能损害,相关各方均无过错的药品不良反应。异常反应常见为过敏反应、过敏性皮疹等。

从目前已有的数据提示,接种流感疫苗后的不良反应多为一般反应,且较轻。严重异常反应罕见。例如人群接种甲型 H1N1 流感疫苗后不良反应发生率为 0.12%~36.0%,全身不良反应率为 0~22.10%,局部不良反应发生率为 0~9.10%。绝大多数不良反应属轻度不良反应,少数归为中度,仅 2 篇文献报道有 4 例重度不良反应,出现不良反应的患者转归良好。

综上所述,接种流感疫苗确实有一定作用,但仍有不少问题。除了病毒免疫抗原的多变性以外,还包括目前有关孕妇接种的安全性,研究提示其为安全,但这些研究尚不完整,还需要更多研究将其完善;以及目前有关特异性慢性疾病人群的研究提示慢性阻塞性肺疾病患者接种流感疫苗的效果不及普通人群等。当这些问题被解决后,流感疫苗必将发挥更大的作用。

上海交通大学医学院附属瑞金医院呼吸科　刘嘉琳

8 抗生素的种类和一般用法

抗生素的发现是微生物学史上最伟大的成就之一,推动了医学的发展,挽救了无数人的生命。

1929 年,弗莱明(Fleming)发现了青霉素,1940 年起开始进行分离提纯,逐步批量生产,并用于临床。在第二次世界大战中,青霉素成为第一个作为治疗药物应用于临床的抗生素,使成千上万受死亡威胁的感染患者得以幸存。因此,青霉素的发现被称为现代医学史上最有价值的贡献,被誉为是人类医学史上的一个重大的里程碑。

从此以后,新的抗生素不断地被发现,并发明了半合成抗生素。直至今日,抗生素的种类已达几千种,在临床上常用的亦有几百种,主要是从微生物的培养液中提取的或者用合成、半合成方法制造。

目前常用的抗生素通常有以下几类

(1) β 内酰胺类:作用机制均为抑制细菌细胞壁的生物合成,包括青霉素类、头孢菌素类以及碳氢霉烯类等。

青霉素类分为:① 主要作用于革兰阳性细菌的药物,如青霉素(G)、普鲁卡因青霉素、苄星青霉素。② 耐青霉素酶青霉素,如甲氧西林、苯唑西林、氯唑西林等。③ 广谱青霉素,如氨苄西林、阿莫西林对部分肠杆菌科细菌有抗菌活性;哌拉西林、阿洛西林、美洛西林对多数革兰阴性杆菌包括铜绿假单胞菌(俗称绿脓杆菌)具抗菌活性。

头孢菌素类根据其抗菌谱、对 β 内酰胺酶的稳定性以及肾毒性的不同,分为四代。第一代头孢菌素如:头孢羟氨苄、头孢氨苄、头孢唑林、头孢拉定,主要作用于需氧革兰阳性球菌。第二代头孢菌素如:头孢呋辛酯、头孢克洛、头孢替安等,除对革兰阳性球菌接近第一代外,对部分革兰阴性杆菌亦具有抗菌活性。第三代头孢菌素如:头孢噻肟、头孢曲松、头孢克肟、头孢地尼,对肠杆菌科细菌等革兰阴性杆菌具有强大抗菌作用,头孢他啶和头孢哌酮除肠杆菌科细菌外对铜绿假单胞菌亦有抗菌活性。第四代头孢菌素如头孢吡肟、头孢匹罗等,对阴沟肠杆菌、产气肠杆菌、柠檬酸菌属等的部分菌株作用优于第三代头孢菌素。

碳青霉烯类抗生素包括:亚胺培南/西司他丁、美罗培南和帕尼培南/倍他米隆等,对各种革兰阳性球菌、革兰阴性杆菌(包括铜绿假单胞菌)和多数厌氧菌具强大抗菌活性,对多数 β 内酰胺酶高度稳定,但对甲氧西林耐药葡萄球菌和嗜麦芽窄食单胞菌等抗菌作用差。

β内酰胺酶抑制剂,如克拉维酸、舒巴坦,其与β内酰胺类抗生素合用,可明显增强抗菌作用。适用于因产β内酰胺酶而对β内酰胺类药物耐药的细菌感染。

(2)氨基糖苷类包括链霉素、庆大霉素、卡那霉素、妥布霉素、丁胺卡那霉素、新霉素以及奈替米星等。作用机制均为抑制细菌蛋白质的合成。对肠杆菌科细菌等革兰阴性杆菌具有强大抗菌活性。

(3)大环内酯类常用的有红霉素、白霉素、无味红霉素、琥乙红霉素、阿奇霉素、乙酰螺旋霉素、麦迪霉素、交沙霉素等。作用机制为抑制细菌蛋白质合成。主要用于大多数需氧革兰阳性菌和阴性球菌、厌氧菌等感染,对衣原体、支原体、军团菌等非典型病原体也具有良好作用。

(4)四环素类包括四环素、土霉素、金霉素、多西环素及米诺环素等。抗菌谱广,包括需氧和厌氧的革兰阳性和阴性菌、立克次体、衣原体、支原体和螺旋体。

(5)林可霉素类包括林可霉素及克林霉素。抗菌谱与红霉素相似,克林霉素的抗菌活性优于林可霉素,适用于厌氧菌、肺炎链球菌、其他链球菌属(肠球菌属除外)及敏感金黄色葡萄球菌所致的下呼吸道感染和皮肤软组织感染。

(6)糖肽类包括万古霉素、去甲万古霉素、替考拉宁,后者在抗菌活性、药代特性及安全性方面优于前两者。适用于耐药革兰阳性菌所致的严重感染,特别是甲氧西林耐药金黄色葡萄球菌(MRSA)或甲氧西林耐药凝固酶阴性葡萄球菌(MRCNS)、肠球菌属及耐青霉素肺炎链球菌所致感染。

(7)喹诺酮类有诺氟沙星、环丙沙星、左氧氟沙星、加替沙星、莫西沙星等。作用机制:通过抑制细菌DNA回旋酶,阻碍DNA合成而导致细菌死亡。第三代以上的喹诺酮类药物具有抗菌谱广、抗菌力强、组织浓度高、与其他常用抗菌药无交叉耐药性、不良反应相对较少等特点。

(8)磺胺类包括磺胺嘧啶(SD)、磺胺甲噁唑(SMZ)、柳氮磺吡啶(SASP)、磺胺嘧啶银(SD-Ag)等。通过干扰细菌的叶酸代谢而抑制细菌的生长繁殖。抗菌谱广,但不良反应较多。

(9)硝基咪唑类包括甲硝唑、替硝唑、奥硝唑等。对厌氧菌、滴虫、阿米巴和蓝氏贾第鞭毛虫具强大抗微生物活性。

（10）多黏菌素类对生长繁殖期和静止期的细菌均有效。细菌对其不易产生耐药性，但毒性较大，主要表现在肾脏及神经系统两方面，偶见白细胞减少和肝脏毒性。

（11）抗结核分枝杆菌，本类药物主要包括异烟肼、利福平、乙胺丁醇、吡嗪酰胺、对氨水杨酸等。主要用于结核病及其他分枝杆菌感染。

（12）抗真菌抗生素分为棘白菌素类、多烯类、嘧啶类、作用于真菌细胞膜上麦角甾醇的抗真菌药物、烯丙胺类、氮唑类等等。

抗生素的一般用法

各种抗菌药物的药效学（抗菌谱和抗菌活性）和人体药代动力学（吸收、分布、代谢和排出过程）特点不同，因此各有不同的临床适应证。应根据各种抗菌药物的上述特点，按临床适应证正确选用抗菌药物。

在给药剂量上，需遵循各种抗菌药物的治疗剂量范围。轻症感染可接受口服给药者，需选用口服吸收完全的抗菌药物，不必采用静脉或肌内注射给药。重症感染、全身性感染患者初始治疗应予静脉给药，以确保药效；病情好转能口服时应及早转为口服给药。

为保证药物在体内能最大地发挥药效，杀灭感染灶病原菌，应根据药代动力学和药效学相结合的原则给药。青霉素类、头孢菌素类和其他β内酰胺类、红霉素、克林霉素等消除半衰期短者，应一日多次给药。喹诺酮类、氨基糖苷类等可一日给药一次。

抗菌药物的疗程因感染不同而异，一般宜用至体温正常、症状消退后72～96小时。但是，败血症、感染性心内膜炎、化脓性脑膜炎、伤寒、布鲁菌病、骨髓炎、溶血性链球菌咽炎和扁桃体炎、深部真菌病、结核病等需较长的疗程方能彻底治愈，并防止复发。

抗菌药物的联合应用要有明确指征，单一药物可有效治疗的感染，不需联合用药，同时应尽量避免局部应用抗生素。

中国人民解放军第四一一医院呼吸科　李　奕

9 谈虎色变的耐药菌

2008年，一种全新的耐药基因在印度境内肆虐蔓延。与此同时，国际上决定用印度的首都新德里来给这种超级耐药基因命名：新德里金属β内酰胺酶1，即我们如今熟知的NDM-1。随之，世界卫生组织强烈号召各国政府必须特别注意如下两个方面：① 加强抗生素耐药性的监测；② 加强医务工作者及患者关于抗生素合理应用的宣教。

自抗生素发明以来，耐药的问题逐渐成为讨论的热点。既然耐药并非个例，为何这次的超级细菌会令人"谈虎色变"？ 首先，所谓耐药的超级细菌，并非一般常见的耐药，这个基因能帮助细菌抵御目前抗生素中的"王牌老大"——碳青霉烯类抗生素。如今"压箱宝贝"失灵，自然医生愁、患者怕。其次，超级病菌的传播性广泛。在短短的时间内，NDM-1就活跃在世界的大舞台。一些夸大其词、耸人听闻的报道——无药可救，更是让人心中一寒。

门诊有时也碰到这样的患者，明明是细菌性的呼吸道感染，硬是坚决不吃抗生素，说吃多了会耐药。更有人说吃了1周的抗生素都不见好，问他怎么吃的，回答说想起来就吃一粒，标准3天的药量能吃到6天……

我们知道，抗生素在想方设法消灭细菌的同时，细菌也会不断地采取措施保护自己。同一种抗生素长时间应用，的确会筛选出耐药菌。而对于那些认为进口药、贵重药必须得留到最后吃，以及不按说明书吃药的患者，更应当注意：对于感染，如果不能在第一时间对病菌进行强有力的攻击，将其全部杀死，那些"漏网之菌"才容易"适者生存"，最终演变为耐药菌。另外，根据药效特点，当药物在体内达到一定浓度时，对致病菌才有杀死作用，而要达到这一浓度，就需要按照医嘱用药。三天打鱼两天晒网似地吃药，不仅达不到有效杀菌浓度，更会不断地以低浓度状态刺激细菌，使它们借以"强化"自己，进一步耐药。

耐药不等于无药，换用其他敏感抗生素一般都会有效果，毕竟，超级耐药细菌并不常见。患者在就诊时大可不必为了防止耐药而耽误了原本并不严重的疾病。此外，医务人员对抗生素合理应用原则的执行，以及就诊患者对医嘱执行的情况，都有助于减少耐药菌的产生。

上海长海医院呼吸科　焦　洋　黄　怡

10 肺炎是潜伏在老人和孩子身边的"杀手"

据世界卫生组织统计,肺炎已成为 80 岁以上老年人病故的第一位原因,60 岁以上老年人肺炎发病率为 25%。关注肺健康,就是关注我们的生命线。

什么是肺炎

人体肺由称为肺泡的小气囊组成,通过细支气管和外界相通,健康人正常呼吸时会充满气体。人体通过肺部进行气体交换,从而吸入氧气排出二氧化碳,吸入的氧气供给全身以维持重要器官的功能。

肺炎是各种病原微生物和其他非感染因素(如吸入、过敏)等导致的炎性病变。患肺炎时肺泡内充满了液体,会影响气体的交换功能从而限制氧的摄入,人体会因为缺氧导致一系列严重的症状。

肺炎的起因是什么

一般由感染因子造成,这些因子包括细菌、病毒、支原体和真菌等。在发展中国家,细菌性肺炎较病毒性肺炎的防治更重要;病毒病原在发病初始多见。常见的感染因子有:肺炎链球菌(儿童细菌性肺炎的最常见起因)、B 型流感嗜血杆菌(Hib 细菌性肺炎第二种最常见的起因)、呼吸道合胞病毒(年龄不足 2 岁,尤其 6 个月以内婴幼儿病毒性肺炎的最常见起因)、支原体(介于细菌和病毒之间的一种病原体,学龄期儿童常见)、肺孢子菌(一种真菌,年龄不足 6 个月的艾滋病病毒感染者/艾滋病患儿中肺炎的主要致病因子)。

肺炎怎样传播

肺炎可通过多种方式传播。有些细菌和病毒可以停留在儿童的鼻腔或咽喉处,一般情况下不致病,如被吸入则可感染肺部。细菌和病毒也可通过经呼吸道吸入咳嗽或打喷嚏后在空气中产生的飞沫而传播。孩子有感冒症状,如呼吸急促、频繁咳嗽、连续 3 天以上高热至 39℃以上不退、精神气色不好、嘴唇发紫甚至是惊厥时,有可能是肺炎,应尽快到医院就诊。

为什么儿童容易患肺炎

儿童因机体免疫系统发育不完全,抵抗力弱,容易受到各种微生物侵犯,尤其是 6 个月到 2 岁的儿童,全球每年有 200 万以上的婴幼儿死于肺炎;营养不良或营养不足可使儿童免疫系统虚弱,尤其是在非完全母乳喂养的婴儿中。有基础疾病的孩子如患腹泻、麻疹或水痘者,可加大感染肺炎的风险。儿童感冒如没有及时规范治疗,有可能引起肺炎。

为什么心脏病患者感染肺炎风险大

心血管疾病患者由于长期血管病变、心肌缺氧,导致心脏泵血功能减弱,同时呼吸器官功能衰退,支气管上皮黏膜净化功能减弱,导致进入肺部的病菌不能被及时或完全清理,容易形成肺部感染。研究数据显示,成年人慢性心脏病患者发生侵袭性肺炎球菌疾病的风险比健康成年人增加 6 倍以上。反之,患者感染肺炎后发生急性心脏事件的风险也将增加。一项为期 4 年的研究数据显示,170 例肺炎球菌肺炎患者中,19.4%伴发 1 项及 1 项以上的主要心脏事件。

肺炎与环境因素有关吗

人在大气中生活,不断地进行新陈代谢,在此过程中机体需要从空气中摄取氧气,同时排出体内的二氧化碳,这种气体交换过程由肺脏完成。如果环境空气污染,由鼻腔吸进的空气携带大量细菌或病毒,起初可能定植在鼻腔或咽喉,当儿童呼吸道的防御功能或免疫力降低时,细菌或病毒便乘虚向下蔓延进入肺泡,从而引起肺炎。以下环境因素可使儿童更易患肺炎:居住条件拥挤;使用生物燃料(例如木柴)进行烹调或取暖所造成的室内空气污染;父母吸烟。

肺炎有哪些症状

细菌性和病毒性肺炎的症状类似。但是,病毒性肺炎的症状可比细菌性肺炎的症状更多。肺炎的症状包括:呼吸急促或困难、咳嗽、发热、寒战、厌食、喘息(在病毒性感染中较常见)。

小儿肺炎怎样治疗

轻症肺炎可以在门诊治疗,肺炎患儿的居室要通风以保持空气新鲜,室内温度保持在 18~20℃,空气的相对湿度保持在 60%,以利于湿化痰液。要定时翻身,自下而上轻拍背部,并鼓励患儿咳嗽,以便分泌物咳出。给予易消化、有营养的食物。

要注意保证充足的液体量,一般患儿可口服保持液体入量,对于进食困难儿童,可静脉补充液体。抗菌药物必须在医生指导下使用。对于年幼儿和重症患儿,建议住院治疗。

怎样预防肺炎

平时注意防寒保暖,遇有气候变化,随时更换衣着;预防外部感染,尤其是发生流感后,容易继发肺炎;戒除吸烟,避免吸入粉尘和一切有毒或刺激性气体;进食或喂食时,注意力要集中,要求患者细嚼慢咽,避免边吃边说使食物呛吸入肺;加强体育锻炼,增强体质。

接种疫苗有什么好处

预防肺炎最经济有效的措施就是接种肺炎疫苗。注射疫苗可以诱发人体内的免疫反应,产生大量对抗肺炎球菌的抗体,有效防御肺炎球菌的侵袭。目前供2岁以上人群接种的23价肺炎链球菌多糖疫苗,它包括致病性最强、毒性最大、最耐药、最难治的血清型,涵盖了国内85%~90%致病性肺炎球菌菌型。23价肺炎球菌多糖疫苗的菌株都是从我国地方医院分离得到的本土菌株,与感染中国人的菌型相符,有更强的针对性。

专家特别推荐以下重点人群接种肺炎疫苗:50岁以上者可做常规接种;有可能增加肺炎球菌感染性疾病危险的慢性疾病者,如心血管疾病、肺部疾患、糖尿病、肝及肾脏功能受损者;免疫缺陷患者如艾滋病患者、脾切除者或是由镰状细胞性疾病及其他原因引起的脾功能障碍者;霍奇金病及肿瘤患者;群体接触密切者,如寄宿学校、养老院及其他相似场所的人群;流感流行季节,患流感极易继发肺炎者;当疫苗中含有的某型肺炎球菌在社区人群中发生暴发流行时的高危人群;长期酗酒、吸烟者。

肺炎疫苗一年四季均可接种,接种一剂后,2~3周内即可产生保护性抗体,5年后复种一次,可产生持久性免疫,终身受益。

肺炎的居家护理要点

多翻身拍背,帮助呼吸道分泌物排出。宝宝咳嗽多时,睡觉时会很难受,爸妈记得多给宝宝翻身拍背,帮助宝宝把呼吸道的分泌物排出。

多吃水果、汤汁,少吃鸡蛋。食物要清淡,要多补充水分和维生素 C,但注意不要一次吃得太多,蛋白质过多会引起消化不良。

鼻塞使用细棉棒、吸鼻器。宝宝鼻塞、鼻堵时可用沾有温水的棉棒湿润鼻痂,一点一点地将鼻痂取出,爸妈注意千万不可以用力过猛。选择细小的棉棒,它比传统的棉棒更好用。吸鼻器在这时也能派上用场。

保持室内空气流通,每天开窗 2～3 次。自备温湿度计(大超市里就有卖),控制室内的温湿度,温度在 18～22℃,湿度在 60％左右。

敷额头(退热贴)、乙醇(酒精)擦身。如果宝宝有发热的情况,冷毛巾敷额头可以给宝宝降热,也可以选用去热贴。另外,30％～50％的乙醇擦身也可以帮助宝宝物理降温。

复旦大学附属华东医院呼吸科　龚　静

11 老年人如何预防肺炎

老年性肺炎是严重威胁老年人健康的主要疾病之一。随着社会人口的老龄化，老年性肺炎在住院患者中占的比例越来越大，我国每年约发生250万例肺炎球菌肺炎，其中约12.5万人死于该病。通常老年人免疫功能低下，呼吸系统防御功能下降，同时患有慢性支气管炎、肺气肿、贫血、糖尿病、心脏病等其他多种慢性疾病，加之脏器功能衰退，导致老年人比年轻人更容易罹患肺炎。鉴于老年性肺炎的严重危害，除了早期发现、早期治疗外，其早期预防尤为重要。那么，老年人预防肺炎有哪些"绝招"呢？

(1) 预防接种：接种疫苗可以降低老年肺炎人群的再入院率。对于年龄≥60岁的人群，均应接种肺炎链球菌和流感病毒疫苗。近几年，许多地区的疾病预防控制中心已逐步普及老年人上述两种疫苗的免费接种。实践证明，疫苗接种是安全有效的，因此建议老年人必须按时接种。

(2) 保持口腔清洁：口腔护理不仅能防止口腔、咽部病原菌的繁殖，而且能改善吞咽反射。对于长期卧床的老年人更应该保持口腔清洁。对于嗜睡的老年人，宜在就餐中和就餐后保持坐姿，且餐后应立即做口腔护理。

(3) 避免长期服用质子泵抑制剂：研究表明，长期服用奥美拉唑等质子泵抑制剂的患者发生肺炎的风险增加了55％，这可能与胃酸分泌减少导致胃内细菌繁殖增多有关。因此，建议老年人在无明显治疗指征时不要滥用质子泵抑制剂。

(4) 防寒保暖，合理饮食：冬季要注意老年人的防寒保暖，适时增减衣物，防止受凉感冒。注意卫生及室内通风；流感期间尽量少出入公共场所。老年人宜选择易消化且富含维生素的食物，多吃新鲜水果和蔬菜，这样不但可以补充各种维生素，还能起到润肺除燥、祛痰止咳、健脾补肾的作用，少吃刺激性食物，多吃梨、橙子、百合、黑木耳等具有滋阴润肺功效的食物。

(5) 锻炼身体，增强营养：合理运动，如打太极拳、散步，能增强体质，提高机体免疫力；要重视呼吸功能的康复锻炼。此外，戒烟、限酒、改善营养状况、维持适当体重、保持心情愉快等，也是预防老年性肺炎的重要措施。

同济大学附属上海市肺科医院呼吸科　程克斌　徐金富

12 老年人谨防吸入性肺炎

患者老陈有高血压、糖尿病、牙周病等多种疾病,去年脑梗死后更是丧失了部分生活自理能力。近来照顾他的保姆发现,他经常在进食时出现呛食、呛咳的现象。在某次晚餐后,老陈突然出现气急,家人紧急送院后被诊断为肺炎。

吸入异物到下呼吸道可以引起一系列的临床症状和病理生理变化。吸入的异物可以分为多种类型,包括固体、液体、食物、胃内容物、腐蚀性分泌物等,并且常常被致病菌污染。吸入上述物质后,可以单纯引起化学性损伤,如果吸入的物质包含致病菌,引起的肺实质性炎症则称为吸入性肺炎。

老年人群特别容易罹患吸入性肺炎,其中最主要的诱因是误吸,并常发生在睡眠中。随着年龄递增,老年人群本身就会出现舌咽反射迟钝、胃肠蠕动减慢、食管肌肉松弛等生理性退化。有些老年人有刚吃完饭就睡觉的习惯,从而使食物反流进入肺部的概率增加。其次,老年群体中合并脑血管疾病的比例高,主管吞咽反射、咳嗽反射的中枢如果出现功能障碍,便会导致不能有效排除进入气道的异物,引起误吸。此外,已有许多研究发现口腔疾病和吸入性肺炎有较强的相关性。口腔是呼吸道感染的重要途径,人体口腔本身存在多种细菌,特别是牙周间隙常被视作呼吸道病原体的定植地。长期卧床不起、生活不能自理、口腔卫生差、患有龋齿和牙周疾病的老人,吸入性肺炎的发病率较高,这些老年患者机体的免疫力都不同程度地下降,身体各个脏器器官协调性差,口腔内的细菌一旦在肺内迁移,易引起严重的呼吸系统感染。

一般情况下,吸入性肺炎常见致病菌为金黄色葡萄球菌、肺炎链球菌,以及拟杆菌属、消化链球菌属、核酸杆菌和普雷拟杆菌等厌氧微生物。而当患者住院时间超过 3 天,以往长期使用抗生素或接受机械通气时,也常分离出金黄色葡萄球菌、肠内革兰阴性菌和铜绿假单胞菌杆菌等。虽然对于单纯的吸入后的非感染性肺损伤原则上不推荐常规使用抗生素,但不幸的是,由于化学性肺损伤后继发细菌感染本身也很常见,医生在面对可能的吸入性肺炎患者时,大多会选择经验性抗感染治疗。由于厌氧菌的分离培养相对较困难,因此即使痰培养阴性,使用抗生素时也应考虑到厌氧菌感染的可能性。对于厌氧菌敏感的常用药物为克林霉素,也可以选择甲硝唑联合克林霉素。而对于危重患者,经验性的抗生素使用可以为氨基糖苷类或环丙沙星联合下述 1 种:第三代头孢菌素、亚胺培南、抗假单胞的青霉素、β 内酰胺与酶抑制剂复合制剂。对青霉素过敏的患者可选用氨曲南联合克林霉素。

作为医师，我们始终强调防患于未然的必要性。其中就包括对老年人生活习惯的疏导和干预，饭后不宜立即卧床，提倡适当散步；对于长期卧床不能自理的老年人，家属在喂食前后应分别抬高卧位至少半小时。做好口腔护理也可以显著降低老年人吸入性肺炎发生的危险性，其中包括养成良好的洁牙习惯，对龋齿、牙周病等疾病应尽早寻求牙医帮助。

上海交通大学医学院　刘佳珺　韩超楠

上海长海医院呼吸科　黄　怡

13 今天,我们如何预防肺炎

据世界卫生组织统计:感染性疾病在世界人口死因中占 1/3,其中急性呼吸道感染(主要为肺炎)在感染性疾病死亡顺位中居首位。在美国,社区获得性肺炎病例数一年超过 400 万,发病率为 12‰～15‰,其中,需住院者约 60 万人,住院患者病死率为 14%,医疗费用支出约 44 亿美元。那么,我们如何来预防肺炎?

高危人群,谨防肺炎侵害

呼吸道是人体敞开的门户,可分为上呼吸道(鼻、咽、喉)和下呼吸道(气管、支气管、肺泡)。一般地说,体质差、免疫功能低者易罹患肺炎。归纳起来,肺炎的高危人群共有五类:① 营养不良的儿童;② 患有某些慢性疾病(如冠心病、老年性慢性支气管炎、糖尿病、肝病、镰状细胞性贫血、肾病综合征)或免疫功能低下者;③ 年龄在 65 岁以上的老年人;④ 反复上呼吸道感染者;⑤ 应用免疫抑制剂者。

导致肺炎的两大"元凶"

引起肺炎的病原体包括细菌、病毒、真菌等。这些病原体的感染大体可分两类:一类病原体是经常存在的,无季节性,以肺炎链球菌最常见。肺炎链球菌广泛分布于世界各地,常寄生于正常人的鼻咽部,如鼻腔、扁桃体、咽喉等处,40%～70%的正常人可带有肺炎链球菌。肺炎链球菌分为 80 多个亚型,能致病的有十几个亚型。当机体抵抗力减弱时,肺炎链球菌便会乘虚而入,向呼吸道深部进犯或从带菌者那里传染而来,引发肺炎。研究发现,肺炎链球菌外围有一层荚膜,这层荚膜能起到保护细菌不被人体免疫系统吞噬、消灭的作用。肺炎链球菌肺炎患者发病前常有受凉、淋雨、疲劳、醉酒、病毒感染史,多有上呼吸道感染的前驱症状。起病多急骤,伴高热、寒战、全身肌肉酸痛等,并有咳嗽、痰少,可带血或呈铁锈色。肺炎链球菌有很强的毒力,除了会引起支气管炎、肺炎外,还可引起脑膜炎、肺脓肿、脓胸、腹膜炎、心内膜炎、中耳炎、乳突炎、鼻窦炎等。据统计,约 50%的肺炎是由肺炎链球菌引起的。另一类病原体是在特定季节出现的,如流感病毒,冬春季是其流行季节。流感病毒除了侵犯老人和孩子之外,过度疲劳、免疫力较低的人或有慢性支气管炎,以及有心、肺、肾等重要脏器功能不全的人也是流感的高发人群。流感的基本症状和体征是高热、头痛和全身酸痛,全身症状较重而呼吸道症状并不严重,表现为畏寒、发热、头痛、乏力、全身酸痛等。以后全身症状逐渐好转,但鼻塞、流涕、咽痛、干咳等上呼吸道症状变得较显著。肺炎型主要发生于老年、小儿、慢性心肺疾病及其他免疫功能低下者。病初与单纯型流感相似,1～2 日内病情加重,持续高热,伴咳嗽、血痰、胸痛、气促。大部分患者可逐渐恢复,严重患者可由于呼吸、循环衰竭而死亡。

复旦大学附属中山医院呼吸科　李华茵

14　肺炎球菌疫苗问与答

　　寒风凛冽,气温渐降,冬季到来,许多慢性病患者最怕过冬了,尤其是患有慢性呼吸道疾病的老年朋友。张大伯就是其中之一,他患有慢性阻塞性肺疾病,每年冬天都要因为咳嗽、咳痰、气喘症状加重到急诊补液治疗,今年他看到居委会贴出政府免费为 60 岁以上老人注射肺炎球菌疫苗的通知,心中升起了个大大的问号:每次到急诊,医生总说我慢性阻塞性肺疾病急性加重,又没有生肺炎,我需要打肺炎疫苗吗? 而同一个小区的王大妈,患有慢性肾功能不全,平时抵抗力差,容易感冒咳嗽,注射疫苗的通知也引起了她的困惑:医生说我的肾病是免疫紊乱导致的,打疫苗不是会影响免疫系统吗? 我的肾脏病会不会恶化啊?

　　两位老人的问题是非常有代表性的,下面我们就临床上常见的各种关于肺炎球菌疫苗接种的问题逐一解答。

什么是肺炎链球菌? 肺炎链球菌会导致哪些疾病

　　肺炎链球菌是革兰阳性球菌,菌体呈矛头状,多呈双排列,钝端相接,尖端向外(图 1)。在液体培养基中常呈短链排列,由此得名。菌外壁有多糖构成的荚膜,荚膜是该菌最重要的毒力因子,也是分群分型的基础(图 2)。根据荚膜多糖抗原特性,肺炎链球菌可分为 48 个血清群,包含 91 个血清型。血清型的分布在不同地区、不同时间、不同人群中有所不同,全球 80％以上的侵袭性肺炎链球菌疾病与其中的 20～30 个血清型有关。成人致病菌多属 1～9 及 12 型,以第 3 型毒力最强,而儿童中为 6、14、19 及 23 型。

　　肺炎链球菌广泛分布于自然界,是上呼吸道正常菌群,5％～25％的健康人可携带该菌,儿童、幼儿和密切接触者鼻咽部检出率更高,但只有少部分携带者发病,只有当机体免疫力降低时才侵入机体引发感染。肺炎链球菌在鼻咽局部浸润可引起咽炎、鼻窦炎,浸润到中耳腔导致中耳炎,吸入肺可引起肺炎。据统计,30％～60％的社区获得性肺炎是由肺炎链球菌引起的。多年来婴幼儿脑膜炎菌血症、肺炎等严重疾病的病原中该菌占据首位。此外,它还会侵入与外环境相隔、原本无菌的部位,引发病死率较高的全身性感染,如菌血症、败血症、脑膜炎、心包炎、心内膜炎、腹膜炎以及远端病灶感染(关节、骨和软组织),这类疾病和肺炎统称为侵袭性疾病。

我国肺炎球菌疫苗有哪些

我国采用多型组合的纯化荚膜抗原疫苗,现有两类肺炎疫苗:一类是用于 2 岁及以上人群的 23 价肺炎链球菌多糖疫苗(23 价疫苗),一类是用于 2 岁以下儿童的 7 价肺炎链球菌结合疫苗(7 价疫苗)。

肺炎球菌疫苗的适用人群都有哪些

WHO 推荐 60 岁以上老年人、2 岁及以上体弱儿童和慢性疾病患者,包括慢性心、脑、肺、肾疾病患者,以及糖尿病患者、癌症患者、可致免疫功能低下疾病患者,应予接种。在特定环境下,如寄宿学校、养老院及其人群密集的场所,为减少肺炎链球菌性疾病的传播,可以考虑群体接种。多数情况下无需再次接种,但是患有慢性疾病,如肾病综合征、肾衰竭和接受器官移植者,相隔 5 年左右可以再接种 1 剂。如此看来,前述两位老人毫无疑问是需要接种肺炎球菌疫苗的。2 岁以下的婴幼儿要用 7 价肺炎球菌结合疫苗。

接种了肺炎球菌疫苗是否就不会得肺炎

7 价疫苗含 7 个血清型。北京、上海、广州、深圳四地的儿童医院曾对 5 岁以下肺炎患儿做过调查,从患者深部痰吸物样本中分离到 279 株肺炎链球菌,其中 226 株(81%)属于这 7 个血清型。23 价疫苗含 23 个血清型,在我国也覆盖 80%左右的致病血清型,即使经济发达的国家覆盖率也只在 85%~90%。可见还有 20%左右的其他血清型肺炎链球菌有可能引发疾病。此外,流感嗜血杆菌、金黄色葡萄球菌等其他种类的细菌以及病毒、支原体、衣原体、寄生虫、真菌等病原体也是常见的肺炎致病菌,肺炎球菌疫苗对这些致病菌没有预防作用。

另一方面,接种者的健康状况也很重要。疫苗中的荚膜多糖属于 T 细胞非依赖性抗原,可以通过 B 淋巴细胞的免疫应答产生相应的免疫球蛋白 IgG、IgM 和 IgA。由于疫苗需要刺激机体的免疫系统方能产生保护性的免疫力,所以免疫状况较差期间接种疫苗也难产生应有的免疫效果。接种疫苗应选择健康状况最佳时段,过去 10 天内应用过免疫抑制剂治疗的患者不应使用该疫苗,可能不会获得预期的血清抗体反应。

注射肺炎疫苗有什么不良反应？有哪些禁忌证

23 价疫苗的安全性得到大量临床试验研究的证实，一般耐受性良好，常见的不良反应是注射部位疼痛和肿胀，多在接种后 2 天消退。偶可发生低热，罕见的副作用包括 38℃以上高热、过敏性皮疹、关节痛、血管性水肿等异常反应。3 年内接种过该疫苗者和对疫苗中的任何成分过敏者属于禁忌证。心或肺功能严重受损的患者，在应用疫苗时必须谨慎并且应有适当的医疗保护。临床试验表明，妊娠期间后 3 个月接种没有显著的不良反应，但是妊娠的前 3 个月不推荐接种。

7 价疫苗在很多国家完成的临床试验研究亦证实安全性、耐受性良好。注意对该疫苗中任何成分过敏，或对白喉类毒素过敏者禁用。患急性发热性疾病、中度上呼吸道感染等疾病者应推迟到康复后接种。

总之，对于无禁忌证的 60 岁以上老年朋友，注射肺炎球菌疫苗可以达到免疫预防的作用，同时注意充分均衡的营养、树立乐观积极的心态、保持空气流通、戒烟、注意手卫生，避免疲劳、醉酒、淋雨、受寒等诱发因素也可降低肺炎的发生率。

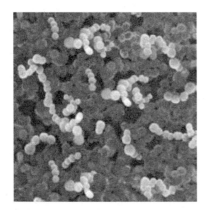

图 1 肺炎链球菌电镜下表现

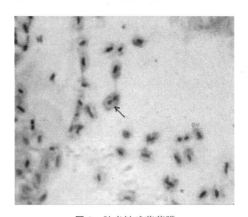

图 2 肺炎链球菌荚膜

上海交通大学医学院附属瑞金医院呼吸科 戴然然 时国朝

15 打疫苗,防肺炎

　　虽然有效的抗菌治疗对肺炎有一定疗效,但侵袭性肺炎链球菌感染仍有很高的发病率及病死率,这主要是由于肺炎发生前5天,细菌对人体造成的不可逆性生理损害所致,与是否应用抗生素无关,而疫苗接种有望降低肺炎链球菌感染的发病率及病死率。肺炎链球菌多糖疫苗是一种23价多糖疫苗,覆盖了近90％的肺炎链球菌荚膜型,可预防90％以上的肺炎链球菌肺炎。美国疾病控制及预防中心建议:为处于肺炎链球菌感染高度危险的人群接种肺炎链球菌疫苗,包括年龄在2岁以上的患慢性病或有免疫抑制的儿童、生活在有高度肺炎链球菌危险的特殊环境和社会机构的人,以及所有年龄在65岁以上的人。疫苗接种于上臂外侧皮下,注射0.5毫升,只需注射一次,接种疫苗后产生的有效保护期可持续5年之久。目前肺炎链球菌多糖疫苗在上海大部分社区卫生中心预防接种科均可接种。我国的接种适应人群和国外相同。

　　另一种可以预防肺炎的方法为接种流感疫苗。目前,接种流感疫苗在我国属于非计划免疫,采取自愿注射原则,一般来说,专家都建议接种流感疫苗的重点人群应接种,其他人群则可根据需要接种。重点人群包括:60岁以上人群、有先天性或获得性免疫缺陷的人群、慢性病患者及体弱者、公共场所服务人员、医护人员、大中小幼学生、教师等。各地卫生防疫站都设有门诊,可以到这些门诊去皮下接种流感疫苗。由于接种疫苗后在体内产生抗体需2~3周,所以必须在流感高发季节到来之前,提前注射流感疫苗。一般情况下,每年流行的病毒中,到第二年都会有1~2种毒株发生变异,如果想避免这些新病毒的感染就必须每年接种新的疫苗。在我国,北方地区在秋末冬初,南方地区从冬季到春季可以接种流感疫苗。特别需要提醒的是,流感疫苗应在健康人群中使用,若正处在疾病期,最好不要接种,应等病好之后再接种。

　　天气转凉后,医院里感冒、咳嗽的患者又多起来,肺炎也是其中常见的一种呼吸系统疾病。各种各样的感染听得、见得多了,有些人就不拿肺炎当回事,其实肺炎的病死率相当高,应提高警惕,积极预防。

上海市医学会呼吸病学分会感染学组　佚　名

16 秋冬防肺炎

秋冬天气转凉后，医院里感冒、咳嗽的患者多了起来，肺炎是其中常见的一种呼吸系统疾病。各种各样的感染听得、见得多了，有些人就不拿肺炎当回事，其实肺炎的死亡率相当高，应提高警惕，积极预防。

秋冬警惕肺炎威胁生命

张老年近80岁，平时身体尚可，最近受了风寒，有点咳嗽，服感冒、止咳药一周效果不显，后来痰多呼吸不顺畅，全身状况也越来越差，去医院检查诊断为肺炎。医生建议住院治疗，张老却认为肺炎不是什么大病，坚持回家服药治疗。3天后其出现高热、呼吸困难、意识模糊，赶紧送到医院，经抢救转危为安，但住院1个月后才彻底治愈出院。

秋冬季节是肺炎的高发季节，尤其是抵抗力较差的老人与儿童更需提高警惕。肺炎是80岁以上老人死亡病因的第一位。据统计，对老年人而言，冬季肺炎的发病率占全年的60%～70%。因此，积极预防、及早发现、及时治疗是肺炎防治的关键。

老年肺炎死亡率高

以前，医学上将肺炎分为大叶性肺炎、小叶性肺炎、间质性肺炎等；后来又用感染的病原体种类作为肺炎的命名，如铜绿假单胞菌感染性肺炎、大肠杆菌感染性肺炎、克雷伯菌感染性肺炎、肺炎链球菌感染性肺炎等；现在，国际上将肺炎分为社区获得性肺炎、医院感染性肺炎、养老院肺炎。

在社区感染的肺炎，通常是健康者感染的肺炎，治疗相对较容易；而在医院感染肺炎的通常都是患者，本身抵抗力较差，加之医院的病原微生物耐药性强，所以治疗相对困难。社区性肺炎的死亡率为10%～20%，而医院获得性肺炎的死亡率达50%。

肺炎的自我预防措施

肺炎关键在预防。

（1）积极锻炼：在力所能及的情况下，积极参加体育锻炼，以增强体质。耐寒锻炼对秋冬季节预防呼吸道疾病有很好的作用，如冷水洗脸，一年四季坚持游泳等，可减少感冒，预防肺炎。早锻炼要在太阳出来后进行，因为秋冬季节的晨雾使早晨的空气质量变差。

（2）合理营养：补充足量优质蛋白质，如虾、鱼、鸡蛋、瘦肉等；多吃富含维生素、微量元素的食物，如各种新鲜的蔬菜、水果。在此基础上，还应适当多吃些滋阴润肺的食物，如梨、百合、木耳、芝麻、萝卜等。在保证饮食均衡的前提下，要控制脂肪和盐的摄入量。

（3）保持居室卫生：室内经常通风，保持空气清新。注意清除家具、电器、家居用品的灰尘，消灭易滋生致病微生物的环境。避免进出嘈杂的公共场所，注意个人卫生，特殊人群需戴好防护口罩等。

（4）注意保暖以防受凉、感冒：年老体弱者可在医生指导下采取药物防治手段，以增强免疫能力，如注射肺炎疫苗或服用免疫增强剂等。

（5）接种肺炎疫苗：65 岁以上的老年人；2 岁以上的体弱多病的儿童；慢性疾病患者如慢性支气管炎、肺气肿、肺心病、冠心病、慢性心功能不全、糖尿病、慢性肾病、肾功能不全、脑血管疾病、癌症患者等；免疫功能低下的患者如白血病、淋巴瘤、艾滋病、脾切除、长期接受免疫抑制剂的患者，应于 10～11 月份接种肺炎疫苗。

上海交通大学附属第六人民医院呼吸科　　沈　策

17 肺结核常见问答

小李在今年考研时通宵达旦备考，期间出现了咳嗽咳痰、低热、浑身乏力、食欲不济、夜间多汗等症状，起初他只当是熬夜后的感冒不适，并未予以重视。然而，考研都已经结束了好几周，这些症状非但没有消退反而较前更甚，小李这才想起应该去医院检查身体。接诊医生看过胸片后告诉他很有可能得了肺结核，需要去指定的传染病医院接受进一步诊疗，不仅如此，还要休学并接受至少半年的药物治疗。小李很纳闷，在自己印象中肺结核不是一种销声匿迹良久的传染病吗？自己怎么就得了肺结核了呢？

结核病目前的流行情况是怎样的

在许多城市居民的观念里，曾经一度肆虐人间的肺结核已经销声匿迹了。但这种观念其实是错误的，即使是在今天，全球范围内每年仍有至少 200 万人死于肺结核，每年新增病例达上千万。肺结核其实离你我并不遥远。

结核病的易感人群有哪些

肺结核的致病菌是结核分枝杆菌。结核病的发生是结核分枝杆菌与宿主之间相互作用的结果，因此并非所有感染者都会最终罹患结核病，患病因素受到易感基因、环境、社会等多种因素的影响。临床上肺结核患者的常见易感因素包括矽肺患病史、粉尘工作史，使用免疫抑制剂、皮质醇激素等药物史，糖尿病、肝肾疾病史，营养不良、过度劳累导致抵抗力下降，以及流动人口、贫穷、居住条件恶劣等。

可疑结核患者的初步诊断方法是什么

结核病的主要发病部位是肺内，但也有 1/3 的患者病灶出现在肺外，例如胸膜、骨、脑膜、生殖泌尿系统等。此外，很多患者会合并长期乏力、纳差、低热、盗汗等全身中毒症状。临床症状、胸片、胸部 CT 等放射学检查和痰液细菌学检查是快速而准确的诊断方法。同时，医生也会借助 T-Spot、PPD、结核抗体结果作为参考。在大多数报道的病例中，50%～75% 的结核患者出现阳性痰涂片，但也有一部分患者始终为痰阴性。对于这些可疑结核但又痰阴性的患者，一般有两种选择：凭经验制定诊断性抗结核治疗；等候痰培养结果，或临床改善，或进一步检查。下一步常用的检查是纤维支气管镜。

结核患者需要隔离吗

肺结核患者需要隔离直至不具有传染性,尽管传染性难以定量,但临床上有几个提示高度传染的临床征象,包括:痰涂片阳性发现抗酸杆菌,胸片上有空洞,咳嗽未治愈。喉结核有高度传染性。2周至2个月有效的强化治疗后,大多数患者不再具有传染性,痰涂片转阴连续3天是停止隔离的最低标准。但对于耐多药的结核患者,隔离时间需要更长,要等到痰培养转阴为止。肺外结核患者一般不具传染性,不必隔离。

怎样理解 PPD 和 T‐Spot 结果

目前主要有两类方法被普遍用于协助结核感染的诊断,即结核菌素皮肤试验(以 PPD 为代表)和 γ 干扰素释放试验(以 T‐Spot 为代表)。PPD 试验以硬结大小作为判断反应的标准:硬结平均直径 5～9 mm 为一般阳性;10～19 mm 为中度阳性;≥20 mm(儿童≥15 mm)为强阳性;如果直径<20 mm 但有水疱、坏死、双圈、淋巴管炎等均为强阳性。PPD 阳性时,提示可能感染(过)结核,但并不意味一定患病,PPD 强阳性人群中的结核患病率更高。同样,PPD 阴性也并不意味未感染结核,恰恰相反,某些重症血行播散结核患者常见 PPD 阴性。PPD 阴性反应也见于初次感染结核菌 4～8 周以内、重度营养不良、恶性肿瘤、免疫缺陷性疾病(例如艾滋病)、免疫抑制剂使用者和老年人群等。

结核菌素试验这种古老的方法由于其自身难以克服的缺陷,目前正逐渐退出历史舞台。现今在美国、法国等许多发达国家,T‐Spot 试验已经取而代之成为 CDC 指南推荐用于筛查结核感染的重要方法。据报道,用它甄别未感染人群的准确率高达 98% 以上,甄别可能感染人群的准确率也能达到 40%～100%。由于 T‐Spot 试验问世不久,相关研究在未来仍有待深入。

什么是抗结核标准化治疗

为了预防结核病一旦耐药随之带来的治疗成本激增、并发症增多、预后不佳等痛苦,抗结核治疗应在 DOTS 策略下严格执行,并遵循早期、联合、规律、适量全程的原则。目前,对 Ⅰ 类(新发/初治)、Ⅱ 类患者(复治)采用由 4 种一线抗结核药物组成的标准化抗结核化疗方案已成为全球抗结核共识。该方案对初治患者的有效率高达 98％以上，复发率低于 2％。化学诱导期包括异烟肼、利福平、乙胺丁醇、吡嗪酰胺，强化治疗 2 个月；之后连续 4 个月用异烟肼和利福平巩固治疗。治疗过程中，患者务必要有良好的就医依从性，不擅自减药、断药、停药，需养成定期来院随访的习惯，协助医生观察用药效果及不良反应，监测肝肾功能、尿常规、血常规、药敏、血药浓度等指标。

上海交通大学医学院　韩超楠　刘佳珺

上海长海医院呼吸科　黄　怡

18 什么是隐球菌病

　　人类生活的环境中存在着许许多多微生物,大多数微生物与我们和平共处,保持一种平衡状态而不使人体出现病症。可导致人体发病的微生物称为致病微生物,也称病原体,真菌是其中一类,相对常见的可导致人类生病的真菌种类有念珠菌、曲霉、隐球菌。

　　隐球菌属包括 17 个种和 18 个变种,新生隐球菌(*Cryptococcus neoformans*)是人隐球菌病最常见的病原体,肺、中枢神经系统及皮肤是隐球菌最常见的感染部位,骨及其他内脏亦可被感染而发病。

　　隐球菌广泛分布于自然界中,尤以鸽粪中为多,故鸽粪被认为是最重要的传染源,其他在马、奶牛、狗、猫、猪、山羚羊体内均可发现该病原体。飞扬起的隐球菌孢子可存在于空气中,人吸入空气中的隐球菌孢子为主要感染途径。其他少见的感染途径还有受伤的皮肤接触到菌和吃进带菌食物经肠道播散全身。

　　病原体被吸入呼吸道后,大多数感染及病损仅局限于肺部,其中部分免疫力正常的轻症患者不经药物治疗而自己痊愈,少数患者吸入的菌可透过屏障进入血液,扩散至身体其他器官而发病。

　　隐球菌病可发生于免疫功能正常的人群,常因吸入较多隐球菌孢子而发病。当人体免疫力下降时,病原菌更易侵入并易引起血行传播,故长期使用免疫抑制剂或糖皮质激素等影响人体免疫功能药物的患者及艾滋病、白血病、糖尿病、肿瘤等患者患本病的机会相对多,且易出现颅内感染。

　　如何发现隐球菌病呢? 首先要密切注意可疑的病原体接触史,如接触鸽子、大量霉变水果、发酵的食物,免疫功能受损的人群处于这种环境尤需注意。另外,要知道隐球菌病可能会出现的症状,隐球菌肺轻症可没症状,出现症状可有咳嗽、胸痛、乏力、低热、体重减轻等,可有少量黏液痰或血痰;若有间歇性、逐渐加重的前额、双颞或眼球后疼痛,伴有发热及颈部僵硬需警惕隐球菌脑病,部分隐球菌脑病患者可出现恶心、呕吐、智力减退、昏迷、偏瘫、视物模糊、眩晕、复视、精神障碍、癫痫样发作等症状;隐球菌的皮肤感染最多见于头颈部,表现为丘疹、痤疮样脓疱或脓肿,亦可为疣样;对骨的损害好发于头颅骨及脊柱;播散性隐球菌病亦可首先表现在许多脏器上,如骨髓炎、前列腺炎、肾盂肾炎、腹膜炎等都可以作为隐球菌病的首发表现,个别情况可侵犯心脏引起心内膜炎。

　　隐球菌病可通过血液、胸腔积液、脑脊液、组织的菌体培养及病变组织活检来确诊,血液的抗原检测、X 线检查、痰菌检查起重要辅助作用。

隐球菌病的治疗首先需尽量去除引起免疫力下降的原因,脱离致病环境,增强免疫力,注意营养支持。药物上主要是使用对隐球菌有效的抗生素,疗程因感染部位不同而有区别,一般疗程较长,具体疗程需由医生决定,但患者需坚持用药,不能随意中断治疗。医生还会根据感染部位不同选取局部治疗。

隐球菌病的预防包括:杜绝滥用抗生素;若患有易于继发隐球菌感染的疾病或因其他疾病服用影响免疫功能的药物时需警惕其发生;注意卫生防病,饲养家鸽应妥善管理,防止鸽粪污染空气,忌食腐烂变质的梨、桃等水果。

预后:轻症治疗效果好,重症尤其是合并脑损害者预后不好。治疗较晚者死亡率高。

上海交通大学医学院附属仁济医院呼吸科　刘　斌

19 肺真菌病的防治

  肺真菌病是指由真菌引起的肺部疾病,主要指肺和支气管的真菌性炎症或相关病变,广义地讲可以包括胸膜甚至纵隔。侵袭性肺真菌病指真菌直接侵犯(非寄生、过敏或毒素中毒)肺或支气管引起的急慢性组织病理损害所导致的临床疾病。真菌广泛存在于自然界,可以寄生于人体的口腔、上呼吸道、胃肠道或阴道等部位,按致病性可以分为致病性真菌和条件致病性真菌两类。致病性真菌可使正常宿主患病,主要经呼吸道感染,预后较好,如组织胞浆菌、球孢子菌、副球孢子菌、皮炎芽生菌和孢子丝菌等;条件致病性真菌常常感染有基础疾病或免疫力低下患者,病情和预后与宿主免疫和防御功能损害程度有关,如念珠菌、曲霉、毛霉和隐球菌等。

  近年来,器官移植、肿瘤患者和艾滋病等免疫缺陷患者不断增多,肺真菌病发病呈增多趋势,以念珠菌和曲霉最常见,其次为新生隐球菌和毛霉。

发病机制

  肺真菌感染的发病取决于宿主免疫状态、真菌毒力、数量和宿主体内环境等诸多方面因素的相互作用。真菌的致病力一般较弱,当机体抵抗力降低时才侵入组织引起疾病。造成机体抵抗力降低,诱发深部真菌病的因素有以下几种:① 糖尿病、血液病、尿毒症、恶性肿瘤、获得性免疫缺陷综合征(AIDS)、营养不良等慢性消耗性疾病或大面积烧伤和器官移植,大量应用糖皮质激素,使机体免疫功能和抵抗力降低。② 长期使用广谱抗生素,抑制了敏感细菌生长,真菌得以大量繁殖。③ 大剂量 X 线照射、抗肿瘤药物和免疫抑制剂抑制骨髓,使中性粒细胞和巨噬细胞减少,机体的免疫功能和抵抗力降低。④ 不少侵袭性操作如治疗用的长时间静脉插管、留置导尿管和大手术,可引起局部损伤。

  肺真菌病的感染途径有 3 种:内源性感染,如放线菌及念珠菌存在于正常人口腔及上呼吸道内,机体抵抗力低时能侵入肺部引起感染;外源性感染,吸入带有真菌孢子的粉尘而感染,如曲霉病和隐球菌病;继发性感染,指在体内其他部位的真菌病经血行或淋巴系统播散至肺部,膈下的病变也可直接蔓延至肺部,如放线菌病。

临床表现

  肺真菌感染常继发于严重的原发病,症状、体征常无特征性。多表现为发热、咳嗽、咳痰、咯血、胸闷等。重症表现为呼吸困难、发绀、感染中毒性休克、意识障碍等，甚至死亡。临床上可表现为肺炎或支气管炎、肺结核样表现，肺脓肿和脓胸、肿瘤样表现，肺栓塞和肺梗死、弥漫性肺间质性病变或类似结节病等。典型影像学可有如下表现：肺部炎症，多见于白念珠菌和曲霉感染；孤立病灶呈肿块样，多见于隐球菌、组织胞浆菌等；曲霉球呈圆形、椭圆形，曲霉球与囊腔之间形成半月形或新月形的透亮区，为曲霉感染的典型影像学表现；胸膜炎，有胸腔积液或胸膜增厚等表现；中下肺为主的粟粒样病变，多见于组织胞浆菌、隐球菌和念珠菌等感染。

肺真菌病的诊断

肺真菌病临床表现无特异性，影像学检查有一定诊断意义。应仔细询问病史，寻找肺真菌病的易发因素如基础疾病和诱发因素，职业史、旅行史和接触史对于肺部真菌感染诊断亦非常重要。某些职业如饲鸟、酿造、皮毛加工、挖掘地基和考古等容易接触高浓度真菌孢子而感染。

病原体检查、真菌镜检和培养是肺部真菌感染诊断的重要依据。应多次、多途径采集标本进行涂片和培养。如标本取自肺穿刺活检或细针抽吸、经环甲膜穿刺吸出物或经支气管镜防污染毛刷采样等更具有诊断价值。痰涂片和培养是诊断最常用的方法，但必须是合格的痰标本，反复多次送检以提高阳性率。多次痰培养获得同一种真菌且菌落数量较多，提示肺部真菌感染。从体液或血液中监测真菌的可溶性抗原成分如葡聚糖、半乳甘露聚糖等可做出诊断。

肺真菌病的诊断必须综合考虑宿主危险因素、临床表现、影像学改变和实验室检查4种因素，进行综合判断。

肺真菌病的治疗

首先应积极控制基础疾病和诱发因素，提高机体免疫能力，如纠正低蛋白血症、改善营养状况、抗贫血、纠正粒细胞减少、停用糖皮质激素、减量或停用抗生素，加强医疗器械的消毒（如雾化器、呼吸机管道）等。

由于真菌细胞与人类细胞相似，抗真菌药物毒副作用较大。一旦确诊为肺真菌病，应及时准确使用药物治疗。对于肺真菌病的治疗，应全面考虑病原体的种类、机体的基础条件、药物敏感性、药物毒副作用及机体对药物的承受能力。

支气管-肺念珠菌病主要给予氟康唑、伊曲康唑、两性霉素 B 和卡泊芬净等治疗,对于光滑、近平滑、热带和克柔念珠菌中耐氟康唑念珠菌感染,给予伊曲康唑、伏立康唑和两性霉素 B 治疗。对病情重或不稳定者,可联合用药,如氟康唑联合 5 -氟胞嘧啶,两性霉素 B 联合 5 -氟胞嘧啶或氟康唑联合卡泊芬净等。

对侵袭性肺曲霉病,两性霉素 B 或其脂质体为传统治疗,目前常用伏立康唑、伊曲康唑、卡泊芬净或米卡芬净等;重症患者可联用不同类型的两种药物,如伏立康唑联用卡泊芬净。

肺隐球菌病患者中免疫功能正常的轻、中症患者,可口服氟康唑或伊曲康唑治疗,疗程 6~12 个月;或用两性霉素 B 治疗。对重症或伴免疫功能受损者,应联用两性霉素 B 或相当剂量的含脂质剂和氟胞嘧啶 6 周,后用氟康唑或伊曲康唑治疗,疗程可持续 24 个月。

肺毛霉病目前有确切疗效的药物是两性霉素 B 联合氟胞嘧啶。

部位明确的局限性肺真菌病经药物治疗无效时,可考虑手术治疗。

肺真菌病的预防

控制基础疾患和诱发因素对于预防肺真菌病十分重要。应加强管理和规范医疗护理工作,如防止滥用广谱抗生素或糖皮质激素,监护病室的空气净化和消毒,呼吸治疗装置的清洁和消毒,肿瘤化疗患者置层流室中,适当处理患者排泄物、分泌物和脓液等。积极防止鸡粪、鸟粪和鸽粪污染空气。在真菌孢子较多环境中工作时戴口罩。对于那些经积极抗生素治疗后症状和 X 线胸片无好转者,应高度警惕真菌感染,早期诊断、治疗。

复旦大学附属中山医院呼吸科　邵长周

20 支气管扩张是怎样形成的

支气管扩张是一种常见的慢性呼吸道疾病，是多种异质性疾病的共同转归。长期反复呼吸道感染和支气管阻塞，造成气道防御功能受损、支气管及其周围肺组织慢性化脓性炎症和纤维化，使支气管壁的肌肉和弹性组织破坏，导致支气管不可逆性变形及持久扩张。支气管扩张可分为先天性与继发性两种。

先天性气管-支气管发育不良，使肺组织不能进一步发育，导致支气管扩张，如先天性软骨缺损性支气管扩张综合征、巨大气管-支气管症、马方综合征、食管气管瘘。原发性纤毛运动障碍（PCD）属常染色体隐性遗传，为随年龄而加重的反复上下呼吸道感染，包括复发性中耳炎、鼻窦炎和支气管炎、肺炎以致支气管扩张症状。支气管扩张症也可见于 Young 综合征，该病特征为阻塞性精子缺乏、慢性鼻窦炎、反复肺部感染和支气管扩张。抗体缺陷患者可形成支气管扩张。IgG 缺乏易于反复细菌感染，其中 IgG2 和 IgG4 缺乏更为重要。先天 X 染色体连锁的血丙种球蛋白缺乏症（XLA）、IgG2 亚型缺乏症可引起支气管扩张。其他的抗体缺陷有普通变异性免疫缺陷病（CVID）及 IgA 缺乏症。

继发性支气管扩张的发病因素主要有感染、异物和误吸、结缔组织疾病、炎症性肠病。随着疫苗和有效抗生素的应用，在西方国家，感染后支气管扩张已不常见，但在发展中国家，感染仍是引起支气管扩张的关键因素。很多患者在童年有麻疹、百日咳或支气管肺炎迁延不愈的病史。童年时期支气管尚未发育成熟，管腔较细，管壁相对薄弱，感染损伤支气管壁层组织，尤其是平滑肌和弹性纤维受到破坏，使支气管弹性减弱，咳嗽时支气管管腔压力增高以及在胸腔负压的持续牵引下，逐渐形成支气管扩张。金黄色葡萄球菌、肺炎克雷伯菌、假单胞菌属及厌氧菌等引起的细菌性肺炎可发展为支气管扩张。肉芽肿性疾病，如结核、结节病、组织胞浆菌病以及球孢子菌病等也是支气管扩张的常见原因。结核主要与上叶支气管扩张有关，也是引起中叶综合征的最常见原因。过敏性支气管肺曲霉病（ABPA）的典型特征是中心性支气管扩张，即具有近侧的圆柱状、节段性的支气管扩张，远端的支气管和细支气管较一般感染性的支气管扩张正常得多。获得性免疫缺陷综合征（AIDS）患者容易继发各种机会性感染，也可出现支气管扩张。异物吸入（如误吸花生、鸡骨头、硅石、滑石粉等颗粒）或管外原因（如肿大的淋巴结，肿瘤压迫）均可使支气管腔发生不同程度的狭窄或阻塞，支气管局部防御机制和清除功能降低，远端引流不畅发生感染而引起支气管周围纤维增生，支气管壁肌层萎缩，软骨破坏、张力下降，在胸腔内负压对支气管的牵拉力作用下形成持久的扩张。如果支气管扩张是由吸入性因素所致,多发生在右侧,这是由于左支气管细长、右支气管短粗,堕入异物多进入右侧支气管。结缔组织疾病也可发生支气管扩张。据报道,2.9%～5.2%的类风湿关节炎患者伴有支气管扩张。支气管扩张和溃疡性结肠炎也有明确相关性。

　　典型病理改变为支气管黏膜表面溃疡形成,纤毛柱状上皮细胞鳞状化生或萎缩,支气管壁弹力组织、肌层及软骨等遭受破坏,管腔逐渐扩张,充满了脓性分泌物,支气管壁的坏死可能导致局部的肺脓肿。支气管黏膜活检显示中性粒细胞和 T 淋巴细胞浸润,痰液中弹性蛋白酶、白介素-8、肿瘤坏死因子-α和前列腺素均增加,提示炎症反应在支气管扩张发病中也起重要作用。

同济大学附属上海市肺科医院呼吸科　范莉超　徐金富

21 支气管扩张的罪与罚：季节变化，如何应对

支气管扩张，顾名思义就是多种原因引起的支气管管腔出现了异常的、不可逆扩张、变形等改变。支气管扩张可发生在任何年龄，以儿童及青年比较多见。大多继发于急、慢性呼吸道感染和支气管阻塞后，患者多有童年麻疹、百日咳或支气管肺炎等病史。而现在，季节交替、天气变化、严重污染等，无一不触发支气管扩张患者的神经，稍有不慎，症状就开始加重。内忧外患，这些"原罪"导致了支气管扩张患者出现一系列临床症状，严重困扰着其健康和生活质量。

支气管扩张病程多数呈渐进性发展，严重者可引起严重呼吸衰竭而死亡。其主要病因是支气管-肺组织感染和支气管阻塞。支气管扩张也可能是先天发育障碍及遗传因素引起，但较少见。另有约30%支气管扩张患者病因未明，可能与机体遗传、免疫失衡或解剖缺陷等因素有关。所有上述疾病损伤了宿主气道清除机制和防御功能，使其清除分泌物的能力下降，易于发生感染和炎症。细菌反复感染可使充满炎性介质和病原菌黏稠液体的气道逐渐扩大、形成瘢痕和扭曲。支气管壁由于水肿、炎症和新血管形成而变厚。

流水不腐，户枢不蠹。支气管扩张患者内忧外患的客观"原罪"自然使得患者被迫"受罚"。简单来说，支气管扩张患者不能正常地把痰液排出体外，而潴留的痰液则会招致细菌繁殖，由此导致支气管反复感染，继而出现伴随的血管扩张，甚至血管破裂导致大咯血，而大咯血堵塞呼吸道又可导致患者窒息而死。如此渐进式循环使得患者每发作一次，病情就加重一次。如何面对这种病情的进展呢？我们并不是束手无策。

支气管扩张治疗的重要目标就是控制症状以及延缓疾病的进展。支气管扩张通常继发于其他疾病，所以应对原发病及时进行治疗，对合并的鼻窦炎等应进行彻底治疗。急性发作期的主要措施是积极控制感染。根据病情，参考细菌培养及药物敏感试验结果选用抗菌药物，在痰培养结果出来前或痰培养为阴性时，抗生素可按经验用药：轻症者可选阿莫西林或头孢菌素口服；存在铜绿假单胞菌感染时可选择口服喹诺酮类；重症患者常需静脉联合用药；如有厌氧菌混合感染加用甲硝唑或替硝唑治疗。反复发作急性下呼吸道感染或大咯血、病变范围局限、经药物治疗不易控制、全身情况良好者，可根据病变范围做肺段或肺叶切除术。

支气管扩张的预防尤为重要，能够有效延缓疾病进展。做到防患于未然，我们需要积极应对：① 预防受凉感冒，感冒常常会诱发支气管扩张感染的发生。

所以天冷应及时增减衣服，注意保暖，避免感冒。② 如果反复咯脓痰，应每天进行体位引流及拍背。把病变部位抬高，利用重力作用将痰引流至肺门处，再行咯出，排除积痰，减少继发感染及中毒症状。痰液黏稠不易引流者，可先雾化吸入稀释痰液，易于引流；对痰量较多的患者，要防止痰量过多涌出而发生窒息。③ 有咯血时一定要将血液自然咯出，千万不要憋住。因为血液在气管中很快就会凝结成血块，堵塞呼吸道引起窒息。④ 进食高蛋白质、高热量、高维生素且营养丰富的饮食，如蛋、鱼、肉和新鲜蔬菜、瓜果等。忌饮浓茶、咖啡等刺激性饮料。⑤ 缓解期可做呼吸操和适当的全身锻炼。坚持参加适当的体育锻炼，如散步、打太极等，有利于预防发作。⑥ 避免劳累及情绪波动、保持心情愉快、避免接触烟雾及刺激性气体。

支气管扩张程度轻重不一，早期开始积极预防，积极应对，可显著改善患者预后，提高其生命质量。无论晴雨、不管冬春，他们的笑容依然灿烂。

复旦大学附属华东医院呼吸科　葛海燕

22 察言观色

——最好的医生是自己

  无论在医院内还是医院外感染都非常常见,尤其是呼吸道感染。普通百姓所说的"上火"或者"发炎"意思与其相近,但它们只是感染的一部分。生活中我们经常会有咳嗽、咳痰、发热,有些人会惊慌失措,有些人会不以为然,这些行为都是不可取的。我们不能盲目地依赖医生,也不能忽略自己的判断,要学会察言观色,所谓察言观色就是要对自己的身体变化有深入的了解,如体温的变化、咳嗽的程度、痰液的颜色等,因为自己永远是获知自己病情第一手资料的人,只有对自己身体状况有足够的了解,才能有效地与医生沟通,积极配合治疗,早日康复。在此介绍一些常见的呼吸道感染,希望对大家有所帮助。

  最常见的就是上呼吸道感染了。大多由病毒引起,主要有流感病毒、副流感病毒、呼吸道合胞病毒等。细菌感染可直接或继发于病毒感染之后,受凉、淋雨、过度疲劳等诱发因素可导致全身或呼吸道局部防御力降低,原先存在于上呼吸道或外界侵入的病毒和细菌可迅速繁殖,引起发病,尤其是老幼体弱或有慢性呼吸道疾病如鼻旁窦炎、扁桃体炎者更易发生上呼吸道感染。上呼吸道感染中普通感冒最为常见,它多为鼻病毒引起,起病较急,开始会有咽干、咽痒的感觉,之后可有喷嚏、鼻塞、流清水样鼻涕,可伴有咽痛,也可出现流泪、味觉迟钝、呼吸不通畅、声音嘶哑、少量咳嗽等。一般没有发热和全身症状,或仅有低烧、轻度畏寒和头痛。无须大惊小怪,多喝水,多吃些新鲜的水果蔬菜和容易消化的食物。如无并发症,一般经 5～7 天可痊愈。如果症状严重,或有高热和其他并发症应及时到医院治疗。

  其次为病毒性咽炎、喉炎和支气管炎。急性病毒性咽炎多由鼻病毒、腺病毒、流感病毒等引起。特征为咽部发痒和灼热感,疼痛不持久,也不突出。咳嗽少见。流感病毒和腺病毒感染时可有发热和乏力。常有咽部明显充血和扁桃体肿大。颌下淋巴结肿大且有触痛。急性病毒性喉炎多由鼻病毒、流感病毒甲型等引起。特征为声音嘶哑、讲话困难、咳嗽时疼痛,常有发热、咽炎或咳嗽,也会有咽喉部水肿、充血,局部淋巴结轻度肿大和触痛。急性病毒性支气管炎多由呼吸道合胞病毒、流感病毒、冠状病毒等引起。多表现为咳嗽、无痰或痰呈黏液性,伴有发热和无力。一般上呼吸道病毒感染症状典型,无需特殊治疗,注意休息,补充水和维生素,可依据情况服用一些抗病毒药物,如无并发症预后良好。

  呼吸道感染中严重的要数肺炎了。最多见的是细菌性肺炎,一般起病急,多有寒战、高热、乏力、咳嗽、咳痰,可以通过观察痰液的颜色初步辨别细菌的种类,咳铁锈色痰多为肺炎链球菌感染,黄脓痰多为金黄色葡萄球菌感染,灰绿色痰多为铜绿假单胞菌感染,砖红色胶冻状痰多为肺炎克雷伯菌感染,根据不同的细菌选用不同的抗生素治疗。若在冬春季出现急性干咳、发热、呼吸困难应警惕病毒性肺炎,缓慢发生的刺激性咳嗽,伴有头疼、咽痛,支原体肺炎的可能性大。总之,肺炎发病急,病情较重,应及时到医院接受治疗。

呼吸道感染虽常见但也应引起重视。尤其在冬春季,坚持有规律的合适的身体锻炼,增强体质;气温变化时注意增减衣服;避免与患者接触;在呼吸道感染流行季节尽量不去公共场所,这些可以有效地预防呼吸道感染。一旦患病要密切观察自己的病情变化,及时与医生沟通,争取早日康复。

同济大学附属上海市肺科医院呼吸科　杨加伟　徐金富

23 门诊抗感染：静脉输液还是口服

在门诊工作中时常碰见这样的情景，医生苦口婆心地劝导不需要输液，而患者坚持挂水治疗。那么是不是生病了就得静脉输液呢？口服药物有哪些优势？静脉输液又存在哪些风险呢？

WHO 合理用药的原则是"能口服的不肌内注射，能肌内注射的绝不静脉注射"。静脉输液是代替或弥补经口液体摄入的不足和作为静脉用药的媒介，其效果除了快速补充体液，由输入的药物成分决定。静脉输液时药物直接进入血液循环，虽然药效发挥得更快，但如药物有不良反应也会显现得更快、更严重，且因输液本身的操作，也可能导致各种输液反应，比如发热反应：因输入致热物质而使患者出现发冷、寒战、高热等症状；心力衰竭：因为输液速度过快，使短时间内血液系统输入太多液体，导致心脏负荷增加；静脉炎：由于输液器具达不到无菌要求而使静脉局部感染，或由于长时间输浓度高、刺激性强的药品，而使输液处静脉内壁出现炎症，症状为手臂出现条状红线、局部红肿热痛。

随着制作工艺的不断进步，如头孢克洛缓释片、左氧氟沙星片、莫西沙星片等口服药物的吸收率可达到 95％以上，也基本达到了静脉输液的效果。此外，药代动力学和药效动力学的研究显示，临床上常用的头孢类及青霉素类抗生素多为时间依赖型药物，即它们的杀菌作用与药物浓度在体内维持的时间长短相关，为了达到这个目标，通常需要一天内多次给药。但是因为门诊输液的局限性，不可能让患者一天分多次来医院输液，故而都是将一天多次的药物剂量一次性输入，这样的治疗作用反而不如一天内分多次口服头孢类药物好。相反，阿奇霉素和喹诺酮类药物为浓度依赖型药物，即它们的抗菌作用与药物在体内的高浓度有关，因此一天一次给药即可。

中国已成为抗生素使用"超级大国"，使用量世界第一，平均每人每年要"挂8 瓶水"，是国际平均水平的 3 倍，发达国家的 10 倍。这与大多数患者对输液的必要性和危险性认识不足，以及少数医生缺乏责任心，一味诱导输液，开大处方有关。要让医生掌握抗生素合理应用的原则，让患者基本了解抗生素的使用，并非一朝一夕之事，重要的是让医学重归以人为本的本位，用制度化遏制抗生素滥用。

上海长海医院呼吸科　焦　洋　黄　怡

　　雾霾来了,呼吸道感染出现了高峰,咳嗽咳痰的人也越来越多。咳嗽、咳痰均是呼吸道炎症的常见症状,但咳嗽也是人体一种防御性反应,所以需要巧用镇咳祛痰药,乱用会适得其反,导致痰不易咳出,阻塞气道,加重病情。

镇咳药

　　吸入呼吸道的尘粒(包括病毒和细菌),包括目前经常提到的 PM 10、PM 5 甚至 PM 2.5,都依赖于呼吸道的细胞对颗粒的捕捉和呼吸道纤毛的摆动送运到咽喉部,通过咳嗽作用得以有效清除。所以正常人也会有咳嗽,这是机体清扫呼吸道的正常反应。但当患者出现咳嗽剧烈引起胸痛影响睡眠,导致生活质量下降,甚至气道受损致出血时,就需要应用一些镇咳药。镇咳药物按作用机制可分为 3 类:中枢性、周围性镇咳药及双重作用药。

　　(1)中枢性镇咳药:中枢性镇咳药的作用主要是抑制大脑咳嗽中枢,适用于各种原因引起的剧烈干咳。偶尔有恶心、头痛、头晕、嗜睡、腹胀等不适,应严格掌握适应证。代表药物为可待因(甲基吗啡)、吗啡、右美沙芬等。这类药物只适用于各种原因所致的干性咳嗽,对痰多黏稠者不适用。可待因、吗啡反复使用可成瘾,右美沙芬无成瘾性。

　　(2)周围性镇咳药:周围性镇咳药的作用主要是抑制咳嗽的外周反射,适应证较多,如二氧丙嗪还可用于过敏性哮喘、荨麻疹、皮肤瘙痒症。地布酸钠属于非麻醉性的强效镇咳药,无成瘾性,有祛痰作用。苯佐那酯有较强的局麻作用,常用于急性支气管炎、肺炎、支气管哮喘、支气管检查及肺癌所致刺激性干咳。复方甘草片含阿片和甘草流浸膏,口服后部分残留在咽部黏膜上而减弱对咽黏膜的刺激,从而缓解咳嗽。

　　(3)双重作用镇咳药:其镇咳作用兼具中枢性和外周性双重机制。包括非麻醉性镇咳药,具有较强的镇咳作用,如苯丙哌林。

祛痰药

　　呼吸道黏液分泌异常或分泌过多,就形成痰液。炎症存在时,大量炎症细胞破坏释放因子,使痰液的黏稠度显著提高形成脓痰而不易咳出。另外,除痰的黏稠度之外,痰量、纤毛运动状况等均影响痰液的排出。

祛痰药是指能使痰液变稀，黏稠度降低，易于咳出，或能加速呼吸道黏膜纤毛运动，促进痰液排出的药物。按作用机制可分为3类。

（1）恶心性祛痰药和刺激性祛痰药：恶心性祛痰药如氯化铵、碘化钾、愈创甘油醚、吐根、棕胺合剂等，口服后可刺激胃黏膜，引起恶心，反射性地促进呼吸道腺体分泌物增加，使痰液稀释，易于咳出，作用温和，对稠厚黏痰作用不明显。肺出血和急慢性胃肠病患者不宜服用。刺激性祛痰药如高渗氯化钠、高渗碳酸氢钠通过雾化吸入等能激活蛋白水解酶，加速黏蛋白分解，降低与黏蛋白分子间的结合力，高渗吸入水分使痰液变稀，有利于痰的湿化。

（2）黏液溶解剂：如乙酰半胱氨酸、α糜蛋白酶可分解痰液的黏液成分，使痰液液化易于咳出。适用于大量黏痰阻滞引起呼吸困难，术后咳痰困难，各种原因引起痰液黏稠者。

（3）黏液调节剂：如溴己新、氨溴索、羧甲半胱氨酸、桃金娘油、部分中草药（如枇杷止咳露）等，作用于支气管，促进其分泌黏滞性低的分泌物，使痰变稀，易于咳出。桃金娘油同时还有修复受损气道黏膜的作用。

同济大学附属上海市肺科医院呼吸科　梁　硕

25 镇咳祛痰药物的临床知识

咳嗽、咳痰是呼吸科患者就诊的最常见的原因之一,其病因多种多样,本文就化痰药物的临床知识为广大医务工作者以及患者做简单介绍。

药物的种类

镇咳祛痰药的西药在上一篇已有介绍,此处不再赘述,同时很多中药在临床上也很常用,如枇杷止咳露和桔梗硫浸膏,前者主要成分为枇杷叶硫浸膏、氯化铵等,有镇咳祛痰作用,适用于各种原因引起的咳嗽、多痰者;后者为恶心性祛痰药,有祛痰、止咳作用。

药物的选择

(1)依据病因药物的选择:急性咳嗽常见病因有感冒、支气管炎、肺炎,慢性咳嗽常见疾病有咳嗽变异性哮喘、鼻后滴漏综合征、胃食管反流性咳嗽、慢性支气管炎、感染后咳嗽、血管紧张素转换酶抑制剂类药物诱导的药物性咳嗽、嗜酸性粒细胞性支气管炎等,临床上需根据医师建议合理使用镇咳祛痰药物。

(2)根据咳嗽、咳痰症状选用药物

1)轻度干咳、痰量很少的患者,可选用复方甘草合剂等镇咳药物。这类药经口服后,覆盖在咽喉黏膜上,可减轻炎症对黏膜的刺激,缓解咳嗽。剧烈干咳、咳嗽频繁、夜间加重,甚至影响睡眠的患者,可用中枢镇咳药,如可待因、喷托维林。但咳嗽伴咯血的患者要慎用强镇咳剂。

2)咳嗽伴黏稠性痰,且痰量特别多,可选用祛痰药。① 痰量的多少:痰量多,多见于支气管扩张及肺脓肿。② 痰的颜色:黄色或淡黄色的痰多揭示呼吸道有细胞性感染,多见于肺炎、慢性支气管炎症;痰中带血,多见于肺结核、支气管扩张、肺癌;铁锈色痰,多见于大叶性肺炎;黑色痰则见于煤炭工人和烧锅炉的工人。③ 痰液形态是稀薄还是黏稠:稀薄痰液见于慢性支气管炎和支气管哮喘;黏稠痰多见于支气管炎、肺炎、支气管扩张、肺脓肿等。

3)祛痰药物选用的一般原则:① 祛痰药仅为对症治疗,注意病因治疗。② 应用祛痰药时应注意痰的排出。结合湿化气道、体位引流,鼓励患者排痰。特别是在应用反射性引起呼吸道分泌物增多的稀释性祛痰药时,更应注意有效地咳嗽以排出痰液。③ 恶心性祛痰药能引起恶心、呕吐,剂量勿太大。④ 黏痰溶解剂多用于急、慢性呼吸道炎症及职业病伴有黏痰不易咳出者;手术后有痰难以咳出者,亦可应用黏痰溶解剂。⑤ 对于慢性支气管炎,可选用黏痰溶解剂如溴己新、氨溴索、强力稀化黏素,此类药物还有促进肺表面活性物质生成,加强纤毛的清除作用,利于排痰。

剂量、给药途径及疗程

(1)剂量:新生儿及婴幼儿用药时宜减量;小儿剂量应根据年龄、体重或体表面积调整;多数药物在老年人体内代谢和消除均减慢,半衰期延长,血药浓度高,须减少剂量或延长给药间隔。

(2)给药途径:镇咳祛痰药有口服、吸入和静脉给药等多种途径。口服有片剂、胶囊和糖浆等不同制剂。一般来说,口服制剂吸收较慢,起效也较慢,但使用和携带方便,常用于病情相对较轻的门诊患者,静脉给药能迅速达到血药峰浓度,起效快,为危重患者或不能口服给药者首选。雾化吸入有超声吸入和射流雾化等不同方法给药。雾化吸入药物到气道和肺泡,有局部血药浓度高、总剂量小、起效快和副作用轻等优点。但要注意偶有支气管痉挛的发生。

(3)疗程:疗程长短根据疾病来决定。如上呼吸道感染一般在 7 天内治愈,而肺部感染在症状和体征消失后即可停药。

注意事项和不良反应

(1)注意各药的禁忌:盐酸氨溴索片对妊娠初始 3 个月的妇女禁用;少数患者出现胃部不适等消化道反应,故胃溃疡患者慎用。乙酰半胱氨酸水溶液有刺激性气味,部分患者可引起呛咳、支气管痉挛,故支气管哮喘者慎用,对老年患者、严重呼吸道阻塞者慎用。羧甲司坦对有出血倾向的消化道溃疡患者及孕妇禁用。愈创甘油醚有刺激干咳和扩张血管平滑肌的作用,故禁用于肺出血、急性胃肠炎和肾炎患者。

(2)大量咳痰时,不宜应用镇咳药,尤其是右美沙芬、喷托维林(咳必清)、苯丙哌林(咳快好)等,此类中枢性镇咳药会使咳嗽中枢受到抑制,阻断咳嗽反射,导致痰液滞留,堵塞呼吸道,既影响呼吸又易继发感染。故宜以先祛痰为主,止咳为辅。一旦痰液排出,咳嗽自然停止。

与其他类药品合用也得了解不良反应及配伍禁忌。可待因本品与抗胆碱药合用时,可加重便秘或尿潴留的不良反应。与美沙酮或其他吗啡类药合用时,可加重中枢性呼吸抑制作用。与肌肉松弛药合用时,呼吸抑制更为显著。美沙芬不得与单胺氧化酶抑制剂及抗抑郁药并用,不宜与乙醇及其他中枢神经系统抑制药物并用,因可增强对中枢的抑制作用;那可丁不宜与其他中枢兴奋药同用;氯化铵片不宜与磺胺嘧啶、呋喃妥因、华法林、新霉素、金霉素及排钾利尿药合用;扑尔敏不应与含抗组胺药(如马来酸氯苯那敏、苯海拉明等)的复方抗感冒药同服,不应与含抗胆碱药(如颠茄制剂、阿托品等)的药品同服。

上海市同仁医院(东院)呼吸科　段玉香

26 四类人慎用可待因镇咳药

俗话说"咳嗽是古老的顽症",咳嗽是很多疾病主要和首要的临床表现,影响患者的学习、生活和工作。在门诊,我们经常遇到患者主诉"晚上不能睡觉""小便都咳出来了""咳嗽得我差点晕过去"等。咳嗽的确让人"寝食难安",然而它是一把双刃剑,带给患者烦恼的同时,促进了人体咳出气道分泌物(如痰液)及异物(如鱼刺、积血)等,医学上称之为"保护性反射"。因此,首先忠告广大病友:咳嗽是一种疾病信号,不要盲目止咳;其次,选用镇咳药因人而异、因病而宜。

目前,医院里药房和市面上药店镇咳药不下百种,其中有一类药物需要注意:可待因及含有可待因成分的止咳药水。为什么这样说呢?在此讲个"瘾君子"的案例。2012年8月苏州警方抓获了几名犯罪分子,因其大量非法销售含有可待因成分的止咳药水(奥亭、新泰洛其等)。警方是如何关注到这一案件呢?源于多位当地市民不停地购买这类止咳药水,许多年轻人在网吧、歌厅都喝这类止咳药水,警方因此注意到了这些"瘾君子"并顺藤摸瓜抓到了犯罪分子。撇开案件不谈,下面给广大百姓和病友介绍一下可待因的药理特点。

可待因是从罂粟属植物中分离出来的一种天然阿片类生物碱,具有像吗啡一样的成瘾性,可待因是弱效阿片(俗称鸦片、大烟)类药物,能与脑中的阿片受体结合并产生激动作用,振奋精神,产生兴奋的感觉,一旦停止该类药物的摄入,就觉得周身不适、无精打采,想迫切得到该类药物,这就是前面介绍的"瘾君子"案例的根源;可待因是强效中枢性镇咳药,镇咳作用起效快,直接抑制延脑的咳嗽中枢而产生较强的镇咳作用,抑制支气管腺体分泌,可使痰液黏稠,难以咳出;此外,可待因还具有镇痛作用,可有效缓解关节痛、癌痛等。临床上多用其磷酸盐产品,如磷酸可待因注射液、磷酸可待因糖浆、复方磷酸可待因片等,医院药房及市面药店常见的药物有新泰洛其、奥亭等止咳液。

综上,可待因有利有弊,"利"适合于所有患者,然而"弊"就使得部分人群慎重选择该类药物。下述四类人应当慎用。

婴幼儿及儿童

据美国"健康日"网站2013年2月21日报道,由于13例扁桃体术后儿童使用可待因止痛导致死亡,美国食品和药品管理局(FDA)对可待因加上了黑框警告,并建议医生为患儿选用其他药物。

这一付出生命代价的案例,无疑给医生、家长、药剂师等敲醒警钟。含可待因的止咳药一般不推荐用于儿童和婴幼儿。原因有三：① 可待因进入人体后，可代谢为吗啡。儿童为可待因"超快速代谢型"人群，即儿童用可待因后，代谢产物吗啡的量高于正常，容易成瘾及出现不良反应，甚至致死，如上面这个案例。② 儿童及婴幼儿生长发育尚不成熟，各器官功能尚不健全，不易耐受可待因的不利作用，如呼吸中枢的抑制。③ 儿童及婴幼儿自控能力和辨别能力差，对于含有可待因成分的"糖水"偏好，很容易过量服用。

小儿出现咳嗽，主要原因是感染，包括病毒、细菌、支原体等，感染后出现气道收缩、痉挛，因此该类患儿止咳应首先抗感染，其次选择解痉药物和作用温和的止咳药水等。此外，儿童由于天性顽皮，往往是边吃边玩，容易出现误吸异物如饭粒、鱼刺等，导致干咳剧烈，因此有类似病症的儿童应首先到医院就诊寻求医生的帮助。

年老体弱者

笔者在门诊曾接诊一位 70 岁王姓患者，咳嗽近 1 个月，夜不能寐，自行服用了多种镇咳药，咳嗽不见好转，同时出现小便不畅、淋漓不尽。询问病史及用药经过后发现患者正在服用复方磷酸可待因溶液，胸片检查提示肺炎，给予患者抗感染后咳嗽明显好转，停用镇咳溶液小便症状也逐渐消失。

借此提醒老年患者出现咳嗽应尽早就医，行相应的检查查明病因，同时慎用可待因镇咳药，因为：① 老年人呼吸运动、气管弹力、黏液腺分泌和气道纤毛活动等功能均明显降低，可待因抑制咳嗽的同时也抑制了呼吸功能和排痰能力，尤其不利于"老慢支患者"。② 岁月不饶人，老年人因生理功能减退常合并前列腺肥大、增生以及便秘等，该类药物可抑制调节排便和排尿的肌肉收缩能力及促进前列腺肥大，因此服用这类药物会加重排便和排尿困难。③ 老年人往往是"多灾多难"，冠心病、糖尿病、脑血管疾病等伴随余生，因此常服用多种药物，可待因与这些药物相互作用可出现不良反应，如抗凝药物是老年人最常服用的药物之一，可待因恰恰增强抗凝作用，合并用药可能出现出血等并发症。

特殊工种人群

主要包括车辆驾驶者、机器操作人员和高空作业者。

可待因具有海洛因等毒品一样的兴奋作用，服用后可出现精神运动障碍，如共济失调：手抖，动作不协调等，因此对于这类人群不适合使用，否则容易酿成事故。

对于该类患者的咳嗽，在积极治疗病因的同时，可予以相应的镇咳药物，以避免咳嗽带来的工作影响，多选用中成药镇咳药和化痰药物。

痰多、痰液黏稠的患者

笔者病房曾收治一个慢性支气管炎（简称慢支）加重的患者：刘先生，65岁，反复咳嗽、咳痰10余年。入院后给予常规的抗感染、化痰等治疗后仍不见好转，痰液黏稠，不易咳出。查房时无意中发现床头柜放着一瓶可待因口服溶液，原来是家属看到老人一直咳嗽故自行配药给他服用。事与愿违，家属的一片孝心却影响了这位慢支患者的病情恢复。可待因不适宜这种痰液较多和黏稠的患者，因为可待因抑制咳嗽反射，使痰液阻塞呼吸道，继发感染而病情反复。此外，可待因抑制支气管腺体分泌，可使痰液更为黏稠，难以咳出。因此，可待因适合无痰干咳及咳嗽剧烈、频繁的患者。

对于这类患者，应当以控制感染、祛痰药或黏液溶解剂治疗为主，尽量促进痰液排出，相信很多患者会很快康复。上面这位患者在停用可待因口服液并施予其他治疗后很快出院了。

复旦大学附属华山医院北院呼吸科　张有志

27 为什么总在夜间咳嗽

陈小姐最近有些郁闷,自从入秋以来,每到凌晨,咳嗽就像定时闹钟般如期而至,这种犹如打了鸡血般停都停不下来的咳嗽不仅时而引起她的呼吸困难,更严重影响了睡眠,每天顶着两个黑眼圈去办公室,可奇怪的是白天上班却不怎么咳嗽,偶尔经过吸烟区会咳几下,这种现象的出现令她想请假休息一下,老板对她的问题将信将疑,并告诫她年轻人应该吃苦耐劳等。于是属于低头族的陈小姐开始在网上寻求帮助,用尽了各种偏方,吃萝卜水、川贝炖梨,买了各种咳嗽药水、急支糖浆,甚至托朋友从香港带了号称非常有效的止咳药水,可就是不见效果。在夜间咳嗽连续2个月的折磨下,陈小姐终于下定决心来到一家社区医院进行检查,胸片和血常规都正常,于是诊断为"支气管炎",开了头孢菌素让她抗感染治疗,可是吃了几天仍不见好。第二次再去医院,在陈小姐的强烈要求下,静脉滴注阿奇霉素治疗,然而夜间的咳嗽似乎一点也没被控制。

很多慢性咳嗽的患者可能会从陈小姐经历中或多或少地找到自己的影子,咳嗽是内科门诊最常见的症状之一,确实会对不少人的生活质量带来影响,然而大部分去就诊的患者被带上一顶"支气管炎"的帽子而久治不愈,或者好一阵又来一阵,其实像陈小姐这样的情况属于慢性咳嗽,需要警惕咳嗽变异性支气管哮喘的可能性了。

咳嗽变异性支气管哮喘,是指以慢性咳嗽为主要或唯一临床表现的一种特殊类型哮喘。在支气管哮喘开始发病时,有5%~6%是以持续性咳嗽为主要症状的,多发生在夜间或凌晨,常为刺激性咳嗽,此时往往被误诊为支气管炎。咳嗽变异性哮喘发病原因复杂,既有内部因素如患者本身的遗传素质、免疫状态、精神心理状态、肥胖和性别等,也有环境因素如过敏原、吸烟、空气污染、职业性致敏物、感染、饮食、药物及运动等。咳嗽变异性哮喘的患者主要以长期顽固性干咳为主,伴随一定的过敏性疾病史,通常在运动、季节变化或上呼吸道感染后加重,容易晨起和夜间加重,夜间好发的原因未能完全阐明,可能的原因有激素水平的昼夜节律变化、神经张力的昼夜节律变化等,已有研究认为气道炎症在夜间加剧,可能是因为抗炎机制的昼夜节律变化。通常听诊没有什么特别,但是肺功能检查可以协助诊断。陈小姐最终通过在一家三级医院进行肺功能检测行支气管激发试验阳性最终明确诊断。

在诊断明确后,医生给予陈小姐应用了低剂量的糖皮质激素吸入控制症状及支气管扩张剂吸入缓解症状后,患者的夜间咳嗽变得越来越少并最终消失。

而之后陈小姐在随访中对自己的疾病有了进一步认识,知道了咳嗽变异性哮喘可能无法根治,且一部分会进展为典型的哮喘,但是经过长期恰当的治疗,绝大多数人可以获得有效控制;虽然做了过敏原测试都是阴性,但是对于常见诱因还是要学会识别和避免;同时学会了如何发现哮喘的先兆、症状、自我监测和自救;并且正确掌握吸入制剂的用法及理解缓解发作药和控制发作药的区别,了解到控制发作药无法迅速解除患者的症状,但是坚持使用有助于降低急性发作频率,因此更坚定了对药物的依从性。

上海交通大学附属第一人民医院呼吸科 张 旻

28 反复呼吸道感染的中医药防治

反复呼吸道感染原是儿科临床常见病,是指一年内上、下呼吸道感染次数频繁,超过了一定的范围。随着社会竞争压力的日趋加大,生活环境的不断恶化,加之不良的饮食习惯、运动量的不足,久而久之,亚健康状态的出现也日渐频繁。亚健康是一种临界状态,处于亚健康状态的人,会出现精力和适应力的下降,如不加以重视调整,就会进一步出现免疫功能的低下,发生反复的呼吸道感染等疾病。

反复呼吸道感染易感者除较健康人较多罹患呼吸道疾病外,往往还伴有精神焦虑、情绪低落、注意力分散、记忆减退、体虚力弱、不易入眠、多梦易醒、口舌溃疡、食欲不振、消化不良、便稀便秘、腹部饱胀,甚至出现胸痛、胸闷、耳鸣、心悸等表现。

要预防呼吸道的反复感染必须从生活细节做起。首先,规律起居,顺时而动:日常生活要有规律性,避免经常熬夜,保证充足的睡眠,提高睡眠的质量。更应做到顺应四时变化,特别在季节更替的时候要注意身体保健,饮食上宜慎重,应根据温度增减衣物。其次,饮食合理,适时进补:切记避免暴饮暴食、偏食、挑食,适当补充锌、硒等微量元素,此外还需预防接种、免疫等。

中医善于根据患者的不同体质特点,按辨证施治的原则进行个性化的治疗。本文将从以下几个方面进行具体的介绍。

中药治疗

反复呼吸道感染属于中医"虚证"范畴。

(1)气虚:其中最常见的就是肺脾气虚。由于禀赋不足或后天失调,导致肺脾两虚,肺气虚弱则表卫不固,脾胃虚弱则化源不足,五脏皆虚,故易受外邪侵袭。气虚则脏腑功能衰退,症状表现为头晕目眩、疲倦乏力、自汗、舌质淡胖或有齿痕、脉象无力。常用玉屏风散、补中益气汤等,达到益气健脾、固表止汗的作用。

(2)血虚:血虚则脏腑经脉失濡,表现为面苍唇淡、心悸失眠、手足发麻、舌质淡、脉象细而无力。可予四物汤、归脾汤等养血。

(3)阴虚:病机为阴虚内热,症状为午后发热、两颊发红、手足心热、虚烦发汗、少寐多梦、舌质红绛、苔少或无、脉象细数而无力。治疗可予六味地黄汤等化裁治之,以益肾填精、滋阴降火。

（4）阳虚：其病机为阳虚生外寒，症见面白唇淡、气短懒言、畏冷喜暖、手足厥冷、便溏久泻、舌淡胖、苔白滑、脉象沉迟而无力。可用金匮肾气丸、右归丸等加减，以达到温肾散寒之功效。

冬病夏治

所谓冬病夏治又称天灸，就是利用夏季治疗某些寒性疾病，能最大限度驱风祛寒，祛除体内沉痼，调整人体阴阳平衡，预防旧病复发或减轻其症状，并为秋冬储备阳气，令人体阳气充足至冬至时则不易被严寒所伤。比如反复上、下呼吸道的感染就属此范畴。

天灸疗法是极具中医特色的子午流注时间治疗学与特定中药物相结合在特定穴位专门治疗某些特定疾病的有效治疗方法。根据我国传统医学，在夏季治疗"冬病"，正值阳气旺盛的时节，能够更好地祛除体内长久存在的由寒邪引起的疾病。在三伏天以辛温祛寒、逐痰平喘、走窜通经药物在特定经络上治疗，以期达到驱除内伏寒邪的功效。通过天灸疗法有利于调整、调动和提高肺、脾、肾脏器的生理功能，提高机体的免疫和抗病能力，每年天灸贴药，对巩固治疗效果，增强机体功能和抗病非常有利。因此，冬病夏治已经广泛地应用于哮喘、慢性咳嗽、反复呼吸道感染及过敏性鼻炎等疾病，以预防其冬季复发并减轻病症。目前常用的方法有穴位敷贴、穴位注射、针刺、拔罐等。但值得注意的是具有阴虚火旺或痰热内盛体质的病患并不适于这种治疗方法。

化脓灸

也称为瘢痕灸，属于中医针灸直接灸的一种，可以提高机体的抵抗力，可用于体虚易感体质的调理及哮喘、痹证、慢性肠胃病、阳虚顽症的治疗。它是以5毫米左右的艾炷放置在体表某些穴位直接烧灼。一般每穴3～9壮，然后贴以膏药。该治疗方法有提高人体免疫力的功能，故也被称为"养生灸"，亦可称作瘢痕灸。

俗话说："若要安，三里常不干。"这句话的意思是如果想要身体安康，就要使足三里常常保持湿润的状态。那么，如何保持这种"不干"的状态呢？古人常采用的就是"化脓灸"，甚至民间有认为这样做的效果相当于每天进补一只老母鸡。

但是化脓灸初次使用会使患者皮肤有一定的损伤，表皮会出现瘢痕，很多人不愿接受这种治疗。而且每个患者的治疗需要 15～45 分钟的时间,而普通针灸只用几分钟就可以了,这些是导致"化脓灸"没有普及的原因。当然,造成这种现象也和很多患者不熟悉化脓灸的操作有关。流脓期间,注意皮肤表面的护理,应用消毒纱布包裹,严格消毒,防止感染。若有感染时,应按外科化脓感染常规处理。化脓灸后宜入室静卧,平心静气,尤忌大怒、大劳、大饥、大饱、受热、冒寒。化脓灸后,注意补充相应的营养,多进食蛋白质类食物,如鸡、鸭、鹅、鱼、豆制品、香菇、蘑菇等。一般四肢关节部、肌腱处、大血管附近、脐部、孕妇及经期女性的腰骶部及小腹部禁灸。过敏体质的患者应在灸前咨询医生,在施灸过程及灸后都应格外慎重。

食疗

中医认为饮食要合理,讲究春夏养阳、秋冬养阴。如秋冬是收获季节,故应防过劳苦,可适宜进食一些滋补品;而春夏天是耗费季节,为防阴虚,要补充充足水分及养阴之品。不同的配方需根据不同的体质特点,最好在医生的指导下选用。

山药八宝粥:怀山药、炙黄芪、党参、莲子、麦芽、茯苓、薏苡仁各 10 克,大枣(去核)5 枚,粳米 100 克,加水煮粥,去黄芪和党参的药渣,加砂糖少量。

温肺鸡汤糁:取鸡肉 250 克、猪肉 300 克,不能有肥油,切成块。取麦片 100 克、面粉 200 克备用。在鸡肉和猪肉中加肉桂 10 克、党参 20 克包在纱布内,再加清水 3 000 毫升煮汤,使肉熟烂。取出肉桂、党参,得汤 2 000 毫升左右。再把鸡肉和猪肉捞出,撕成丝状,备用。然后将麦片倒入煮好的汤内烧沸,并缓缓加入面粉,调成糊状,加盐适量。食用时可盛一碗糁,并加入适量撕碎的鸡肉和猪肉,淋上香油及醋少许。每天吃一次,每次吃一碗。常吃有预防反复呼吸道感染的良好作用。

玉屏汤:瘦猪肉 30～60 克,切成小碎粒状,放入油锅中爆一下。另以黄芪 15 克、白术 15 克、甘草 5 克煎汁,约 150 毫升,加入肉中煮汤,待肉熟加盐、味精少许,盛起即成,可作菜肴常吃。

黄精枣汤:黄精 6 克、红枣 20 克煮汤一碗。吃汤及枣,每日一碗,连续食用一段时间。

百合花生粥:百合干 20 克泡软,花生仁 30 克连皮煮熟,然后与糯米 60～80

克加水共同煮粥。忌用铁锅,以搪瓷锅或砂锅煮为佳。每日吃 1～2 小碗,连续食用一段时间。

萝卜粥:白萝卜 200 克(切小块),半夏 6 克,茯苓、白术、陈皮各 10 克,水煎 1 小时,取汁 1 000 毫升,加粳米 100 克,熬粥,白糖适量,每日 1 次。可健脾燥湿,下气化痰,消积宽中。

另外常吃一些健脾益气的蔬菜和食物,如芥菜、油菜、白萝卜、胡萝卜、南瓜、笋、山药、蘑菇、花生、芝麻、核桃、橄榄、大枣等,也能起到辅助的功效。

此外,中医还有诸如捏脊、刮痧、走罐等疗法也具有强身健体、增强免疫的功效,具体的选用还需根据患者特点因人制宜。

上海中医药大学附属龙华医院呼吸科　孙　朔

呼吸内科病房住院患者孙老伯 69 岁了，十余年来他反复咳嗽、咳痰且活动后气短，时重时轻。老伯说："这是年纪大，老毛病，越来越重，看不好了。天冷严重时去医院吊针会好些。"同病房的三十多岁的小李附和道："我们都是哮喘，不过我是闻到某些味道或感冒了要喘，到医院吊吊盐水就和正常人一样了。"

其实，老百姓认识中的"哮喘"只是一种症状，它可以是不同疾病的临床表现。孙老伯和小李的病看似一样，都是反复发生的咳嗽、咳痰及胸闷气喘，但他们患有不同的疾病。孙老伯的疾病早在 5 年前就已经明确诊断为慢性阻塞性肺疾病（简称慢阻肺或 COPD），小李的反复"哮喘"病史近 10 年。其他使患者反复秋冬季咳嗽、咳痰或胸闷、气促加重的慢性呼吸道疾病包括支气管扩张症、慢性支气管炎等。

查房医生告诉孙老伯和小李，如果你们平素规范治疗，这次就不会发病住院，并可以预防以后反反复复的发病就医，防止疾病造成的肺功能下降。孙老伯坦言，医生曾经给他开了吸入药物，告诉他每天用。孙老伯治疗几周后，感觉好多了，就自行停药了。小李呢，喘了去医院急诊吊针，不喘了就不治疗了。结果两位患者的病情都逐渐加重，表现为频繁发病，且症状越来越重，门急诊治疗数天不能缓解，严重影响生活和工作，必须住院治疗了。

慢性呼吸道疾病的共同特点是"不动声色"的杀手。① 疾病长期存在。② 缓解期患者可以像健康人一样无不适，或症状轻微，极易被忽视。③ 病情急性加重，某特定环境下，如接触过敏原、感冒或气候变化，尤其秋冬季，症状加重，主要表现为咳嗽、咳痰加重，或胸闷气促、喘息发作。④ 疾病早期，急性加重经短期治疗可以缓解，患者恢复"正常"。⑤ 如不规范治疗，病情缓慢地不断进展恶化，直至在"不知不觉"中严重影响生活工作，且治疗效果越来越差。因此，哮喘、慢性阻塞性肺疾病、支气管扩张症、慢性支气管炎等慢性呼吸道疾病是长期存在的慢性疾病，其后果严重。

哮喘和慢性阻塞性肺疾病等慢性呼吸道疾病尚不能根治，但是可以预防和治疗。在对疾病进行明确诊断后，参照各种疾病的诊疗指南，对患者进行个体化的治疗，不仅可以减轻症状，减少反复的急性发作，并且可以阻止病情发展，缓解肺功能下降，提高生活质量，降低病死率。但必须记住，慢性疾病的治疗是长期的。哮喘、慢性阻塞性肺疾病和支气管扩张等疾病的治疗必须坚持长达数月乃至数年的规范治疗。

尽管慢性阻塞性肺疾病和哮喘等是不同的气道疾病,但在治疗的某些方面有异曲同工之处,长期规范的药物吸入治疗对疾病控制有重要意义,与传统的口服药比较,具有疗效好、副作用小的优势。但是,我国吸入治疗的规范化程度仍需提高,不少患者不能按照医嘱坚持规则用药,症状好转后自行停药;有的患者错误地使用吸入装置;有的因考虑经济因素而停药或减少用药次数,从而影响了药物疗效,不能达到预期的治疗效果。另外,有的吸入药物里含有少量激素,患者因为害怕激素的副作用而不敢用激素或自行减药,甚至看病时谎称已经遵照医嘱用药,以至于剂量不足,疗程不够,病情不能得到有效控制,长此以往,使患者和医师均失去信心。其实,激素并不可怕。关键是应用要科学、合理,激素虽然是长期应用,但是,治疗哮喘的激素主要是局部吸入为主,剂量少,全身副作用非常小。吸入治疗用的剂量,我们用微克作单位,口服和静脉是用毫克为单位,相差 1 000 倍,因此还是很安全的。激素主要的副作用是局部的声音嘶哑、咽喉不适、口腔内诱发白念珠菌生长等,通过用药后彻底漱口等方法,可避免和减少其不良反应。副作用与疾病对人们的身体、生活的影响相比较而言是微不足道的,不应对此有过多的顾虑。

上文提到的两位患者在我们的反复宣教和指导吸入技巧后,坚持规范吸入药物,1 年来没有再次急性加重。门诊随访时孙老伯高兴地提到他又能下地种葡萄了,小李再也不用提心吊胆害怕不期而至的呼吸困难了。

秋冬季是慢性呼吸道疾病急性加重的好发季节,希望患者因咳嗽、咳痰或胸闷、气促、喘息就诊后,即使症状很快得到缓解,也应该主动到呼吸专科门诊,诊断是否存在慢性呼吸道疾病,并在医生指导下进行长期的、适当的、个体化的治疗,防患于未然,最大限度地减少疾病造成的痛苦。

患者对于哮喘和慢性阻塞性肺疾病长期治疗的认识需要临床医生、基层医院、社区医生、药剂师、媒体的共同健康教育,使患者认识到慢性阻塞性肺病和哮喘这两个不动声色、突然出击的"杀手"其实同高血压、糖尿病一样是慢性疾病,也需要长期规范用药,预防急性加重。只要根据医嘱,长期规范用药,掌握正确吸入方法,就能安然度过以后的每个四季。

国内外最新的哮喘指南指出,尽管哮喘尚不能根治,但通过有效的管理,可以实现哮喘控制。引起哮喘的根源主要是支气管中长期存在的非特异性炎症,这种炎症不是由细菌或病毒感染引起的。在治疗过程中,患者与家属往往只注重症状的变化，而忽略了这种非特异性炎症持续存在，症状一缓解便自行停止治疗，结果导致病情反复发作。哮喘患者持续控制潜在的气道非特异性炎症，达到哮喘的完全控制，提高生活质量。

慢性阻塞性肺疾病称得上是最为"不动声色"的杀手。患者往往将反复咳嗽、咳痰、气急等主要症状误认为是抽烟咳嗽、上了年纪或普通感冒所致，常不予重视，导致症状反复发生、急性加重，病情不断进展恶化。和哮喘一样，其也是可防可治的。患者应该戒烟，并在急性期治疗好转后，需配合医生接受终身持续的规范治疗。

上海交通大学医学院附属瑞金医院北院呼吸科　陈　聆　程齐俭

30 咳嗽大于2周，谨防肺结核病

呼吸科门诊常常有一些反复咳嗽数周甚至数月的中青年患者，拍胸片发现肺部浸润影，痰中找到抗酸杆菌，确诊为肺结核。他们有的伴有低热、乏力、夜间盗汗或胃纳减退，有的只是咳嗽而没有其他症状。部分患者因为忽视咳嗽而未就诊，直至出现胸闷气促或极度虚弱，往往耽误了早期彻底治疗的时机，导致肺内不可逆的损伤，直至影响呼吸功能或危及生命。此时患者及家属往往追悔莫及，因为只要及时规范治疗，肺结核病是完全可以治愈的。

结核病是人类最古老的传染病之一，但时至今日其仍是传染病中的主要杀手。我国是结核病发病率最高的国家之一，给家庭、社会造成沉重负担。结核病，不仅是一个关乎健康的卫生问题，更是经济问题和社会问题。

呼吸道吸入是结核的主要感染途径。感染者是否发病与感染的菌量有关，更取决于人体对结核杆菌的抵抗力。当机体抵抗力正常时，机体的免疫力可以将入侵的结核杆菌消灭，没有任何症状，不会发生肺结核，而当机体抵抗力下降时，入侵的结核杆菌就能"长驱直入"导致发病。一般来说，下列5类人容易得肺结核病：妊娠或分娩后妇女、老年人等抵抗力较弱的人群；罹患糖尿病、矽肺、艾滋病等疾病者；接受血液透析或长期激素、免疫抑制剂治疗的患者；长期处于过度紧张、过度疲劳状态者，如学生、处于高工作压力下的白领；与结核病患者密切接触者。

典型的肺结核患者常有慢性咳嗽咳痰、咯血或痰中带血，其他表现可有胸闷、胸痛、低热、盗汗、乏力、贫血、食欲减退及体重减轻。但多数患者早期可没有症状或症状轻微，不易引起重视，常被认为是"感冒""咽炎""气管炎"而耽误诊治。因此对于迁延不愈的慢性咳嗽或不明原因的上述症状者应及时到医院就诊。先进行胸部摄片检查，对胸片异常者再进行痰涂片找抗酸杆菌及痰结核菌培养。痰的标本以晨起漱口后咳出为佳。痰结核菌涂片检查方便易行，出结果快，是目前诊断肺结核的可靠方法，阳性说明痰中查到了结核菌，可以协助确诊为肺结核。增加痰液检查次数可提高阳性机会。高度怀疑结核病而无痰或痰涂片阴性者，需要行纤维支气管镜检查，在镜检下获得肺内深部标本，大大提高肺结核诊断率。

需要注意的是，有一种特殊类型结核，即支气管结核，胸片可无异常表现。此类患者多数咳嗽（大于2周）、咯痰不多，有时可呈刺激性干咳，并可出现胸闷，体检时可发现局限性吸气相干啰音。对于有类似表现的患者，应及时就诊于专科医院,在排除哮喘等疾病后,需考虑支气管结核的可能,进行积极痰检及纤维支气管镜检查,以明确诊断及时治疗。

因此,对于持续咳嗽 2 周以上的患者,尤其是容易得肺结核的人群,须高度警惕肺结核病,积极采取相关检查,排查结核,做到肺结核早期诊断、早期治疗,这才是对自己、对家庭、对社会负责的态度。

上海交通大学医学院附属瑞金医院呼吸科　陈　聆　程齐俭　万欢英

31 秋季咳嗽

咳嗽是秋季的常见病症,也是人体的一种保护性措施,对机体是有益的,当呼吸道黏膜受到异物、炎症、分泌物或过敏性因素等刺激时,即反射性地引起咳嗽,有助于排除自外界侵入呼吸道的异物或分泌物,消除呼吸道刺激因子。

咳嗽的病因

咳嗽的形成和反复发病,常是许多复杂因素综合作用的结果。多种疾病易诱发咳嗽,常见的有:

(1)上呼吸道感染:俗称感冒,是由于病毒经过鼻腔和咽喉进入到人体,引起上呼吸道黏膜发炎。

(2)急慢性支气管炎:多由上呼吸道感染蔓延而来,发病较急,一开始多为干咳,随之逐渐出现咳嗽、咳痰等不适,严重时因呼吸困难而出现缺氧。

(3)肺炎:也多由上呼吸道感染或支气管炎而引起。一般会有发热、咳嗽,重症者还会出现气促、口唇发绀等急性呼吸衰竭现象。

(4)急性咽炎:当病毒或细菌通过咽喉部时,也会引起局部感染,引起咽部不适、咳嗽等症状。

(5)咳嗽变异性哮喘:是指以慢性咳嗽为主要或唯一临床表现的一种特殊类型哮喘。在哮喘发病早期阶段,有 $5\%\sim6\%$ 是以持续性咳嗽为主要症状的,多发生在夜间或凌晨,常为刺激性咳嗽,此时往往被误诊为支气管,它的病理生理改变与哮喘病一样,需要引起大家警惕。

关注咳嗽治疗中的错误做法

在众多病因作用下,患者咳嗽可以迁延不愈,未就医前,患者往往自行诊治,出现很多错误的做法。

(1)滥用抗生素:咳嗽最常见于感冒,而感冒的罪魁祸首多是病毒。抗生素类药物主要是针对细菌感染,对病毒无效。咳嗽时滥用抗生素非但改善不了症状,反而会促使细菌产生耐药性,当真正发生感染时,药物就有可能失去疗效。

(2)自选止咳中药的误区:不辨证选药;肆意加大剂量;错用沸水冲服;不注意使用期限;中西药同时服用等。

(3)不及时用药:很多人认为咳嗽不用治疗,扛一扛就过去了。其实,如果在咳嗽发生的起始得不到及时有效的治疗,很容易使咳嗽频繁发作,导致咽喉疼痛、声音嘶哑、胸痛等。对于感冒咳嗽，需要引起足够的重视，及时采用合理的药物治疗。

（4）不限制中枢性镇咳药的应用：如可待因等虽然镇咳效果较好，但长期使用容易成瘾，对药物产生依赖，停药后会出现烦躁不安、恶心和呕吐等心理和生理症状，不提倡频繁使用。

（5）过早应用止咳药：感染的早期，呼吸道内的病菌和痰液均可通过咳嗽被排出体外，这时就不宜使用镇咳药，否则会因咳嗽停止而将痰留在呼吸道内，使炎症扩散，而以化痰为主。

治疗咳嗽过程中同时要注意护理

俗话说："三分治，七分养。"对咳嗽的治疗，应加强饮食调护，注意食补养肺。可以适当进食一些养阴生津之品，如百合、蜂蜜、梨、莲子、银耳、葡萄，以及各种新鲜蔬菜等柔润食物，其中梨是首选养肺润燥、润肠通便、预防咳嗽的水果。建议多喝水。

此外，金橘也有很好的止咳作用，每天可食用 3 次，每次 5～6 颗，也有药效。少吃辛辣、油炸以及干燥的膨化食物。

上海市同仁医院呼吸科　陈　敏

32 咳嗽的72变

秋冬季节很多人有咳嗽困扰,总感觉是感冒没有好透。其实咳嗽的原因有很多种。正常情况下人的呼吸道内黏液腺只分泌少量黏液使呼吸道黏膜保持湿润,当各种致病因素使咽喉、气管、支气管及肺发生炎症时造成呼吸道黏膜充血、水肿、分泌物增多。黏液渗出物与进入呼吸道的尘埃及某些组织的坏死产物一起混合成为痰液。

对于轻度或偶尔的咳嗽排出痰液、异物后,或解除刺激后能自行缓解的,不需任何治疗。但导致咳嗽的原因很多,不仅要考虑到呼吸系统的疾病,而且肺外疾病亦可引起咳嗽。因此咳嗽的治疗首先应明确病因。呼吸道的疾病有上呼吸道病毒性感染、咽喉炎、慢性支气管炎、肺气肿、支气管哮喘、肺结核、肺炎肺脓疡、支气管肺癌、间质性肺炎等;肺外疾病有反流性食管炎、心血管疾病、高血压药物副作用、精神紧张等。咳嗽按时间分为急性咳嗽<3周,亚急性咳嗽3~8周,慢性咳嗽≥8周。急性咳嗽多为感冒、上呼吸道感染、支气管炎、肺炎、慢性阻塞性肺疾病急性加重或哮喘发作等。亚急性咳嗽多由哮喘、感冒后咳嗽、慢性支气管炎、胃食管反流等疾病造成。慢性咳嗽的病因多种多样,可同时由于几种疾病引起,多中心前瞻性研究显示32%~82%为单因素,18%~62%为多因素。它主要为咳嗽变异型哮喘(CVA)、鼻后滴流综合征(鼻炎/鼻窦炎)、嗜酸粒细胞性支气管炎(EB)、胃食管反流(GERC)、感冒后咳嗽、慢性支气管炎、结核、高血压药诱发咳嗽、心理性咳嗽等。

咳嗽变异性哮喘是一种特殊类型的哮喘。咳嗽是唯一临床表现,具有气道高反应性,治疗以应用支气管扩张剂或与激素联用为主。

鼻后滴流综合征由于鼻咽喉部的疾病引起鼻后和喉咽部有较多分泌物黏附,甚至反流入声门或气管导致咳嗽。由它引起的咳嗽主要以鼻炎的治疗为主,如抗组胺剂和减充血剂合剂,鼻吸入糖皮质激素,细菌性鼻窦炎应用抗生素等。

胃食管反流性引起的咳嗽多以直立位出现,而夜间咳嗽相对较少,患者可能伴有反酸等症状,做24小时食管pH监测Demeester积分增高可以诊断。治疗可给予制酸药和促胃动力药多潘立酮(吗丁啉)等。

感冒后咳嗽是感冒相关症状消失后的持续性咳嗽,胸部X线检查未见异常,肺功能正常,可以短期应用中枢镇咳药或抗过敏药物。

高血压药也会引起慢性咳嗽,主要是血管紧张素转换酶抑制剂(ACEI)诱导的咳嗽,占服用药物的10%~20%,停药后即可缓解,但再服还会复发。

　　总之,可引起咳嗽的原因多种多样,既有各种呼吸系统疾病引起的,还有一些是平时我们会忽略的原因,不同的咳嗽应给予不同的治疗,不能单纯地给予镇咳药或抗生素,而应及时找到病因,针对性治疗才能减轻咳嗽,不至于反复发作,影响我们的正常生活。

上海交通大学附属胸科医院呼吸内科　王韡旻

慢性阻塞性肺疾病

33 慢性阻塞性肺疾病的临床表现

　　说到慢性阻塞性肺疾病（chronic obstructive pulmonary disease，COPD），简称慢阻肺，大家可能并不熟悉，但慢性支气管炎，或者"老慢支"是大家比较熟悉的一个名词。什么是慢性支气管炎呢？就是患者有咳嗽、咳痰，或伴有喘息，每年发病持续3个月，连续2年或2年以上，并排除具有咳嗽、咳痰、喘息症状的其他疾病。当慢性支气管炎患者随着疾病的进展，肺功能下降，即为慢性阻塞性肺疾病。慢性支气管炎是导致慢性阻塞性肺疾病最常见的一种疾病，慢性阻塞性肺疾病的特征为不可逆气流受限，其标志性症状是气短或呼吸困难。

　　临床表现上，慢性阻塞性肺疾病通常缓慢起病，病程较长，咳嗽以晨间咳嗽为主，夜间有阵咳或排痰，痰一般为白色黏液和浆液泡沫痰，清晨排痰较多，急性发作期间痰量较多，可有脓性痰。病程初期，咳嗽可为间断性，以后每天均有咳嗽。部分患者也可表现为无痰的干咳。随着肺功能的下降，早期在劳力时出现气短，后逐渐加重，以致在日常活动甚至休息时也感气短。部分患者，特别是重度患者或急性加重时出现喘息、胸闷。当肺部病变影响到右心，出现肺心病、心力衰竭时，气促更明显，同时有心悸、食欲下降、腹胀、恶心、踝部或下肢水肿、少尿等。发生呼吸衰竭时，临床上有缺氧、二氧化碳（CO_2）潴留的表现。当二氧化碳分压（$PaCO_2$）超过60 mmHg或急剧上升时，可出现肺性脑病（即CO_2麻醉）的临床表现。肺性脑病是由慢性肺胸疾患伴有呼吸功能衰竭，出现缺氧、CO_2潴留而引起的精神神经症状。随CO_2的升高，患者可表现为先兴奋后抑制的症状。兴奋症状包括失眠、烦躁、躁动、夜间失眠而白天嗜睡（昼夜颠倒现象）。抑制症状包括淡漠、嗜睡、神志恍惚或不同程度的昏迷。患者可有肌肉抽动或语无伦次。重者出现癫痫样抽搐，对各种刺激无反应，可合并上消化道出血、弥漫性血管内凝血或休克。

　　慢性阻塞性肺疾病主要累及肺脏，但也可引起全身不良效应，如体重下降、营养不良和骨骼肌功能障碍。慢性阻塞性肺疾病患者发生心肌梗死、心绞痛、心律失常（如房颤）、骨质疏松、呼吸道感染、骨折、抑郁、糖尿病、睡眠障碍、贫血、青光眼、肺癌的危险性也增加。

　　正如诊断高血压必须测量血压一样，怀疑慢性阻塞性肺疾病时必须进行肺功能检查，根据肺功能结果来判断有无慢性阻塞性肺疾病及其严重程度，依此来制定治疗方案，使患者获得最大的治疗效果。

上海交通大学附属第六人民医院呼吸科　徐　凌

34 慢性阻塞性肺疾病的药物治疗

慢性阻塞性肺疾病病程可分为急性加重期与稳定期。稳定期指患者咳嗽、咳痰、气短等症状稳定或症状轻微。

稳定期的主要药物治疗

（1）支气管舒张剂：支气管舒张剂可松弛支气管平滑肌、扩张支气管、缓解气流受限，是控制慢性阻塞性肺疾病症状的主要治疗措施。主要的支气管舒张剂有 β_2 受体激动剂（如短效的沙丁胺醇，长效的沙美特罗和福莫特罗）、抗胆碱药（如短效的异丙托溴铵和长效的噻托溴铵）及甲基黄嘌呤类（如茶碱），根据药物的作用及患者的治疗反应选用。

（2）糖皮质激素：长期规律地吸入糖皮质激素较适用于 FEV1＜50％预计值并且有临床症状以及反复加重的慢性阻塞性肺疾病患者。这一治疗可减少急性加重频率，改善生活质量。联合吸入糖皮质激素和 β_2 受体激动剂，比各自单用效果好，目前已有布地奈德/福莫特罗、氟替卡松/沙美特罗两种联合制剂。对慢性阻塞性肺疾病患者不推荐长期口服糖皮质激素治疗。

（3）其他药物：祛痰药（黏液溶解剂）、抗氧化剂（N-乙酰半胱氨酸）、免疫调节剂、疫苗和中医治疗等都有不同的疗效。

急性加重期的药物治疗

（1）抗生素：当患者呼吸困难加重，咳嗽伴痰量增加、有脓性痰时，应根据患者所在地常见病原菌类型及药物敏感情况积极选用抗生素治疗。如给予 β 内酰胺类/β 内酰胺酶抑制剂、第二代头孢菌素、大环内酯类或喹诺酮类。如门诊可用阿莫西林/克拉维酸、头孢呋辛、左氧氟沙星、莫西沙星和加替沙星。住院患者应根据疾病严重程度和病原菌更积极地给予抗生素。

（2）支气管舒张药：药物同稳定期。有严重喘息症状者可给予较大剂量雾化吸入治疗，如应用沙丁胺醇、异丙托溴铵、沙丁胺醇加异丙托溴铵，通过小型雾化吸入器给患者吸入治疗以缓解症状。

（3）糖皮质激素：对需住院治疗的急性加重期患者可考虑口服泼尼松龙每日 30～40 毫克，也可静脉给予甲泼尼龙，连续 5～7 天。

（4）祛痰剂：慢性阻塞性肺疾病患者的重要症状之一就是咳嗽、咳痰。与通常感冒或其他呼吸系统所致咳痰不一样，慢性阻塞性肺疾病的痰液十分黏稠，不易咳出，即使咳出，也常常会黏在嘴边吐不断。在急性加重时常伴感染而出现黄脓痰，显得更加黏稠。目前认为盐酸氨溴索、L-乙酰半胱氨酸等祛痰药效果较好，在急性加重期症状较重的患者，前者可以增加剂量。镇咳药（如喷托维林、可待因）不同于祛痰止咳药，通过抑制咳嗽反射而达到止咳效果，在慢性阻塞性肺疾病患者如果应用不当，咳嗽被抑制，反而加重痰液滞留，导致症状恶化，所以慢性阻塞性肺疾病患者绝大多数情况下不应该使用镇咳药。

上海市宝山区中西医结合医院呼吸科　钱叶长

35 季节转换，守住呼吸道防线

——慢性阻塞性肺疾病的预防与治疗

秋冬季节转换时，是慢性阻塞性肺疾病的高复发期，每年的 11 月 15 日是世界慢性阻塞性肺疾病日。根据世界卫生组织的研究，按疾病死亡率对各类疾病进行排序统计，1990 年，慢性阻塞性肺疾病排在世界十大疾病"杀手"的第 6 位；到 2020 年，慢性阻塞性肺疾病在疾病"杀手"榜的位置可能跃至第 3 位，将仅次于缺血性心脏病和脑血管疾病。慢性阻塞性肺疾病已成为一个"不动声色"的杀手。

据最新统计，我国 40 岁以上人群中慢性阻塞性肺疾病的患病率为 8.2%，我国每年有 100 万人死于慢性阻塞性肺疾病，因其致残的人数每年高达 500 万～1 000 万。慢性阻塞性肺疾病已成为高社会负担和高危害性的疾病，应引起足够重视。

严加防范不动声色的杀手

在所有的呼吸道疾病中，慢性阻塞性肺疾病称得上是"不动声色"的杀手。早期可无明显症状，或仅出现咳嗽、咳痰等慢性支气管炎的症状。很多已经得了慢性阻塞性肺疾病的患者，对慢性咳嗽症状往往不予重视，并不知道自己已患该病，导致病情一再贻误，等到病情非常严重时才去诊治，此时患者的肺功能往往已经下降到正常人的一半。因此建议 40 岁以上的人群，应该每年至少做 1 次肺功能检查，特别是长期吸烟者，有慢性咳嗽、咳痰者以及活动后有呼吸困难者更应该要定期做肺功能检查，一旦确诊应及时进行治疗。

肺功能检测是无创性的，用力吹一口气就可得到结果。肺功能检测应该作为门诊常规的体检项目，它和测血压诊断高血压、测血糖查糖尿病的性质是一样的。

常见症状

慢性阻塞性肺疾病病情特点是呈进行性发展，早期只有咳嗽、咳痰症状，逐渐发生呼吸困难、活动受限、反复急性加重，最后导致心肺功能衰竭。

（1）咳嗽：慢性支气管炎患者表现为晨起时咳嗽，白天轻微，晚上睡前可有阵咳。轻者在气候变冷或突然变化时发病，气候转暖后减轻或消失，重者可全年咳嗽，冬春季加重。

（2）咳痰：以晨起时排痰较多，多为白色黏液或泡沫样，继发细菌感染时可出现黏液脓痰或黄痰,咳嗽剧烈时可引起支气管黏膜血管破裂,出现痰中带血丝。

(3) 气喘:剧烈咳嗽后可出现气喘。并发肺气肿时可出现不同程度的气急症状,起初为劳动或活动后气急,以后发展为动则气喘,生活自理受限。

(4) 肺气肿:早期体格检查时可无异常发现。急性发作期可听到干、湿啰音或哮鸣音,反复发作者常引起肺气肿。

发病机制与加重原因

慢性阻塞性肺疾病的反复发病与急性加重,是导致疾病进展的重要原因,急性发作时可见咳嗽、咳痰、气急加重,痰量增多,呈脓性或黏液脓性,可伴发热等症状。熟悉引发慢性阻塞性肺疾病的各类诱因,做到积极戒烟、改善生活环境、保持良好稳定的情绪,加强保健和自我监控,就能有效降低急性发作的频率和严重程度。

(1) 发病机制主要有以下几个方面。

1) 气道炎症:气道炎症是由于细菌、烟雾和其他有害颗粒的刺激发生的。在慢性炎症反复侵袭下,肺组织不断损伤,又不断修复,可引起气道壁结构破坏,肺泡弹性减弱,导致呼吸气流受限。

2) 氧化损伤:氧化损伤是引起气道炎症的重要机制,香烟烟雾和其他有害颗粒吸入能产生过多的氧化物,可对肺组织产生明显损害。

3) 炎症引起肺部的蛋白酶释放过多:蛋白酶可引起肺实质的破坏,产生肺气肿。

(2) 急性加重的原因可分为内因与外因。

1) 患者本身的原因:① 过度疲劳、精神紧张等。此时人体自主神经功能紊乱,抵抗力下降、免疫功能减退,从而诱发慢性阻塞性肺疾病加重。② 合并有其他疾病,控制不良。由于慢性阻塞性肺疾病多发于中老年人,而这类人群常易合并多种疾病,因此这也是导致慢性阻塞性肺疾病病情加重的常见因素。如糖尿病、冠心病、心功能减退等,需要加强防治。

2) 外部原因:① 细菌感染:感染是引起慢性阻塞性肺疾病急性加重的最常见的因素。50%~70%的急性加重是由于呼吸道感染所致。一般而言,院外的感染、轻中度患者的感染主要以流感嗜血杆菌、肺炎链球菌、卡他莫拉菌、病毒、肺炎支原体等感染为主。② 吸烟和空气污染:吸烟能够使得气道上皮细胞的纤毛功能发生障碍、降低局部抵抗力、削弱肺泡吞噬细胞灭菌作用;同时,烟雾或气体的化学刺激引起支气管痉挛,为细菌入侵创造条件。空气中的烟尘或二氧化硫等有害物明显增加时,慢性阻塞性肺疾病急性加重也显著增多。③ 寒冷、气候变化及受凉:寒冷和着凉可导致人体免疫力降低,诱发肺部炎症的加重。

基础治疗

慢性阻塞性肺疾病在慢性期或稳定期,需要进行基础治疗。许多患者不能坚持基础治疗,这是导致病情反复急性发作和加重的主要原因。为了减轻症状,阻止病情发展,缓解或阻止肺功能下降,以及提高生活质量,降低病死率,必须坚持慢性期的基础治疗。

(1) 抗生素:缓解期患者不需要应用抗生素,只对那些合并有细菌感染的患者给予抗生素治疗,病情较重者则需停止康复治疗而按照急性加重的治疗方案进行治疗。

(2) 应用支气管舒张剂:支气管舒张剂可松弛支气管平滑肌,扩张支气管,缓解气流受限,是控制喘息症状的主要治疗措施。短期按需用可缓解症状,长期规则应用可预防和减轻症状,增加运动耐量。稳定期药物治疗可用吸入疗法,不同类药物的联合应用较单一用药更为有效。常用的有以下几种支气管舒张剂:

1) β_2受体激动剂:① 短效药:沙丁胺醇、特布他林。为短效定量雾化吸入剂,数分钟内开始起效,15～30分钟达到高峰值,维持疗效4～5小时,每次剂量100～200微克(每次喷100微克),24小时不超过8～12喷。② 长效药:福美特罗。为长效定量吸入剂,作用持续12小时以上。每日2次可改善慢性阻塞性肺疾病患者健康状况。

2) 抗胆碱药:主要有异丙托溴铵气雾剂,开始作用比沙丁胺醇慢,但持续时间长,30～90分钟达最大效果。维持4～6小时,剂量为40～80微克(每喷20微克),每日3～4次。噻托溴铵是一种长效的抗胆碱药(干粉吸入剂),每天吸入一次,剂量为18微克。该药副作用小,可长期是使用。

3) 茶碱类药物:可解除气道平滑肌痉挛,应用广泛。缓释片剂量是每次200毫克,1日2次,早晚用100毫升温开水送服。

（3）吸入性糖皮质激素：具有非特异性抗炎作用,重度患者吸入糖皮质激素可以减少急性加重的次数。药物可选择丙酸倍氯米松（必可酮）、丙酸氟替卡松（辅舒酮）、布地奈德（普米克）。近年来在临床上主要使用的是吸入性糖皮质激素和长效 β_2 受体激动剂的复合制剂,疗效则更好。

（4）其他药物

1）化痰祛痰药：祛痰药物除了可以使痰液容易咳出之外,还能起到气道的抗炎修复作用。常用的有黏液分泌促进类药氯化铵及含安息香酊等中西复方药；黏痰溶解类的化痰药有氨溴索（沐舒坦）、乙酰半胱氨酸（痰易净）等；促进支气管黏膜纤毛运动类药有强力稀化黏素等。

2）抗氧化剂：如乙酰半胱氨酸,可降低疾病反复加重的次数。

3）疫苗：接种流感与肺炎球菌疫苗可减少患者反复加重的次数。

4）免疫调节剂：如口服细菌溶解物制剂（泛福舒）等药物。

（5）长期氧疗：伴有缺氧、二氧化碳潴留的重度慢性阻塞性肺疾病患者,建议进行家庭氧疗和呼吸机治疗,这样能减少患者急诊和住院次数。

（6）营养支持：患者应摄入高能量、高蛋白质的饮食,以保证理想的体重。

急性加重期的抗感染治疗

慢性阻塞性肺疾病急性加重表现为咳嗽、咳痰、气急加重,痰量增多,呈脓性或黏液脓性,可伴发热等症状,约 2/3 与细菌性感染有关。因此,抗感染治疗在急性加重期的治疗中占有重要地位。

（1）病情分型：临床上一般将慢性阻塞性肺疾病急性加重分为三型。1 型（重度）：同时具有呼吸困难、痰量增加和脓性痰；2 型（中度）：以上 3 个症状中至少出现 2 个；3 型（轻度）：3 个症状中至少出现 1 个。观察痰的颜色和性状是最好而且最简便的方法。与白色黏痰相比,黄、绿色脓性痰的出现提示与细菌感染有关,常需要抗生素治疗。

（2）抗生素的选择

1）轻中度：常见病原体为流感嗜血杆菌、肺炎链球菌及卡他莫拉菌等。常用抗生素为青霉素、β 内酰胺/β 内酰胺酶抑制剂（阿莫西林/克拉维酸）、大环内酯类（阿奇霉素、克拉霉素、罗红霉素等）、第一代或第二代头孢菌素（头孢呋辛、头孢丙烯、头孢克洛等）、喹诺酮类（左氧氟沙星、莫西沙星）。

2) 重度：常见病原体为流感嗜血杆菌、肺炎链球菌、卡他莫拉菌、肺炎克雷伯杆菌、大肠埃希菌等。常用抗生素为β内酰胺酶抑制剂、第二代头孢菌素、呼吸喹诺酮类、第三代头孢菌素(头孢曲松、头孢噻肟)等。

3) 重度伴有铜绿假单胞菌感染者：应用抗生素为第三代头孢菌素(头孢他啶)、头孢哌酮/舒巴坦、哌拉西林/他唑巴坦、亚胺培南/西司他丁、美罗培南等；也可联合氨基糖苷类、喹诺酮类(环丙沙星、左氧氟沙星)。

三级预防

慢性阻塞性肺疾病是一种缓慢进展的疾病,起病初期往往有咳嗽、咳痰症状,如能早期检出和及时干预,病情可得到减缓发展。三级预防是降低慢性阻塞性肺疾病发病率、因病致残率和病死率的重要措施。

(1) 一级预防：慢性阻塞性肺疾病的一级预防,是对致病因素采取必要的预防措施以降低发病率。戒烟是阻止慢性阻塞性肺疾病发生发展最有效的手段,可减慢肺功能的下降速率,防止肺气肿的发生发展。空气污染是慢性阻塞性肺疾病另一个重要的致病因素,空气污染严重的地区,慢性阻塞性肺疾病的发生率较其他地区增多。因此,中老年人应多到空气新鲜的地方活动,并养成良好的生活习惯,勤开门窗,安装换气设备,加强室内空气流通,改变做饭方式,减少室内油烟污染。

(2) 二级预防：二级预防指早期发现,早期进行干预治疗。有慢性支气管炎史、连续吸烟10年以上或吸烟指数达300(年数×支数)以上、有长期职业性暴露史的高危人群,要定期做肺功能检查,以早期发现肺功能指标的下降。并且一定要戒烟。

(3) 三级预防：对已经确诊的患者进行规范化治疗和康复,防止急性加重和产生并发症,保护残存的肺功能,改善活动能力,提高患者生存质量。主要措施如下。

1) 有咳嗽、咳痰和气促症状的慢性阻塞性肺疾病患者,可长期用一种以上的长效支气管舒张剂,如噻托溴铵、福莫特罗或口服茶碱；也可以长期吸入糖皮质激素加长效支气管舒张剂。长效支气管舒张剂能明显改善慢性阻塞性肺疾病患者的运动耐量和肺功能。祛痰药物除了可以使痰液容易咳出之外,还能起到气道的抗炎修复作用。

2)伴有缺氧、二氧化碳潴留的重度慢性阻塞性肺疾病患者,建议进行家庭氧疗和呼吸机治疗,这样能减少患者急诊和住院次数。

3)当咳嗽、咳痰和气促症状加重,伴有咳脓性痰、发热时,提示急性加重。可加用口服抗生素治疗5～7天,并及时去医院就诊。

4)适当的体能和呼吸肌锻炼,加强耐寒锻炼,预防呼吸道感染。

5)加强营养:慢性阻塞性肺疾病患者的营养不良是一个常见的问题,患者合并营养不良的发生率为30%～70%。测定血中淋巴细胞计数来评定机体免疫状态,可辅助判断机体的营养状况。营养不良的发生与患者免疫功能低下、反复发生肺部感染、呼吸肌乏力、肺功能低下密切相关。它会导致呼吸肌工作能力下降,使二氧化碳潴留加重。所以对这样的患者,营养支持很重要。

各种营养成分应合理搭配,要提高优质蛋白质的摄入,增加膳食中脂类的比例,适当减少碳水化合物量。碳水化合物过多,则二氧化碳生成量明显增加,加重呼吸肌负荷,可能诱发或加重高碳酸血症。如果胃口不好,采用少食多餐的办法,必要时加用助消化药物。

康复疗法

康复治疗十分重要。一是呼吸训练,可做缩唇呼吸,每日数次,每次5～10分钟,以避免快速浅表的呼吸,帮助克服急性呼吸困难;二是肌肉训练,加强四肢肌肉与呼吸肌锻炼(如腹式呼吸,每日2次,每次10～15分钟);三是物理治疗,物理治疗具有消炎、促进呼吸道分泌物排出和提高机体免疫力等多种功能。

上海交通大学医学院附属瑞金医院呼吸科　瞿介明

上海交通大学附属第一人民医院呼吸科　周　新

36 冬季寒冷对慢性阻塞性肺疾病患者的影响和对策

冬季寒冷、大风等气象变化对慢性阻塞性肺疾病患者的影响直接关系到患者能否安全过冬,甚至预后。把冬季寒冷天气对慢性阻塞性肺疾病患者的影响、避免急性加重的策略、帮助患者过冬的知识普及给家属与患者,对防患于未然具有很重要的意义。

冬季是慢性阻塞性肺疾病患者容易急性加重的季节,急性加重影响患者的生活质量,增加政府、家庭和患者的生活与经济负担,更为重要的是使肺功能恶化和死亡率增加。无论从慢性阻塞性肺疾病的近期还是远期管理目标考虑,预防和减少急性加重是十分重要的。

冬季频频南下的寒潮使日较差、日变差(即前后两天比较的温差或同天的温差)大于 10 度,对患者极为不利。那么,温度的变化是怎样影响我们的呢?

患者可能都有这样的体会:寒潮一来,先是咯痰困难,继而痰黄黏,气急加重,原来的治疗不能控制症状,轻者增加剂量和(或)用药品种,重则需要急诊求医,甚则住院抢救。这是由于突然降温,空气中阳离子增加,呼吸道不断受到乍寒乍暖的刺激,造成气道黏膜的充血水肿,腺体分泌增加,加之纤毛成束、倒伏,损害了气道的黏液清除系统,痰黏不易咳出,使得气道管腔狭窄。又因迷走神经兴奋,平滑肌收缩,气道阻力增加。寒冷还使局部分泌型免疫球蛋白分泌减少,吞噬细胞吞噬能力下降,呼吸道的防御功能减弱的结果为细菌繁殖提供了良好的条件,诱发感染。

面对降温,添加衣服固然需要,但是我们的患者仍然会抱怨,已经加了不少衣服了,还是受凉感冒。穿衣多了有时适得其反,因为衣服穿多了,容易出汗,反易感冒。添加衣服解决不了吸入空气的温度,气温下降 10℃正常人鼻黏膜温度下降 5℃,慢性阻塞性肺疾病患者可能下降 7℃。环境气温下降时人的鼻咽部温度一旦低至 32℃以下就为病毒提供了合适的生存与繁殖条件,低温使得鼻腔对病毒的灭活能力减弱,容易造成病毒感染。

病毒感染会损害气道黏膜,导致气道上皮下面的神经末梢裸露,神经末梢易受刺激而致气道平滑肌痉挛,气急加重。病毒感染还会继发细菌感染导致急性加重。一次急性加重的花费远远超过一年稳定期治疗的费用。不仅给社会、家庭增加了经济负担,更为重要的是急性加重会导致肺功能恶化,增加死亡率。所以,冬季保暖要全面周到,除了适时增减衣服外,还要注意吸入气的温度,适时使用空调提高室温是必要的。冬季室温调节在 17～22℃ 为宜,昼夜温差在

4～6℃。

冬季,患者注意防寒保暖的同时要主动地利用寒冷,加强寒冷适应,提高御寒能力。我可以从夏、秋季开始寒冷适应,如冷水洗脸、擦身,也可倒吸冷水至后鼻腔洗鼻,甚至冷水洗澡。必须遵照循序渐进、因人而异的原则。适当的、定期的户外活动也十分必需。耐寒锻炼可减少感冒和呼吸道感染。

同样,气压与风速也会对患者的病情产生影响。如果气压下降,患者吸入气氧浓度降低,患者的呼吸频率加快加深,增加了呼吸做功。及时吸氧,或者加强长期家庭氧疗能够减少患者的消耗。风速小,室内空气流动差,增加病毒进入体内的机会;相反风速大使得空气干燥,扬尘增加,吸入负荷增加,肺廓清能力降低。所以冬季室内风速控制在<0.3米/分为宜。

冬季易发雾霾天气,能见度差,空气中粒子PM 2.5累积,PM 2.5对呼吸系统有刺激作用、致敏作用,PM 2.5也是细菌、病毒和致癌物的载体,侵入人体肺部后,对人体健康的危害不应小嘘。这种天气要注意规避,减少外出。

寒冷冬季,增加了人们在室内逗留的时间,居室的容积、温度、湿度、气流、日照以及居室内的各种污染均与慢性阻塞性肺疾病有密切关系。我们已经认识室内空气清新对于安全过冬的重要性,也熟知勤通风、养植花草、使用空气清新设备等方法。我们还应知道,中国式的烹饪方式所产生的油烟增加了PM 2.5的来源,污染了室内的空气,要反对煎、炸、炒,这些烹饪方法不仅不产生刺激烟雾,还可湿化空气,提倡蒸、煮、炖、焖、熬。

寒冷冬季,密闭的居室应该限制室内吸烟。遗憾的是有不少人认为,开窗通风可以避免在室内吸烟造成的污染,其实不然。有实验证实,在一间17平方米、高2.6米的房间内吸一支烟后空气中立即测得的污染物的数值,如一氧化碳、可吸入颗粒物、甲醛、总挥发性有机物,在开窗30分钟后重复检测并不减少;如果门窗关闭,三小时也无减少。

冬季居室密闭,阴离子减少阳离子增多常常使人困乏。患者应注意开窗通风。开窗通风有许多好处,如调节温度;适宜的风速可以减少室内污染;开窗增加日照不但改善采光,而且提高室内温度;阳光中的紫外线还可以杀灭空气中的细菌和病毒。

如果能在室内养些花草,既能赏心悦目、陶冶情操,又能净化空气,一举两得。吊兰能吸收空气中的一氧化碳;天南星吸收乙烯;玉兰、蕙兰吸收二氧化碳、氯气、氟和二氧化硫;芦荟增加负离子,吸收二氧化碳释放氧气;片叶硕大的花草像滴水观音等能吸收多种有害气体。

了解寒冷对患者的影响,针对这些影响采取积极、有效和科学的应对措施无疑有助于预防慢性阻塞性肺疾病急性发作,进而改善患者预后,提高生命质量。

上海市杨浦区市东医院呼吸科　秦兴国

——认识慢性阻塞性肺疾病

慢性阻塞性肺疾病是一种重要的慢性呼吸系统常见疾病,其特征为持续存在的气流受限并呈进行性发展,由于其缓慢进行性发展,严重影响患者的劳动能力和生活质量,最终导致患者肺功能恶化、慢性呼吸衰竭、肺源性心脏病而危及生命。

在我国,慢性阻塞性肺疾病已成为城市第一大、农村第四大的致死性疾病,严重危害我国人民的健康和生命,其医疗费用和疾病相关的其他损失已成为巨大的社会和个人经济负担。而目前我国慢性阻塞性肺疾病的诊断率被严重低估,其受到的关注程度及早期诊断情况远远落后于高血压、糖尿病和冠心病等慢性病,目前真正被确诊的慢性阻塞性肺疾病患者只有 35% 左右,特别是一些病情较轻的患者,约 1/3 没有明显症状。很多患者因缺乏疾病知识,如老年患者常有气促症状,但当时并未引起重视,认为这是与年龄相关的问题,往往到病情十分严重时才就诊,所以被称为呼吸系统疾病中"最不动声色的杀手"。

慢性阻塞性肺疾病患者通常会出现以下临床表现:① 活动后气促或呼吸困难,是慢性阻塞性肺疾病的特征性、标志性症状,是使患者焦虑不安的主要原因,早期仅于劳力时出现,后逐渐加重,以致休息时也感气短。② 慢性咳嗽:通常为首发症状。初起咳嗽呈间歇性,早晨较重,以后早晚或整日均有咳嗽,但夜间咳嗽并不显著。少数病例咳嗽不伴咳痰,也有少数病例虽有明显气流受限但无咳嗽症状。③ 咳痰:通常咳少量白色黏液性痰,部分患者在清晨较多;合并感染时痰量增多,常有脓性痰。④ 喘息和胸闷:部分患者特别是重度患者有喘息;胸部紧闷感通常于劳力后发生,与呼吸费力、肋间肌等容性收缩有关。⑤ 部分晚期患者常有体重下降、食欲减退、精神抑郁和(或)焦虑等,合并感染时可咳血痰或咯血。如果老年人有慢性咳嗽、长期咳痰,特别是出现活动后气促或呼吸困难,就要提高警觉、尽早就诊。

慢性阻塞性肺疾病发病的中心环节是吸烟和其他有害气体或吸入颗粒刺激导致的慢性气道炎症,患者的小支气管由于慢性炎症造成黏膜肿胀、腺体增生、黏液增多、支气管扭曲塌陷,发生肺气肿时肺泡破坏、肺弹性降低,以上的病理现象导致临床症状出现。在所有可能的病因中,吸烟已被证实是与慢性阻塞性肺疾病发病最直接相关的独立危险因素,根据本科室资料统计显示,85% 新确诊的慢性阻塞性肺疾病患者有长期吸烟病史,如果患者戒烟时间越长,其临床症状越轻,出现慢性阻塞性肺疾病的时间越晚。其他病因包括职业性或环境有害物质接触史如较长期粉尘、烟雾、有害颗粒或有害气体接触史,甚至长期控制不良的严重哮喘患者。

肺功能检查是诊断慢性阻塞性肺疾病的金标准,对该病的严重度评价、疾病进展、预后及治疗反应等均有重要意义。除此之外,临床上还要通过胸部CT、心电图等辅助检查进行鉴别诊断,同时应对慢性阻塞性肺疾病患者进行全面评估,及早对疾病进行预防和控制。2013年世界卫生组织制定的慢性阻塞性肺疾病诊治指南(GOLD)指出只要有一次住院史的患者就是高风险患者。早期如果不及早治疗与预防很可能发生慢性阻塞性肺疾病急性加重,处理不好就会导致患者死亡率增加。

尽管慢性阻塞性肺疾病患者数多、死亡率高,但却是可以预防及治疗的。《GOLD指南》中慢性阻塞性肺疾病的管理目标包括两方面:近期目标是缓解症状,提高运动耐力,改善健康情况,预防和治疗急性加重;远期目标是防止并发症以及疾病的进一步发展,减少病死率。对于慢性阻塞性肺疾病患者最重要的是应该做好预防和管理。首先要减少危险因素接触史,避免吸烟,由于临床上发现不少患者成功戒烟若干年仍可以出现慢性阻塞性肺疾病,说明烟草对呼吸系统造成的危害持久而严重,因此为了预防慢性阻塞性肺疾病发生,我们要大力提倡主动不吸烟、吸烟者则要尽早戒烟;其次在稳定期要积极配合医生用药物进行干预,以减缓疾病的进展和预后。同时在冬春季节还可以接种流感疫苗、肺炎疫苗来增加机体的免疫力。如果患者出现:呼吸困难加重,痰量增多或黏脓痰,不易咳出;伴发热、精神或神志改变;活动能力变差等症状时,提示慢性阻塞性肺疾病急性加重,此时应及时到医院就诊或住院治疗。总之对于慢性阻塞性肺疾病患者要早干预、早预防、早诊断、早治疗。

上海长海医院呼吸科　　张景熙　李　强

38 慢性阻塞性肺疾病是可防可治的

慢性阻塞性肺疾病是一种具有气流受限特征的可以预防和治疗的疾病,气流受限不完全可逆、呈进行性发展,与肺部对香烟烟雾等有害气体或有害颗粒的异常炎症反应有关。慢性阻塞性肺疾病主要累及肺脏,但也可引起全身(或称肺外)的不良效应,如消瘦、食欲减退、焦虑等。全世界目前约有6亿人患慢性阻塞性肺疾病,平均每年约有270万人死于该病,它已成为仅次于脑血管病、心脏病、艾滋病的世界第四大致死原因。它是一类严重危害公众健康,却又经常被忽视的疾病。我国每年因慢性阻塞性肺疾病死亡100万,致残500万~1 000万,由于慢性阻塞性肺疾病早期症状不明显,且人们对其认识不足,疾病早期容易忽视、漏诊。典型慢性阻塞性肺疾病表现为慢性咳嗽、咳痰、气短和呼吸困难,长期发展会引起心肺功能不断下降、衰竭,最终导致死亡。

慢性阻塞性肺病的危险因素有:① 长期吸烟,包括被动吸烟的人群。② 吸入生物燃料如煤烟、柴火烟雾。③ 长期在大量烟尘中工作的人群。④ 空气污染,大气中的有害气体如二氧化硫、一氧化氮、氯气等损伤气道黏膜。⑤ 遗传因素如严重的 α_1 抗胰蛋白酶缺乏。⑥ 过敏以及婴幼儿期的反复下呼吸道感染等。

慢性阻塞性肺疾病的临床表现呈多样性,主要特征包括:长期咳嗽,咳痰,呼吸困难。"长期"是指:除外慢性咳嗽的其他已知原因(如结核、肿瘤、支气管哮喘、支气管扩张等),每年咳嗽、咳痰或喘息3个月以上,并反复发作连续2年以上。如果出现以下状态应该提防慢性阻塞性肺疾病可能:① 目前正在吸烟或曾经吸烟。② 经常出现咳嗽、咳痰。③ 在爬楼梯、提重物、快步走等日常活动时,比同龄人容易出现气急、气促或胸闷。④ 年龄在40岁以上。

慢性阻塞性肺疾病的诊断包括病史:如有无慢性咳嗽和咳痰的症状;是否存在发生慢性阻塞性肺疾病危险因素,如吸烟史和职业史等,然后进行体检并进行肺功能测试,这是确诊最常用的检查,医生通过此项检查了解患者的肺功能情况。此外,医生还会给患者做胸部 X 片和血气分析等检查,以排除其他心肺疾病。最终慢性阻塞性肺疾病的诊断需要依据肺功能检查,吸入支气管舒张剂后 FEV1/FVC<70%,结合典型病史可以做出诊断。

慢性阻塞性肺疾病的治疗首先应该避免吸烟等危险因素,做到早预防、早发现和早治疗,就会大大降低此病的发病率。通过治疗可以控制慢性阻塞性肺疾病发展的速度,防止它的恶化,改善生活质量和活动耐量。治疗方法如下。

(1)稳定期治疗:① 预防感染,减少慢性阻塞性肺疾病急性发作。② 长程氧疗(每天吸氧＞15小时)可确切地提高慢性阻塞性肺疾病患者的生活质量及存活率；切记要持续低流量吸氧(＜3升/分)。③ 支气管扩张药,以吸入长效支气管扩张剂为主,包括噻托溴铵、福莫特罗,中重度患者可在此基础上加用吸入糖皮质激素或吸入两者的复合制剂如沙美特罗/氟替卡松、福莫特罗/布地奈德；同时可按需吸入速效支气管扩张剂如万托林、爱全乐,也可用茶碱缓释片等口服支气管扩张剂有效改善症状。④ 祛痰药,如盐酸氨溴索、盐酸溴己新等。

(2) 急性加重期治疗：如果气急加重、痰量增多或咳嗽增多,痰由白色黏液或泡沫样变为黄色脓痰,提示慢性阻塞性肺疾病可能发生了急性加重,需积极治疗,防止出现呼吸衰竭,治疗包括使用强有力抗生素、强化支气管舒张剂、短期激素等支持疗法；出现慢性呼吸衰竭时应用无创通气技术纠正二氧化碳潴留,同时注意痰液引流。多数患者急性加重系感染引起,因此早期有效抗感染治疗至关重要。

慢性阻塞性肺疾病的预防与健康教育近年来得到很大重视,包括：① 减少危险因素如戒烟、科学烹调、改善厨房环境、保持室内空气湿化、少到公共场所、减少有害物质对呼吸道刺激及危害等。② 保持呼吸道卫生,具体方法有保持口腔清洁、有效排痰、体位引流等。③ 健康饮食。④ 运动指导：选择合适的锻炼方法和强度,循序渐进。⑤ 呼吸功能锻炼：腹式呼吸训练、缩唇呼吸训练、整体呼吸运动。

上海交通大学医学院附属仁济医院呼吸科　秦　慧

39 慢性阻塞性肺疾病患者生活调理

慢性阻塞性肺疾病就是人们常说的慢性支气管炎和肺气肿,是一种逐渐削弱患者呼吸功能的破坏性慢性肺部疾病,被称为是呼吸道疾病中最不动声色的"隐形杀手"。目前全球有 6 亿人患有慢性阻塞性肺疾病,患病率 4％～10％,已严重影响患者的劳动能力和生活质量。慢性阻塞性肺疾病进展到一定程度即产生低氧血症,随后出现呼吸衰竭,导致患者死亡,是目前第 4 位致死的常见病。慢性阻塞性肺疾病有极高的发病率、致残率及死亡率,而且其流行趋势及致死率目前仍在上升,因此,对慢性阻塞性肺疾病要做到早防、早治。

慢性阻塞性肺疾病的病因有很多,但吸烟是该病最直接、最主要的相关因素,据统计,吸烟者的慢性阻塞性肺疾病发病率为 35.5％,远高于不吸烟者的7.8％。值得重视的是,即使不吸烟,但经常吸入二手烟,同样会导致慢性阻塞性肺疾病发病。戒烟可使肺功能短期内明显升高,因此戒烟是最简单、最经济、最有效的预防和治疗该病的措施。大气中的一些粉尘和有害气体如二氧化硫、二氧化氮也可增加患病的危险性,另外,"生物燃料"的燃烧,如炒菜时产生的油烟、取暖时燃烧柴草和煤炭产生的各种污染物、汽车排放的尾气等都是慢性阻塞性肺疾病的致病原因,应尽量远离产生上述有害物质的环境。

慢性阻塞性肺疾病是全身性疾病,加之食欲不佳,患者通常比较瘦弱,因此在膳食平衡的基础上要适当增加营养的摄入以保证身体的需求。因碳水化合物补充过量可引起 CO_2 产生增多,加重通气负担;且慢性阻塞性肺疾病患者蛋白质分解代谢增强,故进食中蛋白质、脂肪及碳水化合物推荐比例分别为 15％～25％、25％～35％和 50％。蛋白质应优先考虑动物蛋白和豆类蛋白等优质蛋白;脂肪酸多选用含多不饱和脂肪酸丰富的鱼类食品。在调整饮食时还应注意微量元素的补充,如钙、锌、硒、维生素 A、维生素 B_1、维生素 C 等,应多吃水果、蔬菜、核桃、牛奶等。由于慢性阻塞性肺疾病患者食欲和消化吸收功能较差,应少食多餐。

活动能力和运动耐力下降是慢性阻塞性肺疾病的特征性表现。对该病患者来说,起居有常,不妄作劳,是养生法宝;作息有时、劳逸适度、保证睡眠等,有利于生命节律的正常运转,是防范发作的有效方法。患者要适度康复运动,同时与耐寒锻炼相结合,可有效增强体质,提高对外界气候变化的抵抗力,防止慢性阻塞性肺疾病发作。康复锻炼没有固定的形式和强度,轻度和中重度的慢性阻塞性肺疾病患者都是康复锻炼的适宜对象。康复锻炼一般要求每次持续 30 分钟左右,每周进行 3～5 次。运动锻炼包括全身运动、上肢和下肢锻炼、呼吸肌锻炼等内容;耐力训练的形式有步行、慢跑、蹬车、爬楼梯、游泳等,包括太极拳、气功等;力量训练包括举重物、阻力对抗等。缩唇呼吸和腹式呼吸等是简单易行的呼吸肌锻炼方法。运动锻炼需要适宜的运动强度,在运动锻炼的开始阶段可用运动心率为 60%～70% 目标心率即可;在运动的后期,可用呼吸困难的程度作为运动强度的替代指标,运动时出现气促,在停止运动后 8～10 分钟完全恢复平静则表示强度适宜。

慢性阻塞性肺疾病的治疗具有典型的阶梯性特征,是一个长期的过程,需要患者与医生长期的沟通与合作,不仅要治疗慢性阻塞性肺疾病急性加重,而且对于稳定期的患者要给予更正规、更有效、更系统的治疗。对于有高危因素的人,应该每半年做一次肺功能检查,如果发现肺功能在短期内迅速下降,就应该引起高度的重视,及时改变治疗方案,合理用药。

慢性阻塞性肺疾病是一个可防可治的疾病,让我们树立战胜它的信心,从生活的点滴做起,积极防治。

复旦大学附属中山医院青浦分院呼吸科　杜春玲

慢性阻塞性肺疾病患者的家庭管理是该病防治工作中重要的一环,而家庭管理则是最基本、最富亲情、最有效、最重要的管理。

慢性阻塞性肺疾病的家庭管理主体是家属与患者,医疗机构和医务人员需给予教育、指导与督导检查,内容要不断更新。比如冬季已至"立冬",过了"小雪""大雪",转眼就到"冬至"数九了,就要把寒冷天气对慢性阻塞性肺疾病患者的影响、避免急性加重的策略、帮助患者过冬的知识提早告知家属与患者,防患于未然。

密切观察病情动态变化,及时发现问题,及早就医是家庭管理的基本功。告知家属要勤于查看呼吸形式,善于发现患者的呼吸异常,及时评价喘息加重;观察发绀与否,辨别缺氧程度;要检查患者用药,从吸入药物装置上的读数或常用药的剩余数来检查和了解患者的依从性;要从细微处观察患者的变化来发现患者急性加重,如精神面貌、说话声响、食欲纳食、夜间咳嗽、尿量水肿、痰色黄白、痰量多少、咳痰难易等有无异常。有条件者不妨记日记,从中找出患者自身规律性的东西,内容可包括天气、温度、风速、室温、室内湿度、饮食(尤其是平素不常吃的食物)、医嘱用药、症状评分和氧疗方式、吸入气氧浓度、吸入时间等。

冬季更加要规范用药,提高用药和氧疗的依从性;合理饮食,增加营养;康复锻炼,适应寒冷。要经常与患者一起排查病情,对照病情变化来感知经过治疗和康复哪些方面改善了? 哪些方面进步了? 在管理中治疗,在治疗中提高患者的信心,在家里实现慢性阻塞性肺疾病管理目标。

上海市医学会呼吸病学分会慢阻肺学组　佚　名

41 规范治疗慢性阻塞性肺疾病，延年益寿

慢性阻塞性肺疾病稳定期治疗药物主要有四类：第一类为吸入性糖皮质激素如氟替卡松、布地奈德等；第二类为肾上腺素能 β_2 受体激动剂如沙丁胺醇、特布他林、福莫特罗、沙美特罗、茚达特罗等；第三类为胆碱能 M 受体阻断剂如噻托溴铵、异丙托溴铵等；第四类为茶碱类药物如氨茶碱、二羟丙茶碱（喘定）等。由于慢性阻塞性肺疾病发病机制复杂，较难用一种作用机制的药物来行使全部的功能，因此专家们主张采用不同机制的药物联合使用。用药方式首选吸入，吸入药物可直接到达气道和肺组织，用很少药量就能发挥治疗作用，副作用较全身用药少。另外需提醒您：慢性阻塞性肺疾病像高血压和糖尿病一样为慢性病，需长期坚持用药才能取得稳定的效果，切忌症状改善后自行停药，建议在医生指导下调整药物治疗方案。

慢性阻塞性肺疾病患者每年发生 0.5～3.5 次的急性加重。应对急性加重，患者需采用更积极的治疗方案。主要包括增加支气管扩张剂种类和剂量，口服或静脉给予二羟丙茶碱和糖皮质激素。过去认为激素副作用大，不到万不得已不能使用，现在认为短期（2 周以内）适量使用激素（如 30～40 毫克泼尼松口服、静脉或雾化吸入）可以改善症状和肺功能，缩短住院时间，延缓发生下一次急性加重的时间。有感染征象如黄脓痰或发热等患者需用抗生素。如果缺氧需要氧疗，推荐持续低流量吸氧。部分缓解期患者，特别是白天有明显高碳酸血症者家用无创呼吸机联合家庭氧疗可以减少急性加重次数，减少住院风险，延长生存期。

最后用 2013 年世界慢性阻塞性肺疾病日主题："祛病延年始于足下（It's Not Too Late）！"与患者朋友们共勉，该主题旨在强调任何时候都可以采取有效措施改善慢性阻塞性肺疾病患者的呼吸健康：对于气急患者，要求您的医生给您做个肺功能检查不会太晚；对于慢性阻塞性肺疾病患者，开始积极的生活不会太晚；对于医护人员，帮助您的患者呼吸更顺畅不会太晚。相信通过医患共同努力加上全社会的支持，慢性阻塞性肺疾病患者必能延年益寿，呼吸顺畅每一天。

复旦大学附属中山医院呼吸科　顾宇彤

42 吸入药物五细节

对于患有诸如"哮喘"之类的呼吸疾患的朋友,常常需要吸入药物来治疗。用这些吸入药物确实有许多好处:譬如直接吸入呼吸道,起的作用大,而副作用小,用起来也方便。但是好处归好处,要是在吸入药物过程中,不注意一些细节,这吸入药物的作用可要大打折扣,可能还会产生副作用。

根据吸入药物的器具不同,可以分成两大类。一类是定量气雾剂(MDI),这是一个密封的小瓶,里面有药物,并加了压缩气体,按小瓶底部,会喷出药物。另一类是干粉吸入器,是把药物装在吸入器具中,靠患者用力把药吸入肺中。根据器具不同,又分为都保、准纳器、HandiHaler等几种不同的类型。

今天我就说说使用这些吸入药物器具时,要注意的小细节。

用药之前先看看,瓶中药量剩多少

大多数吸入型药物,在药厂里已经把药物预先装在吸入药具里了。对于定量气雾剂,在用之前预摇一摇,感觉一下里面是不是有药物,同时也可起到混合药物的作用。而对于都保、准纳器,则在用之前需要注意药具上显示药量的标志。当提示药量不多时,您可去医院配一个新的备上。

若用干粉吸入器,吸药之前先加药

对于干粉吸入器,在吸入药物之前预先要加上一个剂量的药物。譬如都保、准纳器,虽然在药厂里已经把药物放在里面了,但是用之前需要完成规定动作,把一个剂量的药物加上。好比是弹匣里虽然有子弹,但是射击之前得拉枪栓上子弹,不过这可是老式步枪,上一次子弹才能发射一次。也就是说,每吸入一个剂量的药物前都得加上一个剂量的药物。而 HandiHale 里面没有预先加药,每次需把一个药丸放到里面,同时按一下按钮,将药丸刺破。

吸药之前深呼气,呼气别朝吸嘴呼

在吸入任何药物之前,将先做一个深呼气的动作。您得尽量把气呼出,让您的肺好腾出空间用来吸入药物。在这儿还有个小细节您得注意了,就是呼气时千万别对着药具的吸嘴呼气,这在干粉吸入器时尤为重要。因为在用都保、准纳器、HandiHale 时,都先要加上药,在器具中就有了药粉,如果对着吸嘴呼气就会把药粉吹了出来,而且潮湿的呼出气,会使药粉凝结,不易被吸出。这当然会影响疗效。

吸药用力深而长，吸完以后屏 10 秒

上一步，您把气呼完了，这一步就得吸了。用嘴唇包住吸嘴，然后用力吸气，尽量做到深而长。在使用定量气雾剂时需要同时按压储药罐，喷出药物，以供吸入。而干粉吸入器，因为之前已经加上药了，就不必再做其他的动作了，您只要用力吸药就行了。吸足了，您可别忙着呼气，最好屏上 10 秒钟，这样有利于药物的吸收。

吸完药后别吞咽，清水漱喉很重要

在吸入药物的时候，药物会不可避免地沉积在咽喉部，这部分药物若是被吃下去，时间长了就会产生副作用。同时沉积的药物也会对咽喉部产生损害。所以，吸完药以后不要吞咽，得用清水把喉咙漱干净。

如果大家注意了这些细节，用起吸入药物来就会更方便、药效更好！

上海市奉贤区中心医院呼吸科　刘宏炜

43 慢性阻塞性肺疾病患者康复锻炼

慢性阻塞性肺疾病目前已经是威胁健康的主要慢性呼吸道疾病，且随着大气污染的日益加重，其发病率、死亡率也逐步攀升，特别是在疾病中晚期肺结构和功能受损后会导致患者日常生活能力及生活质量严重下降，康复锻炼则是帮助这些患者改善活动能力、提高生活质量的主要治疗方法。而要开展康复锻炼，患者及其家属有必要了解正确的方法，方法如下。

（1）在进行康复锻炼前，患者有必要先到呼吸科进行肺结构和功能病情的评估，由专科医师给予疾病严重程度的分级，根据疾病分级由呼吸科与康复医学科相关医师共同为患者制定康复锻炼具体方案。

（2）康复锻炼有时间、场地选择，更有每次锻炼的运动量和强度要求，有条件的患者可到医院专门的康复锻炼场地进行，也可在家中因地制宜选择器材和场地，根据病情程度不同可选择不同锻炼方式，如站立呼吸调息的呼吸肌锻炼，6分钟或12分钟步行、爬梯或踏二阶梯的下肢肌锻炼，哑铃升举或弹力器等上肢肌锻炼。

（3）康复锻炼还必须与其他治疗方法相结合进行，基本的药物和氧疗要听从医师的安排，同时还要进行作业治疗即疾病状态下生活与活动习惯的适应性训练。

（4）患慢性阻塞性肺疾病的患者还必须树立一些正确的康复锻炼观念，康复锻炼只是疾病的治疗方法之一，并不能取代其他治疗，也不能收到改变肺功能和修复肺结构损坏的作用，运动量和运动强度也不是越大越好，时间太早或太晚特别是季节交换时锻炼也不是太好。

复旦大学附属华山医院呼吸科　金先桥

44 防治结合，减少慢性阻塞性肺疾病急性加重

慢性阻塞性肺疾病是一种病情呈进行性发展，反复急性加重的疾病。主要表现为咳嗽、咳痰和呼吸困难，并导致活动受限、生活质量下降，最后发生心肺功能衰竭。采取积极的防治措施可以有效地缓解患者症状，改善肺功能，减少发生急性加重，并提高运动耐力和生活质量。

如何预防急性加重

慢性阻塞性肺疾病急性加重的主要原因是由于呼吸道病毒或细菌感染，其次是空气污染、气候变化等因素所致。反复急性加重会使慢性阻塞性肺疾病的病情更加加重，预防和减少急性加重是防治慢性阻塞性肺疾病的目标之一。根据慢性阻塞性肺疾病患者病情严重程度的不同，采取的防治方法也有所区别，以下一些方法可以减少慢性阻塞性肺疾病的急性加重。

接种免疫疫苗功效大

对于经常急性加重甚至反复住院的慢性阻塞性肺疾病患者应该采取特异性或非特异性免疫治疗，每5年接种一次肺炎球菌疫苗、每年接种一次流感疫苗，接种后机体产生了相应的抗体，可以有效地避免和减少肺炎球菌肺炎和流行性病毒感冒的发生，尤其是在冬季前接种可以保护患者安全过冬，减少急性加重。接种免疫疫苗是一种安全、有疗效的好方法。

也可以每月口服一种免疫调节剂（多种细菌溶解产物）10天，连续3个月，能主动增强机体免疫力，有效减少呼吸道细菌感染。

要坚持长期的药物治疗

对于中、重度慢性阻塞性肺疾病患者应该长期吸入一种以上长效支气管扩张剂，如噻托溴铵、福莫特罗或口服茶碱。也可以长期吸入糖皮质激素加长效支气管扩张剂的复合制剂，如福莫特罗/布地耐德、沙美特罗/氟替卡松干粉吸入剂，或长期口服罗氟司特抗感染药物。对于有咳痰症状者可加用一种祛痰药物，祛痰药物除了可以使痰液容易咳出以外，还能起到气道的抗感染和修复作用。

康复治疗要重视

慢性阻塞性肺疾病患者要重视平时的康复治疗。多进行户外有氧运动锻

炼，如做操、散步、登楼、做腹式深呼吸等。伴有缺氧的重度慢性阻塞性肺疾病患者应在家庭进行氧气治疗。其他的预防措施还有平时增加营养，保持理想体重等，但是不建议长期服用保健品。

不要长期使用抗生素

稳定期的慢性阻塞性肺疾病患者不需要用抗生素治疗。当出现痰液增加、咳脓性痰、气促等急性加重症状时可用一种口服抗生素治疗，疗程一般为5～7天。有些慢性阻塞性肺疾病患者每次急性加重时都用同一种抗生素治疗，且用药时间很长，这是错误的使用方法，容易产生细菌耐药，降低抗菌疗效。反复发生慢性阻塞性肺疾病急性加重时应轮换使用不同种类的口服抗生素治疗，这样才能起到明显的疗效。

上海交通大学附属第一人民医院呼吸科　周　新

45 不容忽视的常见病"老慢支"

——早发现减危害

慢性阻塞性肺疾病俗称"老慢支",是一种常见的逐渐削弱患者呼吸功能的破坏性的肺部疾病。其主要特点是病程漫长,早期不容易引起注意,当患者出现气促、呼吸困难时已是中晚期。肺功能检查是呼吸系统疾病的主要检查手段,对于早期检出慢性阻塞性肺疾病,评估疾病的严重程度及预后,评定药物或其他治疗方法的疗效,评估患者对手术的耐受力或劳动强度耐受力及对危重患者的监护等方面有重要的意义。

肺功能检查是一种物理检查方法,对身体无任何损伤,无痛苦和不适。肺功能检查具有敏感度高、重复检测方便和患者易于接受等优点。与X线胸片、CT等检查相比,要确诊慢性阻塞性肺疾病必须进行肺功能检查。然而,在国内,目前仍存在对肺功能检查忽视的现象。在临床工作中,许多患者认为咳嗽咳痰不是病,没有去医院就诊的意识,更不清楚肺功能检查的意义;有些医护人员只注重症状、影像资料,忽视肺功能的检查,贸然下诊断,导致许多其他疾病引起的咳嗽患者被误诊为慢性阻塞性肺疾病,或者遗漏慢性阻塞性肺疾病诊断,患者得不到正确的治疗。因此,我们应该在一些慢性阻塞性肺疾病高危人群中推广肺功能定期筛查,早期发现慢性阻塞性肺疾病患者,给予早期诊断、早期治疗。

慢性阻塞性肺疾病的高发人群包括长期吸烟者,尤其是吸烟量多,吸烟年数长的40岁以上人群。吸烟者患慢性气管炎较不吸烟者高2~4倍,且与吸烟量和吸烟年限成正比例,据统计慢性阻塞性肺疾病患者中有70%～80%的人有吸烟史。患者往往有慢性咳嗽、咯痰和活动时呼吸困难。肺功能检查显示呼吸道阻塞,肺顺应性、通气功能和弥散功能降低及动脉血氧分压下降。即使年轻的无症状的吸烟者也有轻度肺功能减退。另外,有长期烟雾接触史者,如长期生活在大灶炊烟环境者,有职业有害气体接触史者;有儿时反复呼吸道感染史者;为早产、肺部先天性发育不良者等。上述人群是定期监控的对象,如果有症状必须尽早去医院进行肺功能和胸部影像学检查,明确诊断,得到及时治疗。正确及时的治疗可以减缓肺功能的下降速率,延缓疾病的进展,提高患者的运动耐力,提高生活质量。

复旦大学附属华东医院呼吸科　朱惠莉

慢性支气管炎简称慢支或老慢支,是指气管、支气管黏膜及其周围组织的慢性、非特异性炎症。慢支是严重危害人民健康的常见病和多发病,尤以老年人多见,50 岁以上者发病率高达 15％左右。患者长期反复咳嗽、咳痰、气喘,每年发作至少 3 个月,并持续 2 年或 2 年以上,且能排除其他心肺疾病之后,即可诊断为慢支。慢支持续发展成慢性阻塞性肺疾病,严重危害患者的生活质量和寿命。

慢支患者难免要与抗生素打交道,合理正确使用抗生素对患者至关重要。抗生素也就是通常说的抗菌药物,慢支患者在出现咳嗽加重、痰量增加、痰液变黄变脓或有发热时,考虑合并细菌感染致慢支急性加重,就应该使用抗生素了。抗生素种类繁多,常用药物有:红霉素、罗红霉素、阿奇霉素、青霉素类、头孢菌素类、克林霉素、环丙沙星、左氧氟沙星等。轻者可以口服用药,病情较重者需肌内注射或静脉滴注抗生素。抗生素是处方药,每种抗生素均有其应用范围和副作用,患者切不可自行盲目应用。以下几点是慢支患者使用抗生素的常见误区,应该避免。

(1)非感染性因素使用抗生素:有时慢支急性发作是由烟雾、刺激性气体、过敏、寒冷等非感染性因素引起,属于此种情况的一般不需使用抗生素。

(2)预防性使用抗生素:有的患者为防止慢支发作,用抗生素"预防",笔者曾遇见常年应用抗生素的慢支患者。实验表明,慢支患者预防性使用抗生素,并不能减少发作次数,但很易导致菌群失调和耐药性的产生,等到需要使用抗生素时再用则疗效不佳。而且,任何一种抗生素都有一定的毒性和副作用,尤其是对肝、肾等重要内脏的损害,可谓得不偿失。

(3)缓解期应用抗生素:慢支患者如果仅有少量白色痰液、轻微咳嗽并能保持 2 个月以上,说明进入慢支缓解期,此期不必使用抗生素。可以进行一些力所能及的身体锻炼,并调理饮食、预防感冒。也可以用一些提高机体免疫力的中西药物。

(4)随意应用、随意更换或随意停止抗生素:有的患者不管病情出现什么变化,随意使用自备的抗生素,无效时随便更换另外的药物,症状一旦减轻就停用,剂量和疗程极不规则,这样既产生耐药性,又易耽误病情,是十分有害的。

(5)大剂量疗效好:有的患者为了快速起效,擅自增加药量。不是所有药物的剂量和效应都是成正比的,相反,许多药物加量后毒副作用增加。况且,慢支患者多为老龄,都有不同程度的肝肾功能减退,抗生素的剂量不仅不能加大,而且应该适当减少。

总之,抗生素的应用应该十分小心谨慎,稍不注意,就会进入误区。慢支多为长期患病者,不能以为"久病成良医"而盲目使用抗生素。我们只有科学地认识抗生素,把握慢支和抗生素的特点,才能合理有效地应用抗生素这一武器为人类服务。

上海市徐汇区中心医院呼吸科　余荣环

47 慢性阻塞性肺疾病的外科治疗

慢性阻塞性肺疾病是一种严重危害人类健康的常见病、多发病,临床表现为进行性呼吸困难,晚期影响患者的生活质量,但单纯内科治疗效果不佳。随着对其病理生理认识的深入,肺大疱切除、肺移植(lung transplantation,LT)和肺减容术(lung volume reduction surgery,LVRS)三种术式经过了时间的考验,成为有严重呼吸困难的晚期慢性阻塞性肺疾病的外科治疗方法。

(1)肺大疱切除术:慢性阻塞性肺疾病伴肺大疱患者的肺储备功能处于边缘状态,内科综合治疗多无明显效果。国外专家认为肺大疱持续保守治疗不能有效防止复发,且该类气胸的复发率高,应积极手术治疗。慢性阻塞性肺疾病伴肺大疱被认为是弥漫性病变,当存在无功能的压迫周围组织的肺大疱,估计手术切除能够缓解呼吸困难或者小范围切除能改善肺功能者被认为有手术指征。因此,最大限度保存正常肺组织的肺大疱切除术是大疱性肺气肿的最佳治疗方式。肺大疱的切除可使慢性阻塞性肺疾病患者的咯血、感染、胸痛等症状减轻,还可使压缩的肺组织重新张开。大多数体积占据胸膜腔一半的巨型肺大疱即使无症状也应手术切除,而体积小者是否需手术则存在争议。通常,多发性肺大疱、非大疱区有严重肺气肿和有明显合并症的慢性阻塞性肺疾病患者,不宜采用肺大疱切除术。值得一提的是,术前胸部 CT 检查、动脉血气分析及全面评价呼吸功能对于决定是否手术是非常重要的。

(2)肺减容术(LVRS):Cooper 教授率先应用肺减容术治疗肺气肿。肺减容术切除了无功能或功能很少的肺组织,剩余的肺组织弹性回缩,增加了支气管壁的弹性回缩力,加强了呼吸肌的功能,使肺总量和残气量减少,改善通气血流比值和血流动力学。另外,术后吸气肌作用的恢复和神经机械耦合增加可导致过度膨胀的肺组织容积缩小和跨膈压增加。国外一项关于 1 200 名上叶肺气肿患者多中心临床试验研究,比较了采用肺减容术和内科治疗两种方法,随访 4.3 年后发现,肺减容术组患者的生存率及最大运动耐量明显优于内科治疗组。肺减容术主要用于桶状胸明显、肺过度充气;有明确靶区的不均质病变、肺功能明显破坏(20%<FEV1<35%预计值);日常活动明显受限;严格内科治疗失败且年龄60~70 岁的慢性阻塞性肺疾病患者。传统的肺减容术外科治疗创伤大、定位难、对肺功能要求高、术后并发症多、病死率高,应用受到限制。因此,国外有人提出通过气管镜,阻断肺气肿所在部位的肺组织气体进入,使病肺组织萎陷、纤维化,从而使健康肺组织膨胀空间加大,通气血流比改善,恢复肺的部分肺功

能,从而改善患者的症状。纤维支气管镜下肺减容术可能发展成为替代常规肺减容术的一种新的治疗晚期肺气肿肺病的方法。应用肺减容支架系统进行纤维支气管镜下肺减容是一种治疗严重肺气肿肺病安全、有效且操作简便的方法。

(3)肺移植术(LT):早期的肺移植仅用于肺纤维化,但随着对慢性阻塞性肺疾病了解的深入,肺气肿很快成为肺移植的主要适应证。选择单侧或双侧肺移植目前还有争议。总的来说,年轻或个体较大而供肺相对较小者,选择双侧肺移植,而个体较小的患者或供肺较大时,应选择单侧肺移植。对于选择合适的慢性阻塞性肺疾病晚期患者,肺移植术可改善生活质量,改善肺功能。慢性阻塞性肺疾病患者入选肺移植术的标准包括:肺过度充气、肺功能明显下降(FEV1<35%预计值)、日常活动明显受限,严格内科治疗失败;PaO_2<55~60 mmHg、$PaCO_2$>55 mmHg;继发性肺动脉高压。然而,肺移植供体的缺乏、技术要求高、花费大等因素限制了它的应用。

尽管肺大疱切除术、肺减容术和肺移植都是治疗肺气肿的外科方式,但应严格掌握手术的适应证和禁忌证,认真选择每一患者的最佳手术方式。肺大疱切除术,特别是胸腔镜肺大疱切除术,是有症状的巨大肺大疱和肺大疱引起反复气胸的首选术式。肺减容术的理想指征是过度气肿,非均质病变,FEV1>20%和正常的$PaCO_2$。而弥漫性病变、低FEV1、高碳酸血症、合并肺动脉高压则首选肺移植术。

同济大学附属上海市肺科医院呼吸科　高蓓兰

48 慢性阻塞性肺疾病与戒烟

慢性阻塞性肺疾病(chronic obstructive pulmonary disease,COPD)是呼吸系统疾病中的常见病和多发病,同时它也是可以预防和可以治疗的疾病。慢性阻塞性肺疾病的特征是持续存在的气流受限,并呈进行性发展,伴有气道和肺对有害颗粒或气体所致慢性炎症反应的增强。慢性阻塞性肺疾病患病率和病死率均很高,因肺功能进行性减退,严重影响患者的劳动力和生命质量。因此,早期诊断、早期治疗、早期预防是降低慢性阻塞性肺疾病急性加重和病死率的主要措施,同时患者的教育、管理是慢性阻塞性肺疾病防治工作中不可缺少的重要部分,应引起医务工作者足够的重视。

慢性阻塞性肺疾病主要累及肺脏,但也可引起全身(或称肺外)的不良效应。其标志性症状是气短或呼吸困难,最初仅在劳动、上楼或爬坡时有气促,休息后气促可以缓解。随着病变的发展,在平地活动时也可出现气促。随着疾病的发展,当肺功能严重受损时,患者在穿衣、吃饭等日常生活活动时即可发生气促,甚至在静息状态下也会感到胸闷气急。患者在受到细菌或病毒感染后往往会发生慢性阻塞性肺疾病的急性加重,表现为咳嗽、咳痰增加、胸闷、气促加剧,严重时可出现呼吸衰竭(表现为嗜睡或烦躁,日夜睡眠颠倒,甚至昏迷),甚至危及生命。除了上述症状外,慢性阻塞性肺疾病自身可有显著的肺外(系统)效应,导致合并疾病的出现。资料显示,65岁和以上人群有多达25%存在2种合并疾病,17%有3种。体重减轻、营养异常和骨骼肌功能不良是慢性阻塞性肺疾病广为认识的肺外效应,同时患者发生心肌梗死、心绞痛、骨质疏松、呼吸道感染、骨折、抑郁、糖尿病、睡眠障碍、贫血和青光眼的危险增加。

流行病学研究显示:慢性阻塞性肺疾病在世界范围内的发病率和死亡率都很高,经济和社会负担严重,并且持续增长;不同国家以及同一国家的不同人群慢性阻塞性肺疾病患病率、发病率和死亡率均不同,但总体上与吸烟率直接相关,木材和其他生物燃料燃烧所致的空气污染也是慢性阻塞性肺疾病的危险因素。在未来10年内,随着慢性阻塞性肺疾病危险因素暴露的持续增加、世界人口年龄结构的改变,其发病率和负担仍将增加。

目前可以明确吸烟是导致慢性阻塞性肺疾病最常见的危险因素。我国目前15～69岁的吸烟者3.5亿,占世界吸烟者总数的1/3。经人口普查数据标化,2002年我国人群吸烟率比1996年下降1.8%,男性和女性吸烟率分别下降3.1%和1.0%,但由于人口的增长及老龄化,吸烟人数仍较1996年增加3000万。全世界 13～15 岁的年轻人中吸烟者占 1/5；全世界每天有 80 000～100 000 儿童开始吸烟，其中半数在亚洲；50％的青少年吸烟者将持续吸烟达 15～20 年以上；西太平洋地区近 1/4 的年轻人死于吸烟。吸烟因导致黏液纤毛清除功能减退、气道炎症、气道结构破坏和蛋白酶生成增多而引起慢性阻塞性肺疾病，早期主要表现为小气道阻塞性损伤，随后累及大气道，表现为肺通气及小气道功能均下降。随年龄老化，组织退变，出现慢性阻塞性肺疾病的各种症状。

　　研究证实可以提高慢性阻塞性肺疾病患者生存率的干预措施之一是戒烟。香烟中的主要成分有尼古丁、焦油、亚硝胺、一氧化碳、放射性物质和其他有害及致癌物质。其中尼古丁是一种难闻、味苦、无色透明的油质液体，其挥发性强，空气中极易氧化成暗灰色，能迅速溶于水及乙醇，而且很容易通过口鼻支气管黏膜被机体吸收，也可由皮肤表面渗入吸收。尼古丁通过活化大脑腹侧核的尼古丁受体，促使伏状核多巴胺释放，导致短期与吸烟相关的奖赏及满足；多巴胺减少，引起烟草戒断症状中易怒和紧张，吸烟是为了释放更多的多巴胺以得到愉悦和平静。当尼古丁水平减少时，可出现戒断症状，它是生理和心理联合作用的结果，使戒烟变得困难。戒烟包括药物治疗和非药物治疗，前者有尼古丁相关产品和非尼古丁药物；后者有针刺疗法、厌恶性吸烟、催眠疗法、心理行为干预等。在尼古丁相关产品中，尼古丁替代治疗（NRT）、尼古丁受体拮抗剂、尼古丁疫苗是经循证医学证实的药物戒烟方法；非尼古丁药物，如抗抑郁药（盐酸安非他酮等）、抗焦虑药等，均有一定的疗效。当然，医生是协助人们戒烟的最合适的人，通过询问（ask）、建议（advise）、评估（assess）、协助（assist）、安排随访（arrange）的 5A 干预方法帮助人们戒烟和预防复吸，在戒烟过程中，提供教育和劝导，以求产生更大的说服力。

　　慢性阻塞性肺疾病已被称为"不动声色"的杀手，而戒烟是预防和防止其进展的有效方法。帮助慢性阻塞性肺疾病患者生活更长久、生活更美好，是所有医生希望为患者提供的效果。

上海交通大学医学院附属新华医院呼吸科　韩锋锋　郭雪君

49 慢性阻塞性肺疾病患者的自我康复治疗

病情处于缓解期的慢性阻塞性肺疾病患者,可以在家中进行自我康复治疗。康复治疗的目的在于防止病情反复加重和并发症,保持适当的肺功能,改善生活能力,提高患者的生活质量。患者是康复治疗的主角,医生可提供建议和指导。以下介绍康复治疗的主要内容和方法。

(1)了解疾病基本知识,保持乐观平和心态:临床上常见到一些患者,虽然病情很重,但心态平和,乐观自信;相反,另有一些患者则情绪悲观,烦躁易怒,甚至出现焦虑、抑郁等心理障碍。患者通过自学和医生宣教,认识到自己所患的是一种可防可治的疾病,对树立战胜疾病信心、保持心理健康非常重要。

(2)戒烟:可防止该病的发生和进展。

(3)家庭氧疗:长期氧疗可以纠正低氧血症;改善症状、生活质量和神经精神状态等。吸氧流量为1~2升/分,吸氧时间每天10~15小时。

(4)全身锻炼:如步行、爬楼梯、登山、蹬车、游泳、健身训练、广播操、呼吸操、太极拳、气功等不仅可以增加肌肉活动提高机体抵抗力,而且也可改善呼吸循环功能。具体选择什么样的锻炼方式,一定要因人而异。运动量大小应以舒适为度,循序渐进,避免过劳。锻炼时要留意天气变化,避免雨淋、受凉等。对于病情较重的患者,慢步行走,间断休息,可能是较好的选择。对于病情严重长期卧床患者,也要在床上进行适当肢体活动,以防肌肉萎缩。

(5)呼吸锻炼和呼吸肌功能锻炼:病情较重的慢性阻塞性肺病患者一般都存在呼吸肌萎缩、呼吸肌功能包括力量和耐力的下降。通过长期和循序渐进的锻炼,可提高呼吸肌功能,改善呼吸困难症状,预防呼吸衰竭和提高生活质量。这里介绍几种常用且简单有效的锻炼方法。

1)腹式呼吸:可锻炼呼吸肌力量和协调性。其要领是:① 体位:患者可取卧位、半卧位、坐位等各种体位。② 姿势:一只手放在腹部,另一只手放在胸部。③ 吸气时患者自觉地鼓起腹部,尽量用腹部肌肉推动放在腹部的手向前移动;呼气时放在腹部的手稍用力,帮助腹部恢复原位。放在胸部的手用于感受胸部起伏。④ 呼吸节律和频率:呼吸须按节律进行,吸与呼之比(即每次呼吸中吸气时间与呼气时间的比例)为1∶2或1∶3为宜。尽量每分钟呼吸7~8次。每日锻炼3次,每次10~15分钟。

2)缩唇呼吸:目的是防止小气道塌陷,尽量将肺内气体排出。方法:吸气时用鼻子,呼气时将嘴唇缩起成"吹口哨"状,从而施加一定的呼气阻力,呼气要慢而长,吸气和呼气比例可维持在 1：(2～4)。缩唇呼气和腹式呼吸可以联合应用,效果更好。

3) 快吸慢呼：通过鼻腔快速吸气,可有效锻炼吸气肌力量。通过缓慢呼气,可以尽量排出肺内气体,呼气时也可以采用缩唇呼吸。

4) 通过器械锻炼的方法：锻炼的原理很简单,用鼻夹夹鼻(也可以不用),口含器械进行呼吸,吸气、呼气时器械会提供一定的吸气阻力和(或)一定的呼气阻力,增加了吸气和呼气的难度,从而使呼吸肌得到锻炼,达到提高其力量和耐力的目的。器械提供呼吸阻力的方法最常用的有两种,一是通过调整器械呼吸孔直径大小或孔的开放数量的多少,很显然,呼吸孔直径越小,开放孔数目越少,提供的阻力就越大。二是通过弹簧阻力阀门提供阻力,阻力的大小由弹簧长度来决定。类似的锻炼装置国外很多,国内也有,可供患者选择。这些装置优点为小巧、便于携带,可随时锻炼;缺点在于患者用口直接呼吸室内空气,不洁净且易受冷空气刺激。我们最近研制了一种"水封式"呼吸肌训练器,该训练器由吸气室、呼气室、呼吸软管等组成,通过在吸气室和呼气室内加水以提供吸气阻力和呼气阻力,水面越高提供的阻力就越大。通过电加热装置或在吸气室加温水的方法,可使吸入气体在通过温水时得到温化、湿化和除尘,更符合下呼吸道生理要求,相当于增加了"人工鼻腔"功能。此外,该装置还具备支持吸氧下锻炼、定时、呼吸节拍器、加入挥发性药物治疗等功能。

(6) 上述全身锻炼和器械锻炼相结合的方法：研究表明,两者结合,相辅相成,患者获益更大。

(7) 咳嗽锻炼、耐寒锻炼：通过深吸气后用力咳嗽,可提高咳嗽力度和排痰效果。耐寒锻炼目的在于提高对冬季寒冷气候变化的适应能力,要因人而异,避免感冒。

(8) 注意饮食营养,生活规律,保证睡眠,防寒保暖等,也是患者自我康复的重要内容。

(9) 稳定期患者是否用药,应接受医生指导。

上海中医药大学附属龙华医院呼吸科　秦朝辉

50 慢性阻塞性肺疾病的中医预防及调护

慢性阻塞性肺疾病是一种常见的慢性呼吸系统疾病,临床呈缓慢起病、反复发作、逐渐进展的过程,最终导致死亡,其气道病变的不可逆性和治疗手段的局限性造成了本病不可避免的高病死率。因此预防慢性阻塞性肺疾病的发生和进展是控制疾病负担、降低死亡率的最有效方法。

慢性阻塞性肺疾病属于中医"喘证""肺胀"范畴,多因先天禀赋不足或久病咳喘,迁延失治,以致肺、脾、肾三脏气虚。正气亏虚,卫外不固,故易为外邪所侵,气虚推动无力,津液输布失常则痰浊内生、行血无力,以致瘀血阻络,痰浊、瘀血蕴结。每因外邪引动伏邪,气机壅塞,肺气上逆而致咳喘反复发作。

"治未病"是中医预防医学思想的高度概括,体现了中医在养生保健和防治疾病方面"防重于治"的特色。在"治未病"思想的指导下,针对本病的病因、病机及证候特点,采用中医综合疗法,预防慢性阻塞性肺疾病的发生和进展,可从以下方面着手。

注重养生,预防发病

戒烟防尘,固护卫气。研究显示,慢性阻塞性肺疾病发病率升高与近年来逐渐加重的吸烟、空气污染、粉尘吸入等因素有关。中医认为烟为辛热之魁,吸烟日久,耗气伤阴,炼液生痰。只有戒烟才能有效切断这一渐进性的病理过程。应切实做好禁烟和戒烟工作,反复宣传烟草的危害性,劝导吸烟者戒烟,同时限制公共场所吸烟,保证不吸烟者免受被动吸烟之苦。近年研究证实针灸戒烟可取得一定效果,方法包括耳针、体针两种。常用穴位耳穴为肺、胃、口、神门、交感等,体穴有足三里、三阴交、列缺、合谷、百会等。对于从事煤矿、开凿矿石、隧道建筑、金属加工、造纸、棉纺、水泥制造等工作的人员,均应采取相应的措施保证通风换气,加强职业防护。

起居有常,减少外感

反复呼吸道感染是慢性阻塞性肺疾病发生的另一明确病因。肺为华盖,主一身之表,易感外邪,反复外感则肺气之虚日甚。故应顺应四时季节气候变化,适时增减衣物,起居有常,劳作适度,避免受邪,尤其冬春等季时可采取相应措施加强预防,避免到人群密集且通风不良的公共场所逗留,同时根据个人体质,或以板蓝根、大青叶等祛邪解毒,或以人参、黄芪之类扶正固表。此外,中药外用

（药枕、香熏、熏蒸）、艾灸足三里及按摩迎香、涌泉、肾俞穴等方法可以有效地预防感冒，可根据情况选用。加强锻炼也是固护正气、提高御邪能力的重要措施。无论八段锦、太极拳、气功，还是慢跑、登山、游泳等，只要持之以恒，均是有效的防病方法。对于高龄、体弱、久病、平素易外感者亦可考虑接种肺炎球菌疫苗和流感疫苗等。

及时发现，早期处理

慢性阻塞性肺疾病患者出现临床症状之前的相当长一段时间内（20～30年）几乎无自觉症状，或病情轻浅，且进展十分缓慢，此时及时发现疾病的征兆，早期处理，病情尚可逆转。因此，对具有长期吸烟、大量粉尘吸入、反复呼吸道感染等危险因素的人群应定期进行肺功能普查，一旦检出气道病变尽早采取干预措施。本阶段的中医辨证多属痰浊蕴肺，故在进一步加强前阶段预防措施的基础上，强调宣肺化痰，可采取中药口服、针灸等方法。

已病早治，延缓进展

已确诊为慢性阻塞性肺疾病者，需采取较长时间、多种手段的综合治疗方案，改善症状，祛除伏邪，顾护正气，增强抗病能力，防止反复发作，延缓病情进展，提高生命质量。具体方法包括以下几种。

（1）饮食干预：慢性阻塞性肺疾病患者肺、脾、肾三脏俱虚，失于运化，日久则水谷精微化源不足，故饮食宜清淡、易消化，同时富含营养；避免过度饱食，忌生冷、辛辣、肥甘。从现代医学角度看，营养支持也是慢性阻塞性肺疾病治疗的重要环节，强调高蛋白质、高脂肪、低碳水化合物、易消化，避免过量二氧化碳产生，减轻胃肠道负担等。同时，一些食疗的方法亦有助于补肺健脾化痰，如百合薏苡仁粥等，可配合使用。

（2）康复锻炼：慢性阻塞性肺疾病患者活动能力进行性下降，中医理论认为久坐久卧加重正气耗损，因此适度的运动有利于病情康复，包括慢走、踏车等全身运动和腹式呼吸、缩唇呼吸等呼吸训练。应根据病情制定个体化、有针对性的锻炼方案，循序渐进，注意避免过度劳累。

（3）长程家庭氧疗：坚持长期低流量吸氧、每天＞15小时可以有效改善因缺氧造成的脏器损害、提高运动耐力、延缓肺功能恶化，是已经临床研究证实的有效治疗手段。

(4) 冬病夏治：本病呈现急性加重期与稳定期交替出现的规律，由于脾肾阳气虚弱，不能运化水湿，痰饮久伏，因此具有秋冬重、春夏轻的特点。根据《内经》"春夏养阳，秋冬养阴"理论指导，在夏季补肺健脾温肾以扶助正气，祛痰化饮以清除伏邪，可以收到事半功倍的效果。可取肺俞、脾俞、肾俞、定喘等穴，以半夏、细辛、干姜、白芥子、生姜等药制成药饼，于三伏天气候炎热之时进行穴位贴敷，或口服苓桂术甘汤、金匮肾气丸类补肺健脾益肾之剂，均可获效。

(5) 稳定期中药辨证治疗：在慢性阻塞性肺疾病进入稳定期时，坚持应用中药辨证治疗是更为积极有效的治疗方法，应以补肺健脾益肾、扶正固本为主，兼活血化痰以清余邪。在临床工作中应用益气活血化痰法治疗本病，通过改善肺功能、纠正低氧血症、降低血液黏稠度、提高免疫功能等方面作用，达到预防反复感染、减少急性发作次数的目的，已经取得了满意的疗效。

(6) 针灸治疗：以肺俞、定喘、脾俞、肾俞、膈俞、曲池、丰隆、足三里、天突、膻中等穴位为主，可行针刺、艾灸、穴位注射、推拿点穴等方法，疏通经络，调理脏腑，补虚泻实。

上海中医药大学附属龙华医院呼吸科　张晔敏

51 慢性阻塞性肺疾病
——"不动声色"的杀手

慢性阻塞性肺疾病是呼吸系统疾病中的常见病和多发病,是对出现呼气时呼出气流受限的慢性支气管炎和肺气肿的总称。该病是由于呼吸道长期暴露于有害气体和(或)有害颗粒,导致气道慢性炎症,而后者引起气道管腔狭窄、分泌物增多等,使呼吸时气流受阻、肺功能逐渐减退,从而使患者的劳动力和生活质量受到严重影响。慢性阻塞性肺疾病的患病率和死亡率均很高。在美国,慢性阻塞性肺疾病居死亡原因的第四位,仅次于心脏病、肿瘤和脑血管病。该病长期以来一直被认为是"老人病",但据2006年国内首个关注慢性阻塞性肺疾病患者生活质量和疾病负担的大型研究显示,该病已呈现低龄化现象,患者最低年龄仅为37岁。据世界卫生组织(WHO)统计,在世界疾病"杀手"排行榜上,1990年慢性阻塞性肺疾病名列第六,预计在2020年将上升至第三位。慢性阻塞性肺疾病的疾病负担很重,据调查我国城镇慢性阻塞性肺疾病患者年人均直接医疗费用约为11 700元。因而,慢性阻塞性肺疾病应引起大家足够的重视。

病因和表现

慢性阻塞性肺疾病的病因很多,最主要的因素为吸烟(包括被动吸烟),其他引发该病的危险因素还包括环境污染、职业性粉尘和有害化学物质的接触、气候骤变、衰老与遗传等。吸烟者中有15%～20%的人最终患上慢性阻塞性肺疾病,而我国的烟民大约有3.5亿,占世界吸烟者总数的1/3;全世界13～15岁的年轻人中吸烟者占1/5;全世界每天有80 000～100 000名儿童开始吸烟,其中半数在亚洲。由此可见慢性阻塞性肺疾病的防治工作任重而道远。

慢性阻塞性肺疾病的标志性症状是气短或呼吸困难,最初仅在劳动、上楼或爬坡时有气促,休息后气促可以缓解。但随着病变的发展,在平地活动时也可出现气促。随着疾病的发展,当肺功能严重受损时,患者在穿衣、吃饭等日常生活活动时就会发生气促,甚至在静息状态下也会感到胸闷气急。患者在受到细菌或病毒感染后往往会发生慢性阻塞性肺疾病的急性加重,表现为咳嗽、咳痰增加,胸闷、气促加剧,严重时可出现呼吸衰竭(表现为嗜睡或烦躁,日夜睡眠颠倒,以至昏迷),甚至危及生命。除了上述症状外,慢性阻塞性肺疾病自身可有显著的肺外(系统)效应,导致合并疾病的出现。资料显示,65岁和以上人群有多达25%存在2种合并疾病,17%有3种。体重减轻、营养异常和骨骼肌功能不良是慢性阻塞性肺疾病广为认识的肺外效应,同时患者发生心肌梗死、心绞痛、骨质疏松、呼吸道感染、骨折、抑郁、糖尿病、睡眠障碍、贫血和青光眼的危险增加。

诊断

慢性阻塞性肺疾病早期可能没有症状，肺功能检查是诊断该病的金标准。对于一些高危人群，常规的肺功能检查非常必要。怎么知道自己可能患上了慢性阻塞性肺疾病呢？如以下五个问题，你三个回答"是"，就该当心自己患上了慢性阻塞性肺疾病，应该到医院去做肺功能检查。① 你抽烟吗？② 你年龄超过40岁了吗？③ 你经常咳嗽吗？④ 你经常有痰吗？⑤ 与同龄人相比，你是否更容易气短？当然，超过40岁的长期吸烟的男性，即使没有症状也最好每年去医院检查一次肺功能，以利于早期诊断。

预防和治疗

研究证实可以提高慢性阻塞性肺疾病患者生存率的干预措施之一是戒烟，戒烟是目前唯一有效的阻止慢性阻塞性肺疾病肺功能下降的办法。香烟中的主要成分有尼古丁、焦油、亚硝胺、一氧化碳、放射性物质和其他有害及致癌物质，其中尼古丁很容易通过口鼻支气管黏膜被机体吸收，也可由皮肤表面渗入吸收。当尼古丁水平减少时，可出现戒断症状，它是生理和心理联合作用的结果，使戒烟变得困难。戒烟包括药物治疗和非药物治疗，前者有尼古丁相关产品和非尼古丁药物；后者有针刺疗法、厌恶性吸烟、催眠疗法、心理行为干预等。在尼古丁相关产品中，尼古丁替代治疗（NRT）、尼古丁受体拮抗剂、尼古丁疫苗是经循证医学证实的药物戒烟方法；非尼古丁药物，如抗抑郁药（盐酸安非他酮等）、抗焦虑药等，均有一定的疗效。当然，医生是协助人们戒烟的最合适的人，除了帮助人们戒烟和预防复吸，在戒烟过程中，还可提供教育和劝导，以求产生更大的说服力。

此外根据慢性阻塞性肺疾病严重程度不同，采取不同的治疗方法。如对于轻度患者只需气促时临时用些平喘剂，对于中、重度患者可长期吸入一种或多种长效支气管扩张剂，如噻托溴铵、福莫特罗等，如果能显著地改善症状和肺功能可吸入糖皮质激素；对于反复病情加重者，可接种流感疫苗、口服免疫调节剂；如有呼吸衰竭可长期氧疗。

慢性阻塞性肺疾病作为慢性呼吸道疾病，定期的随访非常必要，有助于及时控制病情发展和积极防治。我们建议即便是稳定期的慢性阻塞性肺疾病患者，也应做到定期到门诊做常规的肺功能检查，通过测定肺功能情况来评估气道阻塞程度。倘若出现咳嗽、咳痰、气喘加重表现时，更应及时就诊，切莫有病自己扛或随意增大用药剂量。

康复

养生之道涉及很多方面，与慢性阻塞性肺疾病患者息息相关的包括改善环境、营养支持和康复锻炼。患者的居所要保持空气流通，避免吸烟和严重空气污染的环境，患者自己也应尽早戒烟。在日常饮食中，患者要注意营养均衡、平衡膳食，多补充蛋白质和维生素，并控制碳水化合物的摄入量。康复锻炼可起到增强体质、抵御呼吸道感染的作用。患者可选择适合自己的一些运动量不大的项目，例如散步、小跑、太极拳等，量力而行，逐渐增强运动耐力。简易的缩唇呼吸操是在深吸气后，嘴唇呈吹口哨状，缓慢呼气，可帮助患者增强肺功能。经常参加肺部康复讲座，了解慢性阻塞性肺疾病相关知识。同时，患者保持乐观、开朗、豁达的心理状态对于治疗也有着事半功倍的效果。

上海交通大学医学院附属新华医院呼吸科　徐卫国　韩锋锋

随着近来雾霾天的增多,慢性阻塞性肺疾病患者也开始更加频繁地成为呼吸病房的常客。那什么是慢性阻塞性肺疾病?哪些人会患慢性阻塞性肺疾病及怎样全面防治慢性阻塞性肺疾病,预防急性发作呢?我接下来的介绍希望能给大家有所帮助。

慢性阻塞性肺疾病简称慢阻肺,是一种长期发展的慢性疾病,呼吸道部分阻塞,与肺部对香烟、烟雾等有害气体或有害颗粒的异常炎症反应有关。慢性阻塞性肺疾病主要累及肺脏,但也可引起全身(或称肺外)的不良效应。如不积极治疗,会丧失正常工作、学习、娱乐及社会活动能力。如病情控制不良需经常到门诊就诊或住院,给社会和家庭带来沉重的经济负担。

慢性阻塞性肺疾病患者大多为40岁以上的成人,绝大多数患者都是或曾经是吸烟者(包括二手烟),或是在产生很多灰尘和烟尘的地方工作或居住。有些患者有家族的慢性阻塞性肺疾病病史或是儿童期患过可能与肺功能下降和呼吸困难有关的呼吸道感染。慢性阻塞性肺疾病的患者主要表现为长期咳嗽、咳痰,与同龄人相比,活动时更容易感觉呼吸困难,容易出现喘息和胸闷。呼吸困难早期仅于活动后出现,逐渐加重,严重时日常活动甚至休息时也会出现。随着病情的加重,患者还会出现体重下降、食欲减退、情绪低落、焦虑等全身性症状。随着社会的进步,医学的发展,被诊断为慢性阻塞性肺疾病也不要灰心,只要采取长期控制措施,慢性阻塞性肺疾病的所有症状都是可以缓解的,依然能够很好地生活。

当你首次出现持续1个月以上的呼吸困难和咳嗽时即应就医,越早越有益。即使病情控制每年也要进行两次定期检查,按医生指导用药。吸入型长效支气管扩张剂是治疗慢性阻塞性肺疾病的首选方法。注意防治同时伴有的慢性疾病。寻求医生、护士及家人的帮助,实现戒烟;适当锻炼加强肌肉力量,改善活动能力;多吃水果蔬菜以及富含蛋白质的食物,如肉、鱼、鸡蛋、牛奶和黄豆。此外慢性阻塞性肺疾病患者还要未雨绸缪:备好医生、医院和联系人的电话号码,放好你的用药清单,准备好所需费用,一旦怀疑急性加重,应立即就医。

慢性阻塞性肺疾病并不可怕,只要做好综合管理,相信你的生活会更加美好!

上海市徐汇区中心医院呼吸科　胡　斌

哕 喘

53 "胸闷"也可能是哮喘惹的祸

老王最近胸闷有半年了,老是觉得气透不过来,吸气吸不到底,胸口像被一块石头压住一样,还觉得有点心慌、胸痛。老王觉得自己得了心脏病,可吃了治疗心脏病的药,病情一点也没见好转。老王着急了,连忙到大医院去检查,医生发现他患有过敏性鼻炎,胸闷经常在夜间或清晨时发作,不伴有咳嗽、咳痰,听诊两肺没有哮鸣音,胸片、心电图检查也都是正常的。后来医生又给他做了肺功能检查,发现支气管舒张试验阳性,从而确诊"支气管哮喘",给以相应治疗后,老王很快就觉得胸口被松了绑,呼吸变得自由而顺畅。

支气管哮喘是呼吸系统最常见的慢性疾病之一。世界上哮喘发病率几乎每10年就增加50%,哮喘在世界范围内已成为发病率上升最快的一类疾病。

哮喘是一种以嗜酸性粒细胞、肥大细胞反应为主的气道慢性炎症。通常,哮喘给人的印象是:反复发作的呼吸困难,呼吸时有喘鸣音。正因如此,一些非典型哮喘容易被人忽视,如有些患者没有明显喘息症状,仅表现为发作性胸闷或顽固性咳嗽,常被误诊而导致病情迁延不愈。

胸闷变异性哮喘与典型哮喘相比,存在以下特征:① 病史较长,胸闷为唯一症状,肺部听诊无明显异常,易被忽视和误诊。② 气道嗜酸性粒细胞炎症较轻。③ 存在较明显的焦虑、抑郁情绪,需要心理干预。④ 支气管扩张剂或糖皮质激素治疗有效。

因此,临床上遇到下列表现患者:胸闷在夜间或清晨发作,因情绪激动或紧张等诱发;有哮喘家族史或过敏史;有密切接触烟草等职业暴露史;胸闷症状可自行缓解,要高度怀疑胸闷变异性哮喘,给予及时检查以明确诊断和规范化治疗。

胸闷变异性哮喘的预防措施与典型哮喘一样,首先要避免接触过敏原。患者在进行户外活动时,要戴上口罩,注意保暖,可戴围巾或穿高领衣服特别加强对咽喉部及前胸部的保护。忌烟酒,避免刺激性食物。体质比较好的患者可进行适当的体育锻炼,坚持进行瑜伽、游泳等慢节奏的有氧活动,对调理呼吸功能大有裨益。加强营养,患者多吃富含蛋白质、维生素、微量元素的食物,如瘦肉、禽蛋、豆制品以及新鲜蔬菜、水果等。避免过度疲劳,保证充足的睡眠。除了对患者进行必要的药物治疗外,不可忽视心理治疗的作用。避免情志刺激,过度紧张、焦虑,尤其是忧虑、委屈和气恼等,这些都可导致发作次数的增加和病情加重。

上海长海医院呼吸科　商　艳

哮喘患者为何需要长期吸入激素治疗

张女士今年30多岁,在过去的20多年里,她一直受到哮喘的困扰。每次喘息发作就得到急诊间输液治疗,用激素、抗生素、氨茶碱等治疗。医生曾经嘱咐她用吸入激素治疗,但是症状稍有好转,她就停药了。去年10月起,张女士感觉到上楼梯时呼吸困难,夜间咳嗽频繁,至医院就诊,医生建议她检测肺功能,结果发现她的肺功能已有减退。医生告诉她,这是由于她治疗不规范,哮喘控制差,从而引起肺功能的下降,并叮嘱她规范吸入糖皮质激素治疗。经过几个月的规范治疗,张女士症状明显缓解,呼吸困难症状消失,半年内一次也没到急诊间输液,复查肺功能基本恢复正常。

其实像张女士这样的哮喘患者不在少数,对哮喘的治疗存在一定的误区,一旦症状好转即停止吸入激素治疗,导致哮喘反复发作。哮喘是一种慢性气道疾病,"慢性"说明它是长期存在的,"炎症"说明呼吸道存在着发炎引起的肿胀和黏液增多。这里所指的炎症,是一种由于机体的免疫反应而造成的组织损伤,而不是人们平时所说的感染引发的、需要抗生素治疗的炎症。由于哮喘患者呼吸道炎症长期存在,就需要长期规范治疗,这样哮喘才能得到有效控制。

吸入糖皮质激素是哮喘治疗的核心,用于哮喘的长期控制。糖皮质激素能阻断呼吸道炎症反应中的多个环节,防止病情进展,缓解哮喘持续发作,对受损的气道有修复作用。但是人们往往对激素存在着畏惧心理,主要是担心激素副作用,因此不愿接受此类药物的长期治疗,仅将其作为急性发作时用药。

糖皮质激素(如泼尼松、氢化可的松等)经口服或静脉给药时,全身副作用较多,不宜长期应用。而吸入制剂就不同了,由于是局部给药,直接进入气道发挥作用,所需剂量相对于口服或静脉给药的剂量大大减少,全身的副作用,如肥胖、骨质疏松、糖尿病等极少发生,对人体是安全的,也不会影响小儿的生长发育。主要为局部的副作用,如口腔溃疡、声音嘶哑、咽喉痛等轻微反应,只要注意用药后漱口,就会使以上反应减轻或消失。相反,由于不了解吸入激素治疗的特点,过分担心所谓的"副作用",在缓解期不用任何药物,使哮喘反复发作,久而久之使患者的肺功能受到不可逆的严重损害,失去了最佳的治疗时机,那就悔之晚矣。

综上所述,哮喘患者需长期吸入激素治疗,遵照医嘱用药,定期复查,在医生的指导下调整药物种类和剂量,才可能达到对哮喘的长期良好控制,真正做到"健康呼吸每一天"。

上海市普陀区人民医院呼吸科　张锋英　杭晶卿

55 规范化治疗，减少哮喘急性发作

哮喘是一种常见病、多发病，伴随着哮喘研究的进展，我们已经认识到哮喘是一种慢性气道炎症性疾病，常反复发作，严重危害人类健康。目前，全球哮喘患者约3亿人，中国哮喘患者约3 000万。哮喘治疗不及时、不规范，可能致命，而规范化治疗，当今的治疗手段可使接近80％的哮喘得到非常好的控制，工作生活几乎不受疾病的影响。

我们在临床上经常会碰到有些哮喘患者反复急性发作，发作时需使用大剂量的激素和茶碱类药物才能使症状得到控制，但当症状缓解后即停止治疗，没多久，又会再次发作……究其原因，其哮喘控制不好主要是由于治疗不规范所致。哮喘的慢性炎症持续存在于疾病的整个过程中，所以，哮喘需要长期的抗感染治疗，以预防其急性发作。哮喘的发病好比一座巨大的冰山，而哮喘的症状只是冰山露出海面的一角，治疗哮喘不能仅仅针对冰山的一角，而是要覆盖整座冰山，包括控制哮喘症状、改善肺功能、减轻气道慢性炎症、降低气道反应性及预防气道重塑。这样的规范化治疗才能使哮喘患者疾病得到良好控制，改善患者生活质量。

用一种药物、一种疗法短期治疗是不可能使哮喘得到长期控制的。哮喘急性发作时，患者由于气促、呼吸困难而迫切希望医生帮助缓解痛苦，所以在接受治疗时大多能积极配合。而一旦病情缓解就不能坚持治疗，甚至完全停止治疗。这样必然导致哮喘的反复发作。患者必须认识到哮喘的治疗是一项长期的工程，只有重视平时的预防和治疗，才能大大减少急性发作的次数，减轻痛苦，减少死亡危险，降低医疗费用支出。

全球已制定了哮喘治疗的指南，目前我国也制定了哮喘防治指南。哮喘的治疗药物包括吸入激素、长效和短效支气管舒张剂、茶碱类、白三烯调节剂几类。长期治疗中该用什么药、效果不佳时如何调整、什么时候加量、什么时候减量等个体化的细节其实都是哮喘治疗的重要一环。患者要达到控制哮喘的目的，就要根据自己的具体情况，在医生指导下选择合适的用药组合、用药剂量，并在不同阶段调整治疗内容。

只要遵医嘱按照权威哮喘防治指南接受规范化治疗，就可以较好地控制哮喘，患者也完全可以像正常人一样生活、工作和学习。

上海交通大学医学院附属新华医院呼吸科　彭　娟　郭雪君

56 过敏与哮喘的关系

"轻过敏而重哮喘"是一种较普遍观念。许多人对过敏司空见惯、习以为常，总觉得过敏没啥了不起。有人对药物过敏，有人对食物过敏，有人对花粉过敏。像过敏性皮炎、过敏性鼻炎等，就算自己没得，也常听到身边有人得。不管是啥，不就是随便买几片抗过敏药一吃就对付过去了。至于哮喘，很多人还不知道与过敏有关，总有人问，医生诊断我得了过敏性哮喘，可为什么我吃抗过敏药就是好不了？那么，过敏与哮喘究竟有什么关系呢？

（1）过敏和哮喘的本质：过敏，即过敏反应，又称作变态反应。是当过敏原进入易感者体内会产生 IgE 抗体吸附在相关细胞的表面，当这种过敏原再次进入人体内并与 IgE 抗体结合后，相关细胞就会产生一系列反应并释放出许多物质，这些物质会引起人体的有关器官或组织出现异常过度反应，造成一定伤害，严重时甚至危及生命。而所谓的"有关器官或组织"不仅包括皮肤、胃肠、鼻黏膜等，还包括了气管、血管。也就是说过敏性疾病不仅包括了过敏性皮炎、过敏性胃肠炎、过敏性鼻炎等，也包括了过敏性哮喘。

哮喘，又称作支气管哮喘，是多种细胞参与的气道慢性炎症性疾病，这种慢性炎症导致气道高反应、可逆的气流受限，从而引起反复发作性喘息、气急等症状。其发病机制十分复杂，主要包括遗传和环境因素两方面。约 2/3 的哮喘患者有家族遗传史，有这种遗传倾向的人就是上段提到的"易感者"，哮喘患者往往同时伴有过敏性鼻炎等其他过敏性疾病。85％～90％的哮喘患者伴有过敏，过敏原在哮喘的发生和发展中起到至关重要的作用。

由此可见，过敏与哮喘可谓密不可分。那么，知道了这一点对于哮喘的诊断和治疗又有哪些帮助呢？

（2）过敏对于哮喘的临床意义

1）哮喘的发病有它独有的特点，是否存在接触过敏原等诱因是诊断哮喘的参考指标之一。常见的吸入性过敏原有螨虫、花粉、猫狗等动物毛屑、蟑螂、霉菌、芳香类或刺激性气体等。

2）过敏原检查是哮喘相关临床检查之一，包括过敏原皮试和血清特异性 IgE 测定，有助于了解导致具体患者与哮喘有关的过敏原种类，也可帮助确定特异性免疫治疗方案。

3）避免接触过敏原及过敏原特异性免疫疗法是哮喘的对因治疗方法。后者通过皮下给予常见吸入性过敏原提取液（如尘螨、猫毛等），以减轻哮喘症状和降低气道高反应性,适用于过敏原明确但又难以避免的哮喘患者,但其远期疗效和安全性尚有待进一步的研究与评价。

现如今,哮喘的发病率逐年递增,环境中的过敏原对于哮喘的发生发展所产生的影响越来越受到研究者的广泛关注。许多证据显示,通过阻断过敏原暴露→过敏原致敏→过敏性哮喘途径来实现哮喘的一级预防是有希望的。因此,我们需要像重视哮喘一样重视过敏,也需要像轻视过敏一样去敢于直面哮喘的发生!

上海交通大学医学院附属仁济医院变态反应科　郑　青　郭胤仕

天气转暖,春意盎然,呼吸科门诊因"感冒"咳嗽就诊的患者依然络绎不绝。

往往有人向医生抱怨:体温正常了,喉咙不痛了,怎么仍然咳嗽不止呢? 吃了许多药,包括感冒药、各种抗生素、止咳化痰药,甚至静脉补液,都不见效,但是胸片和血液检查是正常的……这是为什么? 该怎么办呢?

众多"咳嗽"患者中,医生格外关注的是"慢性咳嗽"。排除器质性疾病后,引起慢性咳嗽的原因众多,最常见的是咳嗽变异性哮喘,这是以慢性咳嗽为主要或唯一临床表现的一种特殊类型哮喘。咳嗽变异性哮喘,必须进行长期规范的治疗,咳嗽才能治愈,并预防气喘、胸闷等发生。

咳嗽变异性哮喘,容易被误诊为"感冒"或"支气管炎"。有经验的呼吸科医生通过询问患者的症状及以往病史,可以初步判断是否为可疑咳嗽变异性哮喘。咳嗽变异性哮喘,没有典型哮喘的气喘、胸闷,但是咳嗽具有以下特点:多为阵发性干咳,少痰,常在夜间、凌晨反复发作,感冒、冷空气、灰尘、油烟、油漆或其他刺激性气味等容易诱发或加重咳嗽,有些患者运动后咳嗽加重;咳嗽反复发生数年,多在春、秋季,或持续数月不愈。这些患者常是过敏体质,患有过敏性鼻炎(阵发性鼻痒、喷嚏、清水鼻涕)、过敏性皮炎等过敏症,或有过敏家族史。

可疑咳嗽变异性哮喘的患者,肺功能测定是确诊的必需客观指标。肺功能,通过简单的吸气、呼气动作,反映是否存在呼吸气流不通畅。对于肺功能正常者,该予以支气管激发试验;而肺功能异常的,可行支气管扩张试验,阳性者可诊断哮喘。

通过肺功能检查,诊断咳嗽变异性哮喘,为慢性咳嗽患者找到病因,进而进行针对性治疗,使患者摆脱长期咳嗽的折磨,过上正常人的生活。

所以咳嗽久治不愈或反复咳嗽发作者,应该到呼吸专科就诊,及时诊断或排除哮喘,进行有的放矢的治疗。

上海交通大学医学院附属瑞金医院北院呼吸科　程齐俭

58 长期咳嗽，警惕"另类"哮喘

咳嗽是呼吸系统疾病的常见症状，在内科或呼吸科门诊常常会遇到反复咳嗽2个月甚至数年的患者就诊，经常被拟诊为"上呼吸道感染"或"支气管炎"，经多种抗生素及止咳化痰药治疗，患者症状却丝毫不见好转，迁延难愈。在详细询问病史及临床特征，认真进行体格检查及完善相关实验室特殊检查后，部分患者诊断为"咳嗽变异性哮喘"，给予治疗哮喘的药物，仅服药数天，长期困扰患者的咳嗽症状便有显著改善。

什么是"咳嗽变异性哮喘"呢？它是一种特殊类型的哮喘，1979年首次被提出，是以咳嗽为其唯一或主要临床表现，无明显喘息、气促等症状或体征，但有气道高反应性，往往被误诊为"支气管炎"。近年来这一问题逐渐引起了国内外学者的注意。不同国家的大量临床研究证实，咳嗽变异性哮喘是引起慢性咳嗽的第一或第二位病因。其主要临床特点包括：① 临床表现为刺激性干咳，持续或反复发作常超过1个月，通常咳嗽比较剧烈，夜间咳嗽为其重要特征，感冒、冷空气、灰尘、油烟、大笑或咳嗽本身都容易诱发或加重咳嗽。② 查体无明显肺部阳性体征。③ 患者多有较明确的家族过敏史或伴有其他部位的过敏性疾病史，如过敏性鼻炎、湿疹等。④ 支气管舒张试验或支气管激发试验阳性，最大呼气流量(PEF)昼夜变异率＞20％，提示患者存在气道高反应性。⑤ 常规抗感冒、抗感染治疗无效，支气管扩张剂或糖皮质激素可有效缓解咳嗽症状。

咳嗽变异性哮喘的病因很复杂，主要是由于气道慢性非特异性炎症使支气管黏膜肿胀、某些致病因子刺激气道上皮下的咳嗽受体引起的。有学者指出咳嗽变异性哮喘主要是大气道狭窄，由于大气道咳嗽受体极丰富，故表现以咳嗽为主；而典型支气管哮喘因炎症既作用于大气道，又作用于周围气道，从而除产生咳嗽外，尚出现喘息及呼吸困难。

临床遇到仅主诉为慢性咳嗽（时间大于8周）的患者时，应当考虑到咳嗽变异性哮喘的可能，应注意以下事项：① 由于哮喘是许多疾病的一种非特异性症状，临床上进行确诊时必须详细询问病史、全面查体，做胸部X线、心电图、纤维支气管镜及一些特殊检查以除外一些可以引起慢性、顽固性咳嗽的其他疾病。如患者以夜间干咳为主，应高度警惕该病。② 结合以下方法可以确诊：支气管激发试验阳性，日间呼气峰流速变异率＞20％，或支气管舒张试验阳性。③ 经验性治疗：怀疑咳嗽变异性哮喘者，首先口服或吸入支气管扩张剂1周，若有效继续维持；必要时可联合吸入糖皮质激素治疗；若无法吸入激素或吸入激素加重咳嗽，可先短程口服激素，如泼尼松 25～30 毫克/天，1～2 周，待症状控制后改为吸入，维持时间不少于 8 周。

1/3～1/2 未经治疗的咳嗽变异性哮喘患者会发展为典型的支气管哮喘，也有少数患者咳嗽逐步自行缓解。在儿童，咳嗽可能只是哮喘的唯一临床表现，而缺乏早期适当的治疗，所以往往会发展成更严重的哮喘状态。由于其本质同典型哮喘一样，是因变应原或其他诱因引起的气道慢性非特异性炎症，以及在此基础上形成的气道高反应性和顽固性咳嗽，故治疗原则和典型哮喘一样。

同济大学附属同济医院呼吸科　余　莉

59 单纯咳嗽也会是哮喘吗

　　每个人都有咳嗽的经历,咳嗽是呼吸道最常见的症状,正常咳嗽反射是人的生理功能,可以帮人类清除呼吸道的分泌物,这些分泌物经常会吸附一些外来的颗粒物或病原体,因此适当的咳嗽反射对人类是有益的。但严重、频繁的咳嗽会影响患者的情绪、社交及正常的工作和生活,因此给很多患者带来困扰。临床上慢性咳嗽的原因非常多:除了常见的肺炎、肺结核、肺癌、慢性阻塞性肺疾病等,很多咳嗽因胸片上无明显的器质性病变而无法明确病因,患者经常辗转就诊,反复使用抗生素和尝试各种咳嗽药物都无效,有的咳嗽会困扰患者十余年却无法明确诊断。国外研究显示,因咳嗽就诊的患者占呼吸专科门诊患者的80%以上,平均每个慢性咳嗽的患者看过7.4个医师,平均每个患者做过8.5次检查,可见咳嗽同样可造成严重的医疗负担和社会负担。

　　咳嗽虽然只是一种症状,但不少国家还是把胸片无显著异常的咳嗽诊断程序流程进行了规范,我国于2005年也制定了第一版的咳嗽诊断和治疗指南。根据指南咳嗽按病程分为急性、亚急性和慢性咳嗽,超过8周的咳嗽称为慢性咳嗽;在慢性咳嗽的病因中包括:上气道咳嗽综合征(UACS)、胃食管反流(GERC)、变应性咳嗽(AC)、咳嗽变异性哮喘(CVA)、嗜酸粒细胞性支气管炎(EB)等。我国流行病学资料显示,在中国胸片正常的慢性咳嗽患者中有30%以上是由于咳嗽变异性哮喘导致的;上海的一项研究显示:在呼吸科门诊,以咳嗽为主要症状的患者,在排除器质性病变后,有46%患者的咳嗽是由于咳嗽变异性哮喘引起的。

　　咳嗽变异性哮喘是哮喘的一种特殊类型,发作是以咳嗽为主要症状,常常是哮喘早期的一种表现形式,但哮喘症状不典型,患者常无明显的喘息症状和体征,研究显示有三分之一的咳嗽变异性哮喘患者可以演变为典型的哮喘患者。对于以顽固性咳嗽为主要表现、胸片、肺功能等常规检查正常,尤其是常规抗炎、止咳、化痰效果不佳的患者需要警惕,这些患者经常咽痒难受,吸入冷空气或说话、饮食就会激惹咳嗽症状,咳嗽多为干咳,并且以夜间或凌晨为重,咳嗽剧烈的患者可伴有呕吐或小便失禁,有些患者有呛咳的表现,但再剧烈的咳嗽不伴有明显的喘息症状。仔细询问这些人经常伴随过敏体质或患有过敏性眼炎、过敏性鼻炎和咽喉炎及荨麻疹等,仔细询问病史特点对诊断咳嗽变异性哮喘至关重要。

　　那么,怎么诊断咳嗽变异性哮喘呢? 患者需要以下检查:① 过敏原测定:包括过敏原皮试及血清特异性过敏性测定。② 查血嗜酸细胞绝对计数往往升高。③ 血清免疫球蛋白 IgE 升高。④ 行支气管激发试验。⑤ 呼出气一氧化氮的测定,明确气道过敏性炎症的程度。在诊断咳嗽变异性哮喘中支气管激发试验尤为重要,支气管激发试验是指通过药物、运动、蒸馏水或高渗盐水、过敏原等刺激,使支气管平滑肌收缩,再用肺功能做指标,判定支气管狭窄的程度,以此判断哮喘发病原因、协助诊断与指导治疗。在临床上开展的激发试验主要是通过药物激发,该检查操作简便、比较安全、廉价,是咳嗽变异性哮喘诊断必不可少的项目,目前主要在三级医院和部分二级医院呼吸科的肺功能室开展;对于慢性咳嗽又找不到原因的患者需要到呼吸科就诊并进行该项检查。治疗药物方面,咳嗽变异性哮喘本质也是哮喘,为避免转变为典型的哮喘需要抗感染治疗,这种炎症不是感染性炎症,不要滥用抗生素,主要是通过吸入糖皮质激素控制,当然还可以使用抗白三烯的药物,咳嗽剧烈者可加用支气管扩张剂联合治疗。咳嗽变异性哮喘的治疗疗程要不少于 8 周,甚至长达半年以上,定期随访,在医生指导下调整药物是必需的。

上海交通大学医学院附属瑞金医院呼吸科　周　敏

60 咳嗽变异性哮喘，您认识吗

　　40岁的李女士反复咳嗽半年了，毛病不大却令她相当苦恼，白天咳、晚上咳，吃饭咳、睡觉咳，要是遇到香烟或油漆味那就咳得更厉害，甚至会小便失禁，十分尴尬。李女士看过多家医院，验血、胸片样样正常，咳嗽药水、止咳糖浆喝了十几瓶，终究不见好转，经过肺功能检查，医生说她得了哮喘，可这令她半信半疑。"奇怪？明明是咳嗽，从来也不喘，怎么变哮喘了呢？"其实李女士患上的是一种特殊类型的哮喘，医学上称之为"咳嗽变异性哮喘"。

　　不过掌握了咳嗽变异性哮喘的特点，诊断起来也不是什么难事。首先如果反复咳嗽符合如下几点，需要高度怀疑：① 咳嗽持续发生或者反复发作1个月以上，常在夜间发生或清晨发作性咳嗽，运动后加重，痰多。② 化验或者其他检查表明没有明显的感染征象或者经过长期的抗生素治疗无效。③ 用支气管扩张剂可以使发作减轻。④ 有个人过敏史，即伴有湿疹、荨麻疹、过敏性鼻炎等病史，也可有家族过敏史。⑤ 运动、冷空气、过敏原或者病毒性感染等诱发发作。⑥ 有季节性，多见于春、秋两季且反复发作。⑦ 胸部X线片显示正常或者肺纹理增加但无其他器质性改变。当然单单有上述表现就诊断是不够的，往往需要患者行肺功能加支气管舒张试验或支气管激发试验，支气管舒张试验或支气管激发试验阳性或者最大呼气流量（PEF）昼夜变异率＞20％，提示患者存在气道高反应性，则可以确诊了。

　　由于咳嗽变异性哮喘的本质与典型哮喘一致，有学者认为它属于轻中度哮喘或者典型哮喘的早期表现，于是治疗上也比较简单，与轻中度哮喘治疗是一致的，以抑制气道炎症治疗为主（可使用吸入性激素，不是抗生素），解痉治疗为辅。患者可查找过敏原等触发因素，如明确应尽量避免，必要时需给予特异性免疫治疗（即脱敏治疗）。一般认为咳嗽变异性哮喘属哮喘中较轻类型，但应早期诊断，如能得到合理的指导与治疗，常获得很好疗效。

复旦大学附属华山医院呼吸科　龚　益　陈小东

61　恼人的咳嗽

——您可能不知道的"咳嗽变异性哮喘"

咳嗽是呼吸道疾病的常见症状，几乎所有的呼吸道疾病都会表现程度不一的咳嗽。一般患者出现咳嗽，首先会联想到呼吸道感染，而且大部分门诊也会根据呼吸道感染给予患者相应的治疗。但有一部分患者表现为反复咳嗽，X线胸片没有异常发现，尽管服用了止咳药、甚至是抗生素，咳嗽症状仍得不到很好的缓解，甚至持续很长时间。我们在呼吸科门诊经常见到这样的患者，由于长时间反复咳嗽而不断就医，为此不仅花费了时间和金钱，也因为疾病无好转而烦恼不已。我们将咳嗽时间持续8周以上，X线胸片却没有明显异常的咳嗽称为慢性咳嗽。引起慢性咳嗽的疾病有多种，其中咳嗽变异性哮喘（cough variant asthma，CVA）是最常见的病因之一。下面我们一起来了解这个看似陌生的疾病。

咳嗽变异性哮喘又称咳嗽型哮喘（cough type asthma），过去曾称为"过敏性支气管炎""过敏性咳嗽"或"隐匿性哮喘"。它是哮喘的一种特殊形式，它的病理生理改变与哮喘一样，也是持续气道炎症反应与气道高反应性，咳嗽是其唯一或主要的临床表现。在中国有超过30％的成人慢性咳嗽是由于咳嗽变异性哮喘引起的，而其中约有30％的患者会发展为支气管哮喘；在儿童中，咳嗽变异性哮喘约占慢性咳嗽病因的75％，54％的咳嗽变异性哮喘患儿可进展至典型哮喘。其主要的临床表现包括：① 刺激性干咳。② 通常咳嗽比较剧烈，夜间咳嗽为其重要特征。③ 感冒、冷空气、灰尘、油烟等容易诱发或加重咳嗽。因此我们会发现在冬春季气候变化的这段呼吸道疾病高发的期间里，慢性咳嗽的患者也明显增多。同时，空气中的污染物、颗粒物质也可能诱发咳嗽变异性哮喘。

由于该病以咳嗽为唯一症状，故临床特点缺乏特异性，误诊率非常高。这部分患者查体没有明显肺部阳性体征，许多患者有较明确的家族过敏史或伴有其他部位的过敏性疾病史，如过敏性鼻炎、湿疹等。所以对咳嗽变异性哮喘的诊断需要结合临床表现、就医过程、既往病史综合考虑。主要的诊断标准包括：① 慢性咳嗽，常伴有明显的夜间刺激性咳嗽。② 支气管激发试验阳性，或呼气峰流速日间变异率＞20％，或支气管舒张试验阳性。③ 支气管舒张剂治疗有效。对于慢性咳嗽的患者，如果怀疑为咳嗽变异性哮喘，门诊医生需要建议患者进行肺功能（支气管激发试验或支气管舒张试验）检查，结果如果为阳性并结合患者的临床表现可考虑诊断为咳嗽变异性哮喘。在肺功能检查不能进行或结果无法判断，但仍需要排除咳嗽变异性哮喘的情况下，也可以进行支气管舒张剂（如 β_2 受体激动剂)诊断性治疗,若有效也可帮助咳嗽变异性哮喘的确诊。

正如之前所述,咳嗽变异性哮喘本质上是哮喘的一种特殊表现类型,即存在气道慢性炎症和气道高反应性的病理和病理生理学的特征,因此治疗原则和支气管哮喘相同。以抑制气道炎症治疗为主(不是抗生素),解痉治疗为辅。咳嗽变异性哮喘一旦确诊应尽早进行正规哮喘治疗,即吸入支气管舒张剂和糖皮质激素。吸入糖皮质激素可以有效地治疗咳嗽变异性哮喘的气道炎症和气道高反应,并有效预防咳嗽变异性哮喘发展为典型的支气管哮喘。大多数患者吸入小剂量糖皮质激素联合支气管舒张剂(β_2受体激动剂或氨茶碱等)即可,或用两者的复方制剂,如布地奈德/福莫特罗(商品名:信必可)、氟替卡松/沙美特罗(商品名:舒利迭),必要时可短期口服小剂量糖皮质激素治疗。常用于哮喘治疗的白三烯受体拮抗剂孟鲁司特(商品名:顺尔宁)也可用于咳嗽变异性哮喘的治疗。咳嗽变异性哮喘的治疗时间推荐不少于 8 周。除此以外,所有患者均应查找过敏原等触发因素,尽量避免接触已明确的过敏原,必要时需给予特异性免疫治疗(即脱敏治疗)。

咳嗽变异性哮喘属哮喘中较轻类型,如能获得早期诊断,并进行合理的指导与治疗,常获很好疗效。因此,看似简单的咳嗽可能是你并不熟悉的疾病引起,而类似咳嗽变异性哮喘这个"陌生"的疾病,只要临床医生加强认识、患者中普及知识,也能帮助我们早期诊断、早期治疗,远离咳嗽带来的烦恼!

复旦大学附属华东医院呼吸科　崔石磊

62 呼出气犹如指纹

——呼出气一氧化氮的秘密

气道炎症性疾病在临床十分常见,通常表现为发热、咳嗽和气喘等;其特点多呈慢性、反复、不易治愈。因此气道炎症指标对其早期诊断和指导用药有重要参考价值。气道炎症的监测方法目前分为有创技术和无创技术两种,其中有创技术包括支气管纤维镜下黏膜活检和支气管肺泡灌洗,可直接检测气道炎症,是气道炎症的"金标准",但是属于侵入性检测,可引起气道高反应,可作为研究工具,但不可能作为临床常规技术开展。我们倾向于尝试无创技术的应用,呼出气一氧化氮是国际上首个,同时也是目前唯一用于临床常规的直接检测气道炎症的生物指标。

(1) 呼出气一氧化氮(NO)的来源:① 由一氧化氮合酶的作用产生。内源性 NO 是体内 L-精氨酸和氧在一氧化氮合酶(NOS)催化下,以及 NOS 的辅助因子(黄素腺嘌呤二核苷酸、黄素单核苷酸、烟酰胺腺嘌呤二核苷酸、四氢叶酸、血红素等)作用下,其末端胍基氧原子氧化而成。NOS 可分为两大类:固有型 NOS(cNOS)和诱导型 NOS(iNOS)。cNOS 又分为神经源型 NOS(nNOS)和内皮型(ecNOS)。nNOS 主要位于神经系统,ecNOS 则主要位于内皮细胞。当各种刺激因素引起细胞内 Ca^{2+} 浓度升高时,Ca^{2+} 与钙调蛋白结合,形成 Ca^{2+}/钙调蛋白复合物,激活 cNOS 产生少量 NO,行使正常的生理功能。iNOS 平常不表达,仅当各种细胞因子刺激巨噬细胞、肝细胞等时,才引起 iNOS 大量合成,产生大量 NO,发挥其抗炎作用。来源于肺泡的 FeNO,一部分由钙依赖性 cNOS 产生,气道上皮细胞可表达 ecNOS 和 nNOS。iNOS 在正常人上皮中也有表达,在肺部炎性病变时,诱导 iNOS 产生,增加了各种炎症信号如炎症前细胞因子的反应性,导致 FeNO 增多。② 非酶来源的 NO。由 NOS 催化产生的 NO 只是一部分,有 70%~90% 的 NO 是由 S-亚硝基硫醇产生,是组织中 NO 的主要来源。S-亚硝基硫醇在 NO 的形成、释放、转运至靶位方面起重要作用;FeNO 还可能来源于亚硝酸的酸化作用,此时呼出气中的 pH 降低,常见于哮喘急性发作时。③ 解剖来源。整个气道中均可产生 NO,在呼气时气道中 NO 与肺泡内 NO 混合,可在呼出气中测得。

(2) 呼出气一氧化氮在呼吸系统疾病的应用:可用于检测的疾病有支气管哮喘、慢性阻塞性肺疾病、慢性咳嗽、支气管扩张、非囊性纤维化、原发性纤毛功能障碍、鼻炎、间质性肺疾病、肺癌、急性呼吸窘迫综合征、大气污染等。

(3) 常见呼吸系统疾病中一氧化氮的临床意义

1）支气管哮喘：FeNO 在哮喘症状出现、肺功能指标异常之前就已开始升高,且和气道炎症的严重程度呈高度正相关,敏感度与支气管镜下黏膜活检或激发试验相当,对激素治疗反应灵敏、快速。具体的应用价值如下：① 协助早期诊断与鉴别诊断。② 评估哮喘气道炎症严重程度。③ 评价药物治疗效果。④ 预测对首选治疗药物激素的依从性。⑤ 帮助调整药物剂量、制订最佳治疗方案。⑥ 预测哮喘的发作。

2）慢性阻塞性肺疾病：体内氧化/抗氧化失衡是造成慢性阻塞性肺疾病慢性损伤的重要原因之一。吸烟及空气污染等刺激可引起体内自由基及其他氧化物的增多,其中包括 NO。NO 可作为慢性阻塞性肺疾病患者气道内重要的炎性标志物,其意义如下：① 对激素治疗起反应的慢性阻塞性肺疾病患者 FeNO 升高,测定 FeNO 可预测这些患者对激素长期治疗的反应情况。② 稳定期慢性阻塞性肺疾病和慢性支气管炎患者 FeNO 明显低于吸烟或不吸烟哮喘患者,与正常人无区别,FeNO 下降由吸烟所造成,也反映有更为严重的外周炎症反应。③ 非稳定期慢性阻塞性肺疾病患者 FeNO 明显高于吸烟的稳定期慢性阻塞性肺疾病或以前吸烟的慢性阻塞性肺疾病患者,但慢性阻塞性肺疾病合并肺源性心脏病时 FeNO 下降。

3）急性呼吸窘迫综合征：FeNO 水平降低,同时伴有肺动脉压力和肺泡血管的氧分压增高和肺的顺应性降低,提示 FeNO 水平可作为成人心肺分流术后肺损伤的标志物。

目前在哮喘的诊断,治疗与管理中的应用已经比较明确,相信未来还可以应用到更多的疾病中。

同济大学附属上海市肺科医院呼吸科　缪夏轶　徐金富

在医院就诊中，时常有患者主诉："医生，我气喘，走路或一动就气喘吁吁的，怎么办？我是不是得了哮喘？"

首先，胸闷气短在平日生活中是常见的不适症状，是一种自觉胸部闷胀及呼吸不畅的感觉，而气喘症状是在吸气困难的基础上出现喘鸣，是因气管收窄而产生喘鸣声音，呼吸短而速。但是气喘就等于是哮喘吗？

气喘可见于多种情况，常见的可引起气喘的疾病有：心力衰竭、支气管哮喘、慢性阻塞性肺疾病、癔症、过度换气，甚至于肺部肿瘤等，都是可以引起气管狭窄的疾病。

典型的支气管哮喘出现反复发作的胸闷、气喘及呼吸困难、咳嗽等症状。在发作前常有鼻塞、打喷嚏、眼痒等先兆症状，发作严重者可短时间内出现严重呼吸困难、低氧血症。有时咳嗽为唯一症状（咳嗽变异性哮喘）。在夜间或凌晨发作和加重是哮喘的特征之一。哮喘症状可在数分钟内发作。有些症状轻者可自行缓解，但大部分需积极处理。大部分的哮喘发作有季节性。

钟南山院士曾表示，灰霾里的很多成分，包括臭氧、二氧化硫等，都是引起哮喘发作以及相关过敏性疾病的重要原因。"在广东省内，凡是灰霾比较厉害的季节里面，哮喘患者会增加 3%～5%。"哮喘的治疗越早越好，要坚持长期规范个体化的治疗。哮喘病比较容易控制，同时也较容易得到临床的好转，往往一发作就很厉害，好了以后就完全没事一样，但会反复发作，且次数越来越多。现在患者和家属都有一个治疗的误区，对于长期吸入激素治疗有较大的心理障碍，担心对身体造成伤害。所以，在哮喘症状缓解后，往往自行断药，有些患者转去使用未经正规批准的偏方，潜在危害很大。目前全球的医疗界认为吸入激素是目前公认的有效且安全的哮喘治疗方法。吸入疗法为局部用药、剂量小、直接作用于靶器官、起效快、全身不良反应少，适合包括儿童在内的哮喘人群的防治。

因此，哮喘是可控制的疾病，关键是规范化和个体化的治疗，而且可以达到临床治愈。

上海交通大学附属胸科医院肺内科　王韡旻　顾爱琴

64 压力也会导致哮喘发作和恶化

伴随着我国飞速发展的现代化进程,越来越多的压力接踵而来,有工作上的,也有生活上的,学生有压力,青年、中年即使老年人也有各种压力,孕妇也承受压力。在现代都市工作和生活中,在面对复杂的工作环境和竞争环境中,压力会让人们身心疲惫,更重要的是影响健康,导致心理和生理性疾病。

在第 13 个世界哮喘日活动上,呼吸病学家钟南山院士介绍,目前我国预计有 2 000 万哮喘患者,而且这些患者大多数是中年人、青年人和儿童。毫无疑问,作为社会压力的主要承担者,中青年人更应关注压力对哮喘发病的影响作用。

哮喘是常见的慢性过敏性支气管疾病。虽然过敏的主要发病机制是遗传因素,但是否发病、何时发病、发病强度如何则很大程度上取决于患者所处的环境和患者本身的因素,其中,精神压力过重所导致的过敏和哮喘的发生发作是越来越值得关注的问题。研究显示过度的精神压力可导致机体炎症反应异常,免疫力下降。哮喘患者体内的某些类型的炎症细胞数量与正常人不同,例如调节性 T 细胞,是减少人群过敏症状的细胞,在哮喘人群中此类细胞比例是下降的,而精神压力大可能导致调节性 T 细胞数量的进一步降低。尽管精神压力不是哮喘的主要发病因素,但哮喘患者如果正处于压力过大的情况下,其哮喘和过敏症状都会加重。对哮喘患者的随访调查显示,工作压力可增加哮喘发病率达 40%之多;哮喘孕妇的咳嗽、气喘、胸闷症状发作与心理压力增大相关;压力可引起哮喘急性发作频率增加、哮喘的症状难以控制、治疗哮喘的用药量增加,导致更长的住院时间,因而进一步加重了哮喘对个人及社会造成的经济负担。

压力是生活的一部分,如何正确处理压力显得异常重要,学会缓解和释放压力,可以减少哮喘的发作。心理学家建议通过以下方式疏解压力。改变自己的思维方式:思考一下大脑中有什么念头和想法导致自己变得紧张,尝试去改变对这些东西的态度甚至不要让自己去关注这些念头。思考问题的方式、自己的价值期待和自我暗示常常决定了自己的情绪和感觉,也关系着自己是否能很好地控制压力。尝试让自己放松:尝试去减少外界的因素对自己情绪的影响。规划好自己的生活、事先处理好自己的经济问题和人际关系,都可以减少紧急情况的发生。坚持体育锻炼:参加一些体育活动,是减少精神压力和治疗哮喘的重要措施之一。获得足够的睡眠:哮喘和其他的慢性病患者,都需要足够的睡眠。当睡眠不足时,往往会引起神经系统的紊乱,导致精神的紧张和情绪的改变。养成良好的睡眠习惯显得非常重要。

同时,哮喘患者及家人还需应对疾病带来的精神压力。担心症状频繁发作和对治疗药物副作用的恐惧,是造成心理压力的主要原因。哮喘发作时,咳嗽、气喘和胸闷会严重影响患者的生活、学习和工作,对疾病的过分忧虑又会导致症状加重,冲破这一恶性循环最有效的方法是正确认识疾病、规范治疗哮喘,使疾病得到完全控制,不盲目恐慌,不过分谨慎。

控制哮喘的措施包括药物和非药物治疗,非药物治疗是避免引发哮喘发作的因素,如过敏原、主动/被动吸烟、工作场所刺激物和过度心理紧张等。吸入糖皮质激素是治疗和预防哮喘发作的最重要的药物。哮喘患者需长期吸入糖皮质激素,对激素副作用的担忧是患者面临的压力之一。其实,吸入糖皮质激素的剂量微小,由于药物直接达到肺部,所以可以替代口服激素,完全起到治疗哮喘的目的,同时避免了激素对其他系统的不良作用。长期大样本的临床研究证实了常用剂量吸入糖皮质激素对儿童、青年及老年患者的安全性。在医生指导和随访下吸入糖皮质激素,哮喘患者及家属不必担心其副作用,更不能擅自停药。所以,哮喘是可以控制的,经专科医生综合管理下的规范治疗,哮喘患者可以与其他健康者一样生活、学习、工作和娱乐,其乐融融于社会中。

当然,还有一点就是在感知压力较大,哮喘症状可能不稳定时,患者应该及时就医并调整用药。研究显示,压力可造成人体中与糖皮质激素结合的受体(糖皮质激素受体)的功能下降,也就是削减了一部分药物的治疗和保护作用,短期的应对方法可以是加大吸入激素的用量。因此,哮喘患者在一些特殊情况下,比如参加考试、应对繁重工作等,可以适当增加用药来保持哮喘的稳定控制。

除针对性的药物治疗外,正确面对各种压力并努力减压是患者和正常人都应该学习并努力去实现的最根本的疾病治疗方法。

上海交通大学医学院附属瑞金医院呼吸科　程齐俭　万欢英

65 如何正确地预防和控制过敏

过敏症在哮喘患者中是较为常见的表现,食物、环境、空气都可能成为过敏来源。对于哮喘患者来说,如何才能正确地预防和控制过敏呢?

居家的环境是人们待的时间最长也是最舒服的地方,但居家环境中难免也会包含诸多的过敏原,尤其是尘螨、真菌、蟑螂及宠物的皮垢均会较为容易地藏匿于家中的各个角落,因此尤其是在江南,建议住所内应使用除湿器或空调将室内相对湿度保持在40%～50%范围内,避免卧室过度潮湿。

(1)减少螨虫滋生:不要使用羽绒被、丝绵被和动物皮毛制成的被褥;要定期烫洗或日晒被罩、枕套、床罩等物品;室内避免使用厚呢绒制成的沙发罩、软椅罩、窗帘和床垫。地面最好采用水泥、瓷砖或木地板,方便擦洗,勿使用地毯;儿童哮喘患者不要玩呢绒玩具。

(2)减少室内灰尘:室内应定期清除尘土,打扫房间时采用湿拖把或抹布,室内家具应简单、洁净,表面要易于清扫。

(3)减少室内气体污染:勿使用各种喷雾杀虫剂;室内勿吸烟,避免有樟脑、香水、化妆品等刺激性气味;可采用适当方法减少煤气和油烟的污染。必要时可采用室内空气净化装置来维持室内空气清洁。

(4)减少室内其他产生异体蛋白质的来源:室内不放置有花植物;春季花粉飘扬高峰季节宜关闭门窗;室内不要喂养宠物,因猫、狗、鸟类的皮毛、皮屑、分泌物及排泄物均有可能作为过敏原而导致哮喘发作。

(5)减少室内外的真菌:真菌广泛存在于室内外。室内在不干净的冰箱、食物、房间所有潮湿的角落、墙纸和浴室中都发现存在;户外在草皮、谷物和花房中生长。室内应加强通风,衣物被子要经常晒,保持干燥;除去在碗橱、瓷砖、镶板及各种装置后面形成的真菌;除去盆栽植物,因为一些真菌特别利于在花盆土壤中生长。在食用水果和蔬菜前削皮;吃煮熟食品而不吃生的食物;将食物保存在密封的容器中等。

接触并享受大自然是我们美好生活的开始和向往,在阳光明媚和多风的日子,往往会有花粉和飞絮在空气中,因此户外活动时易过敏,花粉也可从打开的窗户和门飘进屋内发生过敏。防范过敏可减少户外活动,佩戴口罩等。对房间通风时,宜改为在晚上降露之后,因为此时花粉被冲刷到地面上,而不是仍停留在空气中。

只要我们能很好地认识并正确地预防和控制过敏,生活就能更美好!

复旦大学附属中山医院呼吸科　杨　冬

66 如何预防哮喘的发作

支气管哮喘简称哮喘,民间俗称吼病、气喘病等,是一种发作性的呼吸道慢性炎症性疾病。简单理解,就是由多种病因引起气道敏感性增加,从而在受到各种刺激时,出现气道痉挛或缩窄,引发胸闷、咳嗽、喘息等病症的一类疾病。

根据引起哮喘的病因不同,哮喘分为过敏性哮喘与非过敏性哮喘两类,其中过敏性哮喘占绝大部分。最常见的过敏原有:尘螨、花粉、蟑螂、真菌、动物皮屑和分泌物、鱼虾等食物、化妆品等;非特异性因素有冷空气、粉尘、烟雾、精神因素等。这些致病因素可以通过吸入、饮食或接触等方式引发疾病。

只有知道了发病因素,才能做到有效预防哮喘病的发作。具体措施如下。

远离能诱发哮喘发作的物质

(1)防螨除螨:尘螨是世界范围内引发哮喘的重要因素,是我国大多数地区最常见的过敏原。致敏尘螨的种类很多,最常见的是屋尘螨和粉尘螨。屋尘螨以人体或动物脱落的皮屑为食,在床铺上和卧室地毯中繁殖较快。粉尘螨以各种粮食粉尘为食。尘螨最适宜的生存条件是:温度17～30℃,相对湿度75％～80％。尘螨的死亡条件是:温度＞35℃,或＜0℃连续24小时,湿度＜50％或＞85％则不能繁殖。根据尘螨生存的条件及食物来源,预防尘螨可遵循两个原则:改变环境的温度和湿度;断绝其食物来源。

1)降低室内相对湿度:控制湿度比控制温度更容易,将相对湿度控制在50％以下,是控制螨及其过敏原水平最常用的方法。相对湿度连续在40％～50％,即使温度在25～34℃时,5～11天内成年螨也会因脱水而死亡。室内可使用高性能吸湿机或空调降低相对湿度,并经常清洗或更换空调积尘罩或网,减少尘螨滋生。

2)使用特殊的防螨材料包装床垫和枕头:理想的包装材料应是舒适、透气的织物,可渗透蒸气,并能阻止螨和螨过敏原通过。购买枕头和床垫包装材料时,织物的孔径非常重要。幼螨的宽度一般＞50微米,织物直径≤20微米可阻止所有螨通过。

3)床上用品的清洗、烘干和干洗:座罩、枕套、床垫套等至少每3周以内用≥55℃热水洗一次,可杀死螨和去掉大多数螨过敏原。绝大多数螨过敏原是水溶性的,用温水或冷水清洗可除去,但绝大多数螨不能被杀死。烘干机干燥衣服要＞55℃,10分钟以上可以杀死所有的螨虫。

4) 窗帘和家庭软装饰物要勤更换、清洗：这些物品积聚了碎屑残片和保持潮湿，为螨繁殖提供了理想栖息地。在潮湿地区可不用窗(布)帘或遮光帘，应换为百叶窗。家庭装饰织物应换为乙烯树脂或皮革垫，家具可用木制家具。尽量不使用毛毯、地毯等易于生长螨虫的物品。使用地毯者应该每周真空吸尘一次，并经常更换吸尘器袋。常规真空吸尘可去除表面的螨和过敏原，但不能显著减少活螨的数量，也不能去除深藏的过敏原。切忌用蒸汽清洁地毯，这样会残留水分，反而促进螨虫生长。

5) 空气清洁与过滤：屋尘的主要成分是螨。螨过敏原主要附于直径大于20微米的灰尘颗粒。空气流动使其成为气传颗粒，吸入后引起过敏。空气清洁或过滤时一定要让室内空气流动，让灰尘飘起，这样才能起到清洁或过滤的作用。

6) 冷冻软玩具和小件物品：在-20～-17℃冷冻软玩具和小件物品(如枕头和特殊衣物)至少24小时，可有效杀死这些物品上的尘螨。北方地区，在寒冷的冬季将床垫和枕头在室外放置24小时也可以杀死螨虫。

(2) 不在室内饲养猫、狗等宠物：小动物的身体有合适的温度、湿度，大量的皮屑也是尘螨丰富的食物来源，它们身体上滋生着大量的螨，并可携带到室内各个角落，到处传播。因此，在家里不要养任何带毛的动物。

(3) 远离烟草烟雾：不论本人吸烟或被动吸烟，烟雾中的物质可刺激呼吸道诱发哮喘。所以不吸烟并避免接触。

(4) 避免接触刺激性气体：哮喘患者应避免接触一些刺激性或有强烈气味的气体，如厨房油烟、二氧化硫、油漆、香水等。

(5) 躲避花粉和真菌：在春夏、夏秋之交花粉较多的季节，哮喘患者外出活动时，最好躲开花朵集中的区域，或戴上口罩；也不要在潮湿地区久留，避开发霉的任何东西。

(6) 特殊衣料：羊毛内衣、鸭绒背心、动物毛皮衣物及腈纶、涤纶等化学纤维衣料所制的衣服，都容易引起过敏，导致皮肤过敏及哮喘发作。故哮喘患者要尽量避免穿以上衣物，内衣以纯棉织品或蚕丝为宜。哮喘患者的床上用品也不宜用棉毯及羽绒制品。

(7) 预防呼吸道感染：与外源性哮喘不同，内源性哮喘多与呼吸道感染等疾病相关。冬春天气寒冷，极易引起上呼吸道感染等常见病，从而导致哮喘发作。

所以，有哮喘病史的患者应格外注意防寒保暖，特别要注意颈部的保暖，切勿过早减少衣服，避免着凉；保持良好的作息习惯，不可以过分疲劳，避免精神紧张和剧烈运动；可以进行适量的体质锻炼，做一些呼吸操，增加一定的呼吸运动，能够改善肺功能、降低哮喘患者的气道反应。

（8）要按照医生的医嘱应用药物：哮喘是一种慢性反复发作的疾病，需长期治疗，有些患者只采取应急手段，仅在哮喘发作时想起治疗，而在缓解期则不用任何药物，这样反复发作，久而久之会引起肺气肿、肺心病等严重并发症。为了巩固疗效，维持病情稳定，哮喘的现代治疗重点应放在缓解期。通过缓解期的治疗，可增强体质、提高机体免疫力和长久的御病能力，彻底消除气道内的炎症，从而达到预防哮喘发作或治愈的目的。

（9）控制鼻炎：流行病学研究表明，过敏性鼻炎与哮喘关系密切，过敏性鼻炎患者易患哮喘，而哮喘患者过敏性鼻炎的患病率高达 70% 以上，远高于一般人群。哮喘患者通过治疗过敏性鼻炎可减轻哮喘的症状、降低哮喘的发作频率。反之，会加重哮喘或造成哮喘难以控制。

（10）定期去医院检查身体及用药情况：甚至在你感觉没有问题时也要去。

（11）学习一些防治哮喘的基本知识：通过了解激发哮喘的因素、找出回避的方法来尽量避免哮喘急性发作外，对于一些难以避免的诱发因素，熟悉哮喘发作的先兆表现及相应的处理方法也十分重要，要了解平喘药物的作用、正确用量、用法、不良反应，并且掌握正确的吸入技术，在哮喘已经被诱发发作时，会简单地自我处理，并知道什么情况下应去医院急诊，以免延误病情。

上海交通大学医学院附属仁济医院变态反应科　徐艳华　郭胤仕

家庭常见的哮喘诱发因素

（1）尘螨：是寄生在地毯、布面家具、窗帘、床垫、枕头和被褥中的小虫，它们以皮屑为食并在温暖潮湿的环境中繁殖。

（2）动物（宠物）毛皮屑：对宠物过敏是普遍现象。近50％的儿童哮喘因宠物的皮屑、唾液和尿液过敏，而并非皮毛或羽毛。这些过敏原是极微小的颗粒，即使宠物不在了，它们仍悬浮在空气中。宠物也有可能把沾在皮毛上的花粉或真菌从室外带入。

（3）真菌：它所产生的孢子在空气中飘荡，会寄生在腐败植物中，并在潮湿的环境中滋长。

（4）花粉：常在炎热有风的日子随风散播。树、草的花粉分别在春、夏和秋季最常见。

（5）其他：一些食物或药物。

日常生活中如何帮助身边的哮喘患者

（1）为患者建立一份"哮喘日记"："哮喘日记"（请在哮喘专科医生那里索取）把每次哮喘发作的日期、时间、地点、轻重程度、发病当天的气候情况、有无特殊饮食、特殊化学物质的接触、用药情况、发病前24小时内生活中发生过的特殊事件以及是否有过剧烈活动等均详细记录下来，这样经过长期耐心细致的观察分析归纳可找出发病的某些规律及有关的可疑因素，从而采取相应的措施加以避免。

（2）布置适于哮喘患者的生活环境：① 不要在家里养猫、狗、兔、鸽子。② 不要在房间里吸烟。③ 选择向阳的居室，室内保持清洁通风干燥，用湿度计监测室内湿度，使之保持在50％以下，因为湿度太高很可能加重哮喘。要注意加湿器的清洁，因为其中留有的积水是细菌很好的滋生地。④ 使用无香料肥皂和除臭剂，不用香水、头发和身体喷雾剂。⑤ 保持家居环境清洁，经常进行吸尘，清除尘螨、真菌等。

（3）关注患者房间：① 在日常生活中将地毯换成木地板或瓷砖，因为地毯是尘螨和真菌很好的滋生地。② 经常清洁毛绒玩具，正确的方法是将其冷冻24小时后再以冷水冲洗。③ 打扫房间时采用湿拖把或抹布，尽量避免灰尘。④ 最好不要用布面家具，而改用表面可擦拭的家具。⑤ 也不要用布艺窗帘，可以用上下开启的百叶窗。⑥ 不要让宠物进入患者卧室。⑦ 把有强烈气味的物品拿出房间。

（4）关注患者睡床：① 将患者床垫、枕头罩上带拉链的防尘螨罩。② 不要使用荞麦做的枕芯或床垫芯。③ 每周用60℃的热水清洗所有床上用品，洗好后放在太阳下晒干。

（5）培养良好的生活习惯：① 饮食、睡眠、大小便要定时。平时不饱食，不吃过咸或有刺激性的食物。除了忌食肯定会引起过敏或哮喘的食物以外，应避免对其他食物忌口，以免失去应有的营养平衡。② 要让患者每天有一定的户外活动时间，活动的内容可按年龄、身体的耐受程度而灵活掌握。切不可因为害怕哮喘发作而过分限制其体力活动。当然，如果他有哮喘发作的情况则要注意休息；如果他哮喘发作有季节性，要仔细观察，发病季节时要减少户外活动。

帮助患病的家人更好地控制哮喘

（1）在家里比较醒目的地方贴一个便条，以提醒患者使用控制药物。

（2）在门口也贴一张便条，以便在患者出门时检查是否随身携带了快速缓解的吸入药物，确保紧急需要时，能够很容易找到它。

（3）将吸入器放在室温下保持，而不是在冰箱里。

（4）定期清洁吸入器和面罩。

（5）定期检查吸入器，以确保药物足够且在有效期内。

（6）了解患者哮喘行动计划。

注意监测患者的哮喘先兆

患者哮喘发作前往往有先兆症状：如连续打喷嚏、咳嗽、烦躁、精神不振、呼吸加快，使用平喘药物的次数明显增多等是发生哮喘先兆，这时就需要及时到医院就诊。如果在医生指导下，日常使用峰流速仪进行峰流速监测，可以更好、更早发现病情变化，以便指导治疗，更好地控制哮喘发作。

上海市浦东新区公利医院呼吸科　赵　蕾

慢性咳嗽是指病程持续 8 周以上的咳嗽,鼻部疾病常是"元凶"之一。临床上将慢性鼻炎或鼻窦炎等引起的以慢性咳嗽为主要表现的病症叫做上气道咳嗽综合征。发生原因多为鼻部疾病产生的炎性分泌物如鼻涕向后倒流至鼻后或咽喉等部位,直接或间接刺激相应的咳嗽感受器所致,故以前又称为鼻后滴流综合征。不过,位于咽喉部的感觉神经因炎症刺激兴奋性升高引起的咳嗽高敏感性也参与到咳嗽的形成。上气道咳嗽综合征占慢性咳嗽的 25%~26%,是常见的慢性咳嗽病因。因此,如能正确诊断和治疗上气道咳嗽综合征,将有助于及时改善患者的咳嗽症状,解除疾病的痛苦。

引起上气道咳嗽综合征的基础疾病多为慢性鼻炎,如一年四季均有症状的常年过敏性鼻炎或季节性发作的过敏性鼻炎,其他还有非过敏性鼻炎,相对较少见的为慢性鼻窦炎。症状根据基础疾病不同而有所差异。咳嗽多为干咳,以白天明显,也可有多数不等的白色黏液痰,由慢性鼻窦炎引起的还有黄脓痰。多数患者还有东西时常掉到咽喉或有东西黏在咽喉的感觉,常有频繁清咽喉的动作,严重者还感觉到咽喉有异物或梗阻,甚至感到呼吸不畅通。过敏性鼻炎引起者常有鼻塞、鼻痒、打喷嚏和流水样涕表现,而慢性鼻窦炎引起者则可有黏液脓性或脓性涕,以及面部痛、牙痛、头痛和嗅觉障碍等。

医生检查可发现过敏性鼻炎患者的鼻黏膜表现为苍白或水肿,鼻腔见清涕或白黏涕,非过敏性鼻炎的鼻黏膜肥厚或充血。部分患者咽后壁黏膜因水肿和淋巴滤泡增生呈现特征性的"卵石样"改变,或咽后壁上附着白色的黏液或黄色的黏脓性分泌物。有慢性鼻窦炎者如进行鼻窦 X 线检查拍片可发现鼻窦黏膜模糊不清、增厚或鼻窦腔内因分泌物聚集形成气液交界的液平面。过敏性鼻炎引起者验血可发现嗜酸粒细胞数量以及比例增多,反映过敏状态的血免疫球蛋白 E 或某种特异性过敏原免疫 E 水平增高。做皮肤过敏原试验可以发现可能对哪些物质过敏。

有慢性鼻炎或鼻窦炎病史的慢性咳嗽患者,应首先想到可能患了上气道咳嗽综合征。如同时有鼻部有东西往后掉的感觉和反复清咽喉动作,上气道咳嗽综合征的可能性就很大,此时需要及时到医院就诊,通过医生的检查或鼻窦 X 线拍片来明确诊断。

上气道咳嗽综合征如何治疗呢? 根据基础疾病的不同,治疗方法也有所区别。

口服抗组胺药是治疗上气道咳嗽综合征的主要措施。对非过敏性鼻炎引起者,可口服第一代抗组胺药马来酸氯苯那敏 4 毫克,每天 3 次,与减充血剂盐酸伪麻黄碱联用,利用麻黄碱的缩血管作用减轻鼻黏膜充血水肿和腺体分泌,快速缓解鼻部和咳嗽症状。目前市面上已经有多种抗组胺药和减充血剂复合制剂,内含的药物成分相互之间具有协同或相加作用,应用也很方便,在保证治疗效果的同时能减少每种药物的用量,降低药物副作用的发生机会或严重程度。如美敏伪麻溶液每次口服 10 毫升,每天 3 次,或复方甲氧那明每次 2 粒,每天 3 次。服药后数天或 2 周内就能缓解咳嗽症状,但停药后有可能复发。副作用主要为嗜睡、头昏、口干和便秘,因此服药期间应避免从事高空作业或车辆驾驶等,以防发生意外。有严重前列腺增生症和青光眼的患者不宜使用第一代抗组胺药,以防发生急性尿潴留或青光眼病情加重。

对过敏性鼻炎引起的上气道咳嗽综合征,首选镇静作用小的第二代抗组胺药。这类药物品种较多,疗效相似,可根据何种药物容易得到和患者的经济条件选择使用。常用的氯雷他定和西替利嗪均为 10 毫克口服,每天 1 次。白三烯受体拮抗剂孟鲁司特 10 毫克口服,每天 1 次,也有助于减轻鼻黏膜充血水肿和过多的黏液分泌而缓解咳嗽症状。

由慢性鼻窦炎引起的上气道咳嗽综合征,常存在鼻窦混合细菌感染,抗感染为重要的治疗措施。选用的抗生素要覆盖革兰阳性、阴性菌和厌氧菌,常用阿莫西林/克拉维酸钾、头孢类或喹诺酮类抗生素口服,疗程不少于 2 周。小剂量大环内酯类抗生素应用也较广泛,但其疗效依赖于它的非特异性抗炎效用,而与抗菌作用无关。常用红霉素 250 毫克口服,每天 2 次,一般 1 个月起效,疗程在 3 个月以上。经以上治疗无效的患者,可以考虑到五官科进行鼻窦手术。

除全身用药外,鼻腔局部可用抗组胺药喷鼻剂和糖皮质激素鼻喷雾剂,以缓解慢性鼻炎和鼻窦炎的鼻黏膜充血、水肿,减少分泌物产生和鼻部症状。抗组胺药局部常用左旋卡巴斯汀喷鼻剂,每个鼻孔每次喷 2 喷,每天喷 2 次。糖皮质激素鼻喷雾剂常用丙酸倍氯米松鼻喷雾剂,每个鼻孔每次喷 100 微克,每天 2 次;或布地奈德鼻喷雾剂,每个鼻孔每次喷 64 微克,每天 2 次;或丙酸氟替卡松鼻喷雾剂,每个鼻孔每次喷 100 微克,每天 1 次。

对过敏性鼻炎引起的上气道咳嗽综合征,避免或减少过敏原接触有助于减轻症状和防止复发。咳嗽症状较重而药物治疗无效者,可考虑接受脱敏治疗。

同济大学附属同济医院呼吸科　邱忠民

　　支气管哮喘(简称哮喘)是一种常见的慢性呼吸道疾病,全世界共有 3 亿人患此病。近年来,随着开展规范化的哮喘诊治,哮喘的总体控制水平得到了极大的提高,很多哮喘患者基本上做到白天没有任何哮喘症状,夜间也很少因喘息憋醒,生活质量不受影响,跟普通健康人无异。但仍有少数哮喘患者,他们即使应用了很高剂量的控制性药物,如吸入糖皮质激素和长效支气管扩张剂(舒利迭、信必可)、孟鲁司特(顺尔宁)、茶碱等,哮喘仍然达不到良好控制状态,白天气喘吁吁,夜间不能安眠,需反复看急诊、住院治疗,这不仅导致哮喘治疗费用的增加,而且严重影响到他们的生活质量,甚至危及生命。我们把这部分患者称作为"难治性哮喘"。虽然难治性哮喘占哮喘患者的 5% 左右,但给患者本人、家庭和社会造成沉重的负担。

　　导致哮喘难以控制的因素是多方面的,诱发哮喘发作的危险因素没有很好地去除可能是哮喘难以根治最常见的原因。如室内外环境(花粉、尘螨、异味等)、反复呼吸道感染、某些药物应用(阿司匹林)、职业暴露等;某些合并症如过敏性鼻炎、鼻窦炎、胃食管反流、肥胖等。只有对上述危险因素或病症充分地避免或治疗,才能有效地控制哮喘。

　　吸烟不仅仅是哮喘的触发因素,也是难治性哮喘的重要原因。无论是主动吸烟还是被动吸烟(二手烟)的哮喘患者均比不吸烟的哮喘患者症状更严重、发作次数更多、肺功能减退更快。一项英国的研究显示,与从未吸烟者相比,当前仍吸烟的哮喘患者哮喘症状控制不佳的可能性增加 4 倍以上,而且吸烟量的多少(支数)与哮喘症状的控制状况显著负相关。据统计,约有 35% 急诊就诊的哮喘急性发作患者有吸烟史。怀孕期吸烟及分娩后吸烟,可显著增加新生儿出现哮喘样症状的风险。据一项意大利的荟萃分析显示,怀孕期吸烟可导致新生儿发生喘息的可能性增加 36%。

　　吸烟也是导致患者对治疗产生抵抗的原因。吸烟使哮喘患者对吸入或口服糖皮质激素出现抵抗或反应降低;也影响茶碱类药物的代谢,导致其半衰期较不吸烟者缩短 50% 左右。

　　吸入糖皮质激素是目前治疗哮喘最有效的药物。糖皮质激素通过体内一种酶(组蛋白去乙酰化酶 2,HDAC2)发挥它的抗炎和治疗哮喘的作用,但吸烟可显著降低体内该酶的含量,这当然会导致糖皮质激素的疗效下降。一项英国的研究显示父母吸烟的新生儿组蛋白去乙酰化酶减少 54%。

吸烟的哮喘患者一旦戒烟,将大大有助于哮喘病情的控制。戒烟不仅仅减少了香烟烟雾对气道的直接刺激,也减少了机体对糖皮质激素的抵抗,这无疑将改善患者的肺功能,提高患者的生活质量。据丹麦的一项研究显示,戒烟后气道对外界的反应性(敏感性)显著降低,哮喘控制评分显著改善。问题是有不少哮喘患者虽然喘息声声,却烟瘾不断,据 2007 年由中国哮喘联盟组织的一项调查显示,哮喘患者现行吸烟者近 10%。

笔者也有一些仍在吸烟的哮喘病友,他们将哮喘控制的全部希望寄托到医生和药物上,希望医生用最好的药物控制他们的哮喘病情,自己不戒烟。实际上这是一种本末倒置的错误想法,哮喘的治疗,去除发病诱因最为关键!如果哮喘的根本病因或诱因未去除,无论用哪种药物,疗效都会大打折扣;同时,戒烟也是最具价格效益比的一种干预措施,戒烟使哮喘病情得以控制,既节省了医药费用,也减少购烟的费用,一举两得,何乐而不为。

所以,为了您和您的家人,今天就开始戒烟!

上海交通大学医学院附属瑞金医院呼吸科　戴然然　时国朝

在人们的日常生活中,到处都有灰尘。我们的吸入空气里有灰尘,衣服上有灰尘,甚至脸上、身上到处都有灰尘。其中有的能给人带来疾病,引起呼吸系统变态反应,尤其是在房间和卧室里飘浮的灰尘。用这种灰尘制成的变应源浸液给过敏性疾病患者进行皮肤试验,很多显示过敏反应。因此,世界各地的变态反应学家都把屋尘作为重要变应原应用于临床诊断和脱敏治疗。

户外的风沙、泥土,一般不含蛋白质,对人体只引起刺激,不会过敏。为什么屋尘会引起过敏呢? 大家知道,生活中能引起过敏的物质是多种多样的,但无论哪种物质,能够引起过敏反应的过敏原都具有抗原性,都是蛋白质或含有某种蛋白质。屋尘中包含的成分极复杂,有人体脱落下来的皮屑(正常人每周约 5 克)和毛发;有家蝇、蟑螂及其他小昆虫的尸体碎片;有各种丝、棉、毛织品纤维及合成纤维;有真菌、细菌等微生物。如室内饲养宠物,那么屋尘还会有动物的皮屑、唾液和排泄物。屋尘中还含有数量不等的尘螨,每 1 克屋尘可含数百到 2 000 只螨。澳大利亚学者认为气道高反应与接触屋尘螨,特别是藏在被褥中的尘螨有关,并指出防治哮喘在应用吸入糖皮质激素和其他疗法的同时,必须控制屋尘螨的滋生。屋尘中所有这些物质都是重要的过敏原,它们共同决定了屋尘的强烈致敏性。若屋尘浸出液的蛋白氮检测达到每毫升 0.15 毫克以上,即表明该屋尘是引起过敏的主要物质。但屋尘所含致敏性物质极为复杂、多样,可达 40 多种。人和室内灰尘密切接触,屋尘极易被吸入呼吸道而引起气道过敏,发作哮喘。

医学上将诱发过敏性疾病暴发的抗原性物质称为过敏原。由于物种的数量成千上万,因此每一位过敏患者可能都是由不同的抗原性物质引起。哮喘患者可进行过敏原检查,明确诱发因素,从而避免再次接触而使得哮喘发作。检查过敏原的方法分体内及体外法两大类。一是皮试针刺法:就是在把稀释很低的过敏原注射到皮下,观察皮肤的反应,优点是反应直观、快速,缺点是患者痛苦大(一种过敏原做一个皮试),患者不能耐受,还有就是皮试液的标准要求高,一般医院不采用这种方法;还有一种就是抽血法,抽一次血可以做 40～60 多种的过敏原,优点是快速准确、特异性好、痛苦少,尤其适用于小儿、症状较重的患者及晕针或不愿做皮肤试验的患者;缺点是过敏原检查项目较少,价格也比较贵。

采用酶免疫法快速、准确、无痛检测过敏原,可对患者血清或血浆中的过敏源(总 IgE、总 IgG、特异性 IgE 等)进行定性和定量检测。酶免疫法用于检测

IgE 介导的速发型过敏反应，速发型的过敏反应有明显的季节性，发病时间短、发病率高。该试验解决了常规皮肤试验在 I 型变态反应患者发作期不宜检测过敏原的难点。IgG 用于检测迟发型的过敏反应，该反应主要与食物有关，即食物不耐受。表现为接触过敏原几天或 1 周后才出现相关症状。这些过敏反应常因症状滞后而被误诊，临床表现为各系统的慢性症状。如长期病因不明，反复发作，久治不愈，建议应查食物 IgG。各家医院目前所用的过敏原检查试剂盒大致可以分为这样几种：① 吸入性过敏原的筛查实验。② 食入性过敏原的筛查实验。③ 吸入性过敏原分类检查（这种试剂盒可以查出具体引起过敏反应的吸入性物质，比如尘螨、花粉等）。④ 食入性过敏原分类检查（同样可以查到具体的引起过敏的食物）。

对屋尘过敏者大多数是在家里发病重，在屋外轻，有的患者一进自己的卧室就胸闷、憋气，喘息发作，但到了户外或回到办公室，症状即刻减轻或停止发病。为了使屋尘减少到最低限度，应移走卧室内所有容易沉积灰尘的杂物，如地毯、沙发、多余家具等。如有条件，患者最好单住一个房间，室内陈设尽量简单，墙壁、地板、天花板、床具、桌椅等要经常擦洗，随时保持清洁，衣物应经常清洗、暴晒。对屋尘过敏者，原则上不要自己动手打扫卫生，不要到有尘土飞扬的房屋或贮藏室去，床具最好每天用吸尘器清扫。

同济大学附属第十人民医院呼吸科　彭爱梅　王昌惠

哮喘是一种常见病,也是世界公认的医学难题。世界卫生组织将它列为疾病中的四大顽疾,是仅次于癌症的世界第二大致死和致残疾病。据统计,全世界患有哮喘的人数约有3亿之多,我国的哮喘患者也达到了3 000万。尽管如此,只要充分认识了哮喘本质,掌握了哮喘的防治手段,哮喘也就并不那么可怕了。那么,什么是哮喘呢?

根据世界卫生组织和美国国家卫生院组织修订的"全球哮喘防治战略"定义,哮喘是由许多炎性细胞及细胞成分参与的慢性气道炎症性疾病,这种慢性炎症可引起气道高反应性,导致患者反复发作喘息、气短、胸闷和(或)咳嗽等症状,这就是哮喘。那么,哮喘又是如何发生的呢?

哮喘的发病机制较复杂。目前认为,某些环境因素作用于具有哮喘遗传倾向的人以后,通过机体免疫系统释放炎性介质、细胞因子等引起气道炎症和气道高反应性;同时,构成气道组织的一些气道固有的结构细胞及免疫细胞的相互作用,加之气道神经调节的异常等,又加重了气道高反应性和气道炎症。因此,在环境激发因素的作用下,引起气道炎症加重,平滑肌收缩,导致患者出现哮喘症状。引起哮喘的外界因素纷繁复杂,常见的有屋螨、动物变应原、蟑螂变应原、真菌、花粉等。某些职业性致敏源以及吸烟(无论是主动还是被动)、室内外空气污染、呼吸道感染等也是诱发哮喘发作的常见外界因素。另外,一些社会因素、饮食和药物、气候变化、情绪变化等也常诱发哮喘。

患有哮喘的患者多能描述其发作的经历,即反复发作喘息、气短、胸闷和(或)咳嗽等症状,这些症状在夜间或早晨尤其容易发生。正在发作时的哮喘患者,医生在检查时多可听到有哮鸣音。哮喘的特点之一是发作性,尤其在发作季节,而在缓解期可无任何症状和体征。有一部分哮喘患者并不表现有典型的上述症状,而是以发作性咳嗽为唯一症状,这类哮喘称为咳嗽变异型哮喘。因此,长期反复咳嗽者不要简单地误认为是气管炎或支气管炎,需要去专科门诊就诊,以确认或排除哮喘。

尽管目前还无任何药物能治愈哮喘,但只要认真地按照医生的要求正规治疗,还是可以很好地控制哮喘发作,不至于影响患者的学习、工作和生活。

治疗哮喘的药物很多,归纳起来有以下两类,即控制性药物和缓解性药物。控制性药物是指要长期使用的药物,这些药物主要通过抗炎作用以获得对哮喘的临床控制,主要有吸入性糖皮质激素、白三烯调节剂、长效的β_2受体激动剂、缓释茶碱、色甘酸钠、抗 IgE 抗体等；缓解药物是指按需要使用的药物，这些药物通过迅速解除支气管痉挛从而缓解症状，具体的药物有速效吸入性β_2受体激动剂、吸入性抗胆碱能药物、短效茶碱及口服β_2受体激动剂等。在具体使用药物时，要首先判断哮喘处于哪一个分期。一般而言，哮喘可分为临床缓解期、慢性持续期和急性发作期，在不同分期内所采用的治疗药物是不同的。在非急性发作期内，所有哮喘患者无论严重程度如何，均应按需要吸入β_2受体激动剂，同时根据哮喘控制水平，由医生制定治疗方案并根据治疗反应调整。而在急性发作期，可按照不同的程度给予相应的药物。如对轻度患者，按需使用β_2受体激动剂，效果不佳时口服β_2受体激动剂控释片；口服小剂量茶碱；每日定时吸入激素；夜间哮喘可加用长效吸入β_2受体激动剂或抗胆碱能药；中度急性发作期患者，规律吸入β_2受体激动剂或口服β_2受体激动剂控释片，必要时持续使用持续雾化吸入；口服茶碱或静脉应用氨茶碱；应用抗胆碱能药；每日吸入大剂量激素；对于重度到危重度患者，则需要到医院急诊救治，医生可根据患者的一般情况，给予持续雾化吸入β_2受体激动剂或加用抗胆碱能药；有缺氧时可吸入氧气；静脉应用氨茶碱；应用全身激素，逐渐过渡到每日吸入大剂量激素；纠正酸碱失衡；必要时行机械通气治疗；有感染征象时选用敏感抗生素治疗。

在这里有必要对哮喘治疗中激素的应用多讲几句。很多哮喘患者对哮喘治疗过程中激素的使用有所顾虑，认为激素的副作用大、有依赖性等，其实不然，激素是目前最有效控制气道炎症的药物。我们主张治疗哮喘时应采用吸入途径给药，吸入时药物直接作用于气道，获得较好的控制炎症作用，能有效改善哮喘症状，提高生命治疗，改善肺功能，降低气道高反应性，减少哮喘发作。由于是吸入给药，故所需剂量不大，因此全身副作用小。国内外均进行过相关实验，吸入治疗剂量的激素后，对儿童的生长发育以及对妇女的骨质疏松等影响均很小。

哮喘是一种慢性病，目前尚无根治的方法，但是，通过规律有效的防治措施，完全可以使患者哮喘得到较好控制，减轻肺功能下降，并使哮喘患者能正常地生活、工作和学习。因此，哮喘不可怕。

上海长征医院呼吸科　石昭泉

72 "哮喘"知多少

哮喘,是老百姓熟知的疾病,学名为支气管哮喘,是一种气道慢性炎症性疾病,哮喘的实际发病率很高,很多人没有意识到周围的亲人朋友或自己本人的很多身体不适其实就是哮喘的一些表现。

有些人发现某一个季节老出现咳嗽,咳一两个月都不好,咳嗽厉害时可能觉得胸闷、呼吸不畅,吃了很多抗生素、止咳药水都没见好转,到医院就诊后,医生判断可能是"咳嗽变异性哮喘",这种哮喘很隐蔽,持续时间很长,有时候需要做肺功能等一些辅助检查来诊断,一旦明确诊断,用上治哮喘的药,马上就药到病除了。

还有些中老年人以前没有哮喘的病史,但年纪大了发现经常感冒后就有点喘或者咳嗽,平时的感冒药都没有用,压根不会考虑可能是哮喘,以为那应该是小孩或者小青年得的病,其实哮喘分内源性和外源性哮喘,这种年纪大了再发病的可能就是内源性哮喘,仔细问问,家族里应该会有家族史或过敏史。所以此类哮喘就不要再当感冒治,用些哮喘的扩张支气管药或者吸入用药就能好转了。

另外有些年轻患者本来有明确的过敏性鼻炎史,一直认为过敏只会导致流鼻涕、鼻塞、打喷嚏等鼻部症状,殊不知过一段时间后,除了鼻炎的症状,居然出现了喘息的症状,其实过敏性鼻炎是很容易合并哮喘的,鼻炎是上呼吸道,哮喘是下呼吸道,其实质都是气道过敏性表现。

那么诊断了哮喘,到底能不能治好呢?很多人很害怕哮喘,可是哮喘又经常要发作的呀,以为这是一辈子的毛病,多麻烦啊。其实这也是个误区,哮喘控制好了和正常人是没有区别的,只要规律地用药,根本不影响学习生活。很多患者害怕使用糖皮质激素,但现在医学发展了,哮喘的控制用药已经很方便,简单的吸入治疗就能起到很好的效果,而且用药剂量小、局部吸收、副作用很小,完全不必担心有大的副作用;反而如果不接受正规治疗,哮喘老是急性发作倒是有很大的危害。

讲了这么多,是告诉大家关于哮喘这个疾病的一些正确认识,不用再谈"哮喘"色变了。

上海交通大学附属第六人民医院呼吸科　顾晓花

春季万物复苏,却是哮喘的高发季节。如何预防季节性哮喘发作呢? 需要注意以下几点。

(1) 远离过敏原:春暖花开,各种花粉通过空气传播,被支气管哮喘患者吸入体内;天气转暖,各种病原微生物大量繁殖,随呼吸道吸入体内,其作为异体蛋白质也可导致支气管哮喘发作;此外,某些动物(如蟑螂、螨虫等)的分泌物及其皮屑,以及屋尘等也可进入呼吸道,诱发支气管哮喘。故支气管哮喘患者在春季应避免到郊外、花园等处,以免接触花粉;最好湿式打扫室内卫生,以免吸入上述动物的分泌物、皮屑和屋尘等。

(2) 避免周围环境的非特异性刺激:在南方,春天一般空气湿度大,除了真菌繁殖加快外,气压较低;在我国北方,秋天和初冬气候干燥,强冷风的刺激等都是激发哮喘发作的重要非特异性刺激因素。因此哮喘患者需关注天气变化,根据天气情况增减自己的衣服,如遇上述天气,最好不外出或采取预防措施(如戴干净的口罩)。如行走在街上,突然遭强风的袭击,应当背风而行,避免迎风饱受冷空气的刺激。

(3) 预防呼吸道感染:春季是呼吸道感染高发时期,致病的病原体多为病毒、细菌、支原体等,对于哮喘患者,这些病原在作为感染原的同时又可以作为过敏原被患者吸入,可直接导致呼吸道感染并诱发哮喘。尽量不去人群聚集的地方,如:商店、影剧院、各种聚会,以免交叉感染。对流感疫苗不过敏者,可注射流感疫苗。

(4) 远离香烟:香烟能够引发许多疾病,烟中的化学品及吸烟时喷出的烟雾对哮喘患者都会有直接的影响,因为它们会刺激呼吸管道,所以患者应戒掉抽烟的习惯。另外,患者亦要尽量避免被动吸烟。

(5) 适量的运动:运动虽然可能诱发哮喘,但运动又能够有效增强心肺功能,对控制病情大有帮助。所以哮喘患者没有必要完全停止运动,只要遵循医生的意见,还是可以适当运动的。游泳是十分适合哮喘患者的运动,因为有足够水分的关系,所以多数不会引致病发。

(6) 保持良好的饮食习惯:哮喘病患者的饮食应清淡又富有营养,不吃能引起哮喘发作的食物和"发物",少吃辛辣油腻的食品。多吃蔬菜水果(如梨、香蕉、枇杷等)以及蔬菜(如萝卜、丝瓜等)。同时,要注意补钙,因为钙具有抗过敏等功能,但用海产品补钙时,要注意防过敏。要多喝水,少吃多餐。另外,还应有良好的生活方式,定时作息,不要过度劳累,还要时刻保持愉快的心情。

(7) 采取正确的治疗方案:哮喘是一种慢性反复发作的疾病,需长期治疗。部分患者只采取应急手段,只在哮喘发作时才想起治疗,而在缓解期则不用任何药物,这样反复发作,久而久之会对患者的肺功能造成不可逆的严重损害,导致肺气肿、肺心病等严重并发症。哮喘的现代治疗重点应放在缓解期,通过规律吸入激素,达到抑制气道炎症、维持患者正常或大致正常的肺功能、预防哮喘发作、保证患者生活质量的目的。因此哮喘患者一定要到正规医院就诊,在专科医生指导下制订长期的治疗方案,这样才可延长哮喘的缓解期,尽可能减少发作次数,即使有急性发作,也可使发作程度减轻。

总之,当我们尽情享受春意盎然的美景时,别忘了从生活的每一个细节做起来预防哮喘,因为健康的身体才是春天里最美丽的风景线。

上海交通大学医学院附属第三人民医院呼吸科　梁　丽

74　支气管哮喘是怎样一回事

支气管哮喘是发生在支气管的一种疾病,其临床表现是胸闷、气急和咳嗽。主要原因是由机体对外环境中物质的过敏引起的,其本质是一种全身性的变态反应性疾病,也就是一种免疫功能失调的表现。

要想了解支气管哮喘,首先要知道支气管是怎样的?支气管因其形态像自然界中的树木又被称为支气管树。它的结构确实像一棵倒过来的树。这棵树的主干称为气管,然后根据二分法,一支分为两支,即左右支气管,如此反复经过26次分支,最后与肺泡相连。支气管与肺泡的关系就好像树干、树枝与树叶的关系一样。它们与血管、淋巴管共同组成了肺脏。

可以把支气管比喻成人体的"烟筒",机体代谢需要的氧气和代谢产生的二氧化碳气体都要通过这个"烟筒"运输。有生活常识的人都知道,烟筒不通畅,炉子的火就不旺盛,甚至熄灭。如果人体的"烟筒"——支气管不通畅了,机体就会出现缺氧和二氧化碳潴留,患者出现胸闷、气急、心慌、咳嗽、发绀等临床表现。支气管哮喘发作时,就会出现这种情况,医学上称为支气管狭窄。

支气管狭窄是如何发生的呢?先要从支气管壁的组织结构谈起。支气管壁从内到外由黏膜、黏膜下层和外膜三层结构组成。当患者吸入过敏物质时,支气管就会出现过敏反应,表现为支气管黏膜和黏膜下层组织水肿、分泌增加,外膜中的平滑肌收缩,结果导致支气管管腔狭窄。

已知支气管哮喘是一种过敏性疾病,因此治疗的首要方法就是脱离过敏原。常见的过敏原有:宠物的皮毛、油漆、花草、灰尘中的尘螨等。但是,令人头痛的问题是对一种物质过敏的患者十分少见,哮喘患者往往对多种物质同时过敏,这样就无法脱离过敏原。由于不能成功地脱离过敏原,医生转而采用免疫抑制的方法治疗,例如吸入或口服糖皮质激素。虽然糖皮质激素可以控制症状,但是不能根治此病。而且,长期大量应用糖皮质激素会引起全身的副作用,例如向心性肥胖、多毛、骨质疏松、糖尿病及影响儿童的生长发育。为减少这些副作用,目前医生多采用小剂量的糖皮质激素吸入治疗。其他疗法包括:抗过敏药物、茶碱和 β_2 受体兴奋剂等支气管扩张药物。

上海交通大学附属第六人民医院呼吸科　沈　策

75 支气管哮喘与饮食

越来越多的研究表明,饮食也是支气管哮喘发病的影响因素之一。如果饮食不当,会诱发哮喘发作或加重哮喘症状。而另一方面,如进行适当的饮食调整、保持良好的饮食习惯有助于预防哮喘发作、缓解哮喘症状。那么对于广大哮喘患者而言,在重视药物治疗的同时,不能忽略了日常饮食。下面我们就从以下几个方面来谈谈哮喘患者日常饮食的注意事项。

(1)应严格禁食过敏食物:食物也是过敏性哮喘的诱发因素之一,6%～8%的儿童和1%～2%的成年人会发生食物过敏。食物过敏者除出现呕吐、腹泻等症状外,常伴有支气管痉挛,出现呼吸困难。因人的体质不同,能够引起过敏反应的具体食物种类也不同。可能诱发哮喘的常见食物包括奶制品、鸡蛋、海产品、豆类、花生等,这些食物中常含有较高的变应原成分,容易诱发气道痉挛。哮喘患者应仔细摸索自己的饮食致敏规律,应避免食用致敏的食物,以避免诱发哮喘发作。

(2)少吃盐,尽量控制饮食中钠盐摄入:支气管哮喘对盐十分敏感,进食过咸的食物容易诱发喘病,民间一直有"吃咸好喘"的说法。在哮喘发作期,如吃盐过多,会增加气道反应性,对外界环境变化更为敏感;而且体内盐分过多导致痰液黏稠度增加,加重气道阻塞,导致症状恶化,并增加药物用量。限制盐的摄入则有助于减轻哮喘症状,所以对哮喘患者应给予低盐饮食,应尽量不吃或少吃咸菜、酱菜、咸肉等制品,减少盐的摄入。

(3)避免吃刺激性食物和产气食物:食用刺激性食物如辣椒、花椒、芥末、咖喱粉等,容易出现呛咳,极少量上述刺激性食物呛入呼吸道即会对呼吸道黏膜带来强烈刺激,有可能诱发气管痉挛,加重哮喘症状,所以尽量不要食用。产气食物有韭菜、黄豆等,它们在消化过程中会产生大量气体,导致腹部胀气,膈肌上抬,肺通气受限。故哮喘患者不宜多食产气食物。中医认为,荸荠、白萝卜、红枣、莲子、山药等是具有健脾化痰、益肾养肺之功效的"顺气食物",对预防哮喘发作有一定作用,可适当食用。

(4)不宜食用过冷或过热的食物:雪糕、冰淇淋、可乐、汽水及其他含气饮料在夏天最受喜爱,但对于哮喘患者需注意尽量少食或不食。过冷食物除刺激胃肠导致消化不良外,也容易诱发哮喘。而人工配制的含气饮料所含二氧化碳气体较多,不利于肺通气。此外,过热或比较烫的食物也容易刺激气管,引起阵发性咳嗽。因此,哮喘患者平时最好吃温热的食物。

（5）哮喘患者应禁止饮酒：饮用烈性酒可立即引起哮喘发作；即使在饮低度酒时，也可出现明显的呼吸阻力增加。这是由于酒刺激气管黏膜表面的感受器，通过迷走神经反射，使支气管平滑肌收缩、痉挛而造成哮喘发作。而且喝酒会干扰呼吸中枢，使得患者睡眠时现呼吸不规则甚至呼吸停止等，危及生命。因此，哮喘患者饮酒是非常危险的，尤其是睡前饮酒。

（6）饮食节制、避免暴饮暴食：流行病学资料显示肥胖与哮喘密切相关，肥胖者哮喘发病率高、症状严重，而且药物疗效差。因此，体重超重者需注意节食，尽量降低脂肪的摄入量，增加体育锻炼，避免过度肥胖。

（7）多食蔬菜和水果：蔬菜和水果中富含维生素。维生素可保护支气管上皮细胞及减少毛细血管通透性，促进炎症好转，补充维生素还可以增强机体免疫功能，促进人体的抗体形成和白细胞的吞噬作用，减轻呼吸道感染症状。此外，β胡萝卜素、维生素 C、维生素 E 等能够起到抗氧化的作用，有利于清理自由基等毒性物质。一些蔬菜如萝卜、丝瓜等，具有下气、化痰、清肺的作用，这对哮喘患者十分有益。此外，我们日常食用的果蔬，如苹果、梨、浆果类、柑橘和洋葱含有大量的可溶性纤维素，这些膳食纤维不能被人直接消化，需要肠道内天然存在的细菌来协助，这些微生物能摄取"可溶"的纤维，将其发酵生成特定类型的脂肪酸，这些脂肪酸能够与免疫细胞相互作用，帮助机体抵御哮喘。

（8）要多饮水、补足水分：哮喘症状发作时，呼吸加快，出汗较多，体内水的需求必然增多，如不及时补充水分，可使气道内分泌物变得黏稠，难以排出，加重气道阻塞。多饮水可以补充哮喘患者发作时水分的丧失，保持呼吸道湿润，稀释痰液，防止痰液黏稠阻塞呼吸道。

总之，支气管哮喘患者的饮食宜清淡、少刺激，但也需注意保证必需的营养摄入，不能过分限制饮食，使机体免疫力降低，反而不利于哮喘的控制。饮食有技巧，吃也是个学问，根据自身情况选择合理的饮食对于预防、控制哮喘非常有益。

上海交通大学医学院附属仁济医院呼吸科　陈　碧　蒋捍东

支气管哮喘是一种常见的气道慢性炎症性疾病,大多数哮喘患者对周围环境中的物质过敏,未脱离过敏原是哮喘患者病情加重和难以控制的常见原因之一。在引起哮喘的变应原中,真菌是空气中继尘螨、花粉后重要变应原之一。真菌可以导致顽固性哮喘的发生,容易被人们所忽视,增加诊断和治疗的难度。真菌与哮喘的关系密切。有研究发现,哮喘患者的症状、严重程度、死亡率和住院率与空气中真菌孢子的数量及室内真菌的暴露相关。另外,皮肤真菌过敏原测试阳性和真菌过敏现象在重症哮喘中更常见。

肺部真菌感染是临床上常见的机会性感染,占深部真菌感染首位。目前资料表明,长期应用广谱抗生素、糖皮质激素、免疫抑制剂、化疗或放疗后以及艾滋病患者深部真菌感染近年来逐渐增多,呈现上升趋势,尤其以呼吸道慢性疾病继发真菌多见。支气管哮喘是气道慢性炎症性疾病,其与真菌感染常互为关联,真菌孢子的吸入可以导致哮喘的发作,哮喘患者又可因为长时间使用激素等原因而继发真菌感染,使哮喘的治疗更为困难。

变应性支气管肺曲霉病(allergic bronchopulmonary aspergillosis, ABPA)是机体对寄生于支气管内曲霉(主要是烟曲霉)产生的变态反应性炎症。该病常在患有慢性哮喘或囊性纤维化(CF)患者的基础上发生。关于 ABPA 的发病率文献报道各异,在慢性持续性哮喘患者中发病率为 $1\%\sim2\%$,囊性纤维化患者中为 $2\%\sim15\%$。一些学者认为可将变应性支气管肺曲霉病看作是哮喘的并发症。当临床上出现反复的支气管哮喘发作,且胸部提示肺内浸润影合并中心性支气管扩张,外周血嗜酸性粒细胞明显增高,血总 IgE 浓度增高($>1\,000$ ng/ml),需考虑变应性支气管肺曲霉病的可能,痰中找到烟曲霉菌丝可以明确诊断。

近年来国外学者描述了一种哮喘的新类型——真菌致敏的严重哮喘(severe asthma with fungal sensitation, SAFS),这是一类由于真菌敏感导致的严重哮喘,但又不符合变态反应性支气管肺曲霉病(ABPA)诊断的患者。诊断标准如下:① 严重哮喘,符合英国胸科协会(BTS)哮喘分级治疗中的第 4、5 级标准或相等情况。② IgE$<1\,000$ IU/ml。③ 真菌皮肤过敏原测试阳性或真菌的特异性 IgE 增高。关于此类哮喘与变应性支气管肺曲霉病之间的关系目前尚不清楚,包括基因表型等还需做深入研究。如果在哮喘治疗的过程中患者喘憋症状一度好转后又出现加重,但是患者无急性感染加重的依据,无发热,影像学无变化,其痰涂片发现有新近出现的真菌孢子和菌丝,痰培养鉴定真菌菌种,经

短期的抗真菌治疗后症状再次缓解,符合上述条件的患者被认定为临床上存在真菌致敏表现。

支气管哮喘患者的气道高反应性及过敏体质使其对真菌的易感性增加,同时又加重哮喘症状,在临床上对于有使用糖皮质激素及吸入装置雾化治疗史和机械通气史的顽固性哮喘患者需考虑真菌感染可能,进一步行胸部 CT 和真菌的相关检查。在临床诊断和确诊病例的治疗上必要时需考虑联合使用抗真菌药物。支气管哮喘继发肺真菌感染时临床表现特异性少,常规治疗效果欠佳甚至无效,故临床治疗顽固性哮喘时应重视继发肺真菌感染的可能并采取相应的措施。

综上所述,真菌感染与支气管哮喘关系十分密切,真菌致敏的支气管哮喘有其特有的临床特点,治疗上也有其不同之处。在临床上遇到持续性哮喘、哮喘症状难以控制或哮喘治疗过程中病情反复等情况,我们需要想到真菌致敏的可能,进行相关的检测和检查,找到临床依据,从而及时地给予抗真菌治疗。所以激素和抗生素合理应用是关键,一旦有真菌感染及时应用抗真菌药,宜按药敏选择。

另外,哮喘患者又可因为长时间使用激素等原因而继发真菌感染,使哮喘的治疗更为困难。全身性真菌感染是哮喘的严重并发症,应积极给予抗真菌治疗。支气管哮喘与真菌感染也常互为因果关系,因此,在支气管哮喘合并感染时抗感染的临床治疗就显得尤为重要,治疗的合理性将直接影响病情的发生、发展和预后效果。

上海交通大学医学院附属新华医院呼吸科 杨天芸 郭雪君

很多患哮喘病的妇女担心怀孕后病情会加重,影响母子健康,事实上,据统计约36%的哮喘孕妇在妊娠期间哮喘减轻,41%无明显变化,仅23%的哮喘患者可能出现病情的加重,其中少数者会影响到孕妇和胎儿。怀孕过程中哮喘病情的变化可能与孕妇体内激素分泌的变化有关。

哮喘患者妇女怀孕后应该注意哪些事项?归纳起来有以下几点:积极预防哮喘发作,及时缓解发作时症状,注意纠正孕妇缺氧状态及避免使用对胎儿有损害的药物。

哮喘妇女怀孕后应尽可能避免促发哮喘的因素,尽可能消除和避免接触生活环境中的各种过敏原,例如花粉、灰尘、煤烟味、香料、冷空气和宠物等,禁止吸烟和避免被动吸烟,避免精神紧张,防止呼吸道感染。主要的措施包括:预防尘螨、预防室内空气污染、避免过敏性食物、避免过敏性动植物的接触、保持情绪稳定等。在空气中过敏原浓度增高的季节以及空气质量较差的时间避免外出。保持室内适宜温度和湿度,避免过分劳累及精神紧张,并注意预防呼吸道感染,若有缺氧应及时吸氧,以保证孕妇及胎儿氧供应充分。

大量研究认为导致哮喘患者不能顺利怀孕和分娩的危险因素主要与哮喘发作的严重程度有关,而在严密的观察和有效的治疗下,哮喘患者怀孕和分娩的风险并不比正常孕妇高,也不会对胎儿产生不良后果。经良好控制的孕妇大多数都能较顺利地度过整个妊娠期。反之,如果孕妇哮喘症状长期得不到有效的控制,特别是反复发作的中重度哮喘,可能因发作时的体内缺氧而导致胎儿低氧血症,使胎儿宫内发育迟缓。这样早产儿、低体重儿、高胆红素症、新生儿畸形等发生率将会增加,有的甚至威胁孕妇和胎儿的生命。

很多哮喘妇女害怕怀孕期用药会对胎儿产生有害的影响,害怕和拒绝用药,以致哮喘病情发展更为严重,这对孕妇和胎儿都非常有害处。实际上有很多药物还是很安全的,可供选择应用。目前证实,应用常规剂量,尤其是吸入性短效 β_2 激动剂,对孕妇和胎儿均是安全的,但不推荐使用长效 β 受体激动剂。肾上腺素有致畸作用,禁用。虽然有报道妊娠期长期口服糖皮质激素可能会使妊娠糖尿病和先兆子痫的发生稍有增加,也可能会引起早产和胎儿体重减轻。但由于哮喘剧烈发病和缺氧对胎儿所造成的危害可能更大,因此该用激素的时候,在医师的指导下,还是应当使用。近年来经国外学者长期动物实验和临床观察,特别是通过药物动力学研究证实,氢化可的松、泼尼松和泼尼松龙对胎儿没有多大作用,而地塞米松进入胎盘的浓度较大,对胎儿的作用和对孕妇的作用相似。根据以上结果,如果哮喘孕妇因病情需要应用口服泼尼松、泼尼松龙或静脉滴注氢化可的松,对孕妇和胎儿来说还是安全的,但地塞米松则不宜应用。由于吸入性糖皮质激素主要在局部起作用,全身副作用更少,安全性比口服和静脉滴注要好。特别对于一些长期吸入糖皮质激素的哮喘孕妇不应突然停药,因为至今尚未发现吸入糖皮质激素对孕妇和胎儿有特殊影响。

妊娠期用药应注意的事项:① 妊娠前 3 个月是胎儿发育的关键时期,应用药物要严格,尽可能采用非药物疗法;妊娠 3 个月后用药可适当放宽。尽量避免应用对孕妇及胎儿安全性尚未确定的药物。② 尽可能通过吸入途径用药,减少全身用药时药物通过胎盘的机会。如果哮喘发作每周少于 2 次,夜间哮喘发作每月少于 2 次,可选用 β_2 激动剂吸入剂,在常规剂量下对胎儿没有损害作用。如果症状得到控制则停用。③ 控制哮喘首选吸入糖皮质激素。④ 尽可能减少低氧血症对胎儿可能造成的危害。⑤ 控制哮喘症状所需平喘药物的剂量最小,不良反应控制在最低限度。

当妊娠期出现呼吸道细菌感染或其他情况需用抗生素时应尤其谨慎,一般来说按美国 FDA 对妊娠期抗生素的分级,青霉素、头孢菌素、大环内酯类、氨基糖苷类等抗生素属于对孕妇较为安全的 B 级,但考虑到哮喘孕妇的过敏状态,应用大环内酯类抗生素即红霉素、罗红霉素、阿奇霉素等较为合适,此类抗生素引起过敏的概率较低。

除了预防和正确用药,在孕期中需对孕妇生理状况及胎儿进行监测,以尽早发现病情变化。对哮喘孕妇和胎儿都需要用适当的检查方法以观察病情的变化。孕妇定期用峰速仪测量最大呼气流速,一直应用到分娩前,这是因为最大呼气流速可间接估计气道高反应性和气道过敏性炎症,其值的下降可先于胸闷、气急等症状的出现,这时提示哮喘的不稳定状态,可能存在对胎儿的潜在危险,需要立即进行药物调整。

上海交通大学医学院附属瑞金医院呼吸科 倪 磊

许多哮喘患者不敢参加体育活动,长期处于活动减少的状态,许多儿童休学或不上体育课,时间一长,不仅身体抵抗力下降,肺功能下降,而且心理方面也受到影响,变得孤僻、内向,产生压抑或恐惧。这些情况显然给哮喘病的治疗带来不利的影响,实际上,哮喘患者在缓解期经常进行适当的体育运动不但对哮喘病患者来说是安全的,而且还可以是治疗程序的一部分。经常锻炼有助于保持肺组织的弹性,增加呼吸肌的力量,增加肺活量,改善肺脏的通气和换气功能,改善患者的身体体质,提高身体的抗病能力和对环境的适应能力。

哮喘患者可在缓解期参与一些轻松、娱乐性强的体育锻炼,项目应以有氧运动为主,如步行、慢跑、骑自行车、游泳等,在轻松愉快的心境中达到锻炼身体的目的。值得推荐的运动方式如下。

全身性保健运动。最常用的有广播操、太极拳和步行等。根据体力情况,先选择一两项进行,有计划逐渐增加运动量。以步行为例,逐步扩大步行距离,逐步加快速度和减少中间休息次数。如果情况许可,在步行的基础上还可做些登楼或慢跑步等活动。为了增加对寒冷的适应力来预防感冒,可在炎热的夏天开始用冷水洗脸,一直延续到寒冬腊月,必要时适当调节水温。

腹式呼吸运动。一般是坐着练,也可躺着或站着练。练时先身体坐稳,腰部自然挺直,两手放在大腿上,肩部和胸部充分放松下垂。从呼气开始,呼时轻轻收缩腹部,经口呼气,在呼气同时发出一母音例如"啊……"或"呜……"等,或者把口唇收缩成吹笛子样,其目的是使声门缩小,气管内保持较高气压以避免狭窄的小支气管部分进一步萎瘪不通。呼气宜轻缓,但要深些,时间较吸气长。吸气时要闭口,空气经鼻孔进入,腹部自然鼓起,保持肩和胸部放松。整个呼吸过程节奏自然轻松,不要屏气。每次练习3~6分钟。练习合理会觉得胸部舒畅,呼吸逐渐趋向平稳缓慢。如果练习中感到胸闷、气促或头昏脑涨,大都由于用力太大、动作不协调或屏气的缘故,要暂停,休息一会再练。哮喘发作时,气急较显著时仍可进行腹式呼吸。

呼吸体操。对防治肺气肿更为合适,在腹式呼吸基础上进行。主要的目的是增强膈肌、腹肌肌力,呼气过程更为完善,减少气体在肺内的陷闭。在医师的指导下进行。

太极拳有锻炼身体多种功能的作用,是哮喘患者治疗和康复的最好方法之一。锻炼者两臂、手腕、肩、背、腹等全身肌肉都放松,柔和的动作会使人感到轻松愉快、心情舒畅,从而使哮喘患者情绪稳定;神经系统的兴奋和抑制过程得到很好的调节,有助于减轻或避免哮喘发作;常打太极拳对保持肺组织的弹性、胸廓的活动度、肺的通气功能及氧与二氧化碳的代谢功能均有很好的影响。

选择不同的体育锻炼方式因人而异,同时也要注意预防一些危险因素。如避免在不良环境下(如空气污染、寒冷环境等)锻炼,应避开灰尘、花粉、烟雾,以减少过敏反应。寒冷环境可诱发哮喘发作,应避免在寒冷而干燥的天气下运动;冬天进行户外运动时,可使用纱巾或口罩遮盖鼻子和口部,以吸进温暖的空气。不要选择在临街的马路边、花粉过多的花丛旁以及气温骤变的早晚进行锻炼。避免在过冷的水中游泳,因为可诱发哮喘,应选择适宜的水温进行水中游泳锻炼。

锻炼前不宜吃得太多。调查显示,运动前 2 小时食量过多时,过敏症的发病率会增加,也易发生气管痉挛,因此,过敏性哮喘患者运动前不宜吃得过饱。在进行任何运动锻炼前,最少要有 10 分钟的热身运动,如步行和伸展运动等。

运动量和运动强度过大是诱发哮喘的常见原因。运动诱发哮喘的发作源于气管、支气管对空气湿度、温度变化的反应。在运动中由于通气量增加,致使气道内的对流和蒸发加剧,气道局部的温度和湿度都发生变化,导致哮喘发作。运动诱发的哮喘,常在剧烈运动 5～8 分钟时出现。哮喘患者应及时调整或控制运动量和运动强度,并避免参加竞争性的体育活动。

使用某些药物也可预防运动型哮喘的发作。常用的药物包括:① 吸入型 β_2 受体激动剂如沙丁胺醇、特布他林等。这些药物应在运动前 10～12 分钟使用,在运动后 2 小时可重复使用。② 色甘酸钠吸入剂,特别适用于儿童,使用时间应比 β_2 受体激动剂提前。③ 白三烯类药物。

总之,运动锻炼对哮喘患者的益处毋庸置疑,但运动本身也可诱发哮喘,关键是控制运动的种类、持续时间及强度,正确的方法加上持之以恒、常年不辍,就能得到显著效果。

上海交通大学医学院附属瑞金医院呼吸科　倪　磊

肺癌

肺癌是一种常见的肺部恶性肿瘤,其死亡率已占癌症死亡率之首。近年来,随着吸烟和各种环境因素的影响,世界各国特别是工业发达国家,肺癌的发病率和病死率均迅速上升,死于癌病的男性患者中肺癌已居首位。据上海市恶性肿瘤统计资料,在男性癌肿病例中,肺癌发病率急剧增多,居第一位。

肺癌的分类方法很多,根据不同的分类方法,肺癌可分为不同的类型。按组织学可分为:小细胞肺癌(16.8%)和非小细胞肺癌(鳞状细胞癌、腺癌、大细胞癌,80.4%);按解剖学部位可分为:中央型肺癌和周围型肺癌;而按照肿瘤的起源不同又可分为原发性肺癌和继发性肺癌。

(1) 按组织学分类:这个区别对采取不同临床治疗和愈后有非常重要的意义。

1) 小细胞肺癌(SCLC):小细胞未分化癌(简称小细胞癌)是肺癌中恶性程度最高的一种,约占原发性肺癌的1/5。患者年龄较轻,多为40~50岁,有吸烟史。好发于肺门附近的大支气管,倾向于黏膜下生长,常侵犯肺实质,易与肺门、纵隔淋巴结融合成团块。癌细胞生长快,侵袭力强,远处转移早,常转移至脑、肝、骨、肾上腺等脏器。本型对放疗和化疗比较敏感,但最终预后效果不佳且通常远端转移。

2) 非小细胞肺癌(NSCLC):分如下3种。

鳞状上皮细胞癌(简称鳞癌):是常见的类型,占肺癌的25%,多见于老年男性,与吸烟关系非常密切。以中央型肺癌多见,并有向管腔内生长的倾向,常早期引起支气管狭窄,导致肺不张或阻塞性肺炎。癌组织易变性、坏死,形成空洞或癌性肺脓肿。鳞癌生长缓慢,转移晚,手术切除的机会相对多,5年生存率较好,但放射治疗、化学药物治疗不如小细胞未分化癌敏感。有时偶见鳞癌和腺癌混合存在,称混合型肺癌(鳞腺癌),也有其他混合型。

腺癌:最常见的肺癌类型,占肺癌的40%,与吸烟关系不大,多生长在肺边缘小支气管的黏液腺,因此,在周围型肺癌中以腺癌为最常见。腺癌倾向于管外生长,但也可沿肺泡壁蔓延,常在肺边缘部形成直径2~4厘米的肿块。腺癌富含血管,故局部浸润和血行转移较鳞癌早。易转移至肝、脑和骨,更易累及胸膜而引起胸腔积液。细支气管肺泡癌为肺腺癌的一类,在女性从不吸烟者中很普遍,会对治疗有不同的反应。

大细胞未分化癌(大细胞癌):可发生在肺门附近或肺边缘的支气管,细胞较大,但大小不一,常呈多角形或不规则形,呈实性巢状排列,常见大片出血性坏死。大细胞癌转移较小细胞未分化癌晚,手术切除机会较多。

（2）按解剖学部位分类

1）中央型肺癌：发生在段支气管以上至主支气管的肺癌称为中央型肺癌,约占 3/4,以鳞状上皮细胞癌和小细胞未分化癌较多见。

2）周围型肺癌：发生在段支气管以下的肺癌称为周围型肺癌,约占 1/4,以腺癌较为多见。

（3）根据肺癌的始发部位分类

1）原发性肺癌：原发性肺癌是指起源于支气管黏膜上皮,局限于基底膜内者,可向支气管腔内和邻近的肺组织生长并可通过淋巴血行或经支气管转移扩散。

2）继发性肺癌：继发性肺癌是由其他脏器的肿瘤经血液、淋巴或直接侵袭到肺部组织导致。

上海交通大学附属胸科医院肺内科　钟　华

80 关于肺癌要知道哪些

——写给患者和家属们

自 2012 年起,肺癌已是我国发病率和死亡率最高的恶性肿瘤,其发病率达到 54/10 万,死亡率为 46/10 万。从中不难看出,肺癌的临床疗效还是非常不理想的。即使在美国,肺癌的治愈率也只有 14% 左右。随着医学的发展,虽然大部分肺癌患者尚无法治愈,但已经可以通过积极、规范的治疗显著改善生活质量、延长生存时间。同时,随着新技术的不断涌现,肺癌的治疗也已经来到了重大进展的边缘。

那么,究竟什么是肺癌? 作为患者和他的家庭成员到底要了解哪些知识,才能更好地配合治疗、获得满意的疗效呢?

肺是人体的呼吸器官,分为左右两部分,由传输气体进出的气管、支气管和负责吸收氧气、排出二氧化碳的肺泡组成。大部分肺癌来源于支气管内膜的上皮(鳞癌)和内膜下方的腺体组织(腺癌),少部分来源于支气管的肺癌目前尚不能明确其来源(大细胞癌)。这三种肺癌统称为非小细胞肺癌,约占所有肺癌的 75%。与此相对,约 25% 左右的肺癌来源于支气管的神经源性细胞,称之为小细胞肺癌。区分小细胞肺癌和非小细胞肺癌非常重要,因为其发展和治疗模式是完全不同的。

吸烟和被动吸烟是肺癌最主要的危险因素。研究表明,与不吸烟的人相比,吸烟者患肺癌的危险要增加 13 倍(其中每天超过 2 包者增加 20 倍)。室内空气污染和环境污染也是重要的危险因素,所以,现在也有大量不吸烟的肺癌患者。

因为肺的内部没有神经分布,所以肺癌生长的早期,人体往往没有疼痛等主观感觉。大部分因为肺癌相关症状就诊的都是中晚期患者,所以定期、规范体检是发现早期肺癌最主要的方法。肺癌症状包括不明原因的咳嗽、反复支气管炎或肺炎、咳血、原有肺气肿等疾病加重;有的患者还会出现颈部肿块、右上腹痛、骨痛、头痛或肢体无力等胸腔外的表现,这提示肿瘤可能已有转移。有时候,疾病也会仅仅表现为消瘦、无力、食欲减退。

一旦出现以上现象,就应该接受医学检查。通过检查和临床表现,医生可以大致判断有无肺癌的可能。检查常常从胸部 X 线片开始,它可以发现比较明显的病灶。如果胸片正常但没有其他原因可以解释病情,尤其对于吸烟者,就需要通过胸部 CT 来明确肺内有无病灶。如果肺内发现了可疑肺癌病灶,就要接受胸腹部增强 CT 扫描、头颅磁共振扫描、骨骼扫描,以及血液检验来评估病灶累及的范围。

PET－CT是最新的肺癌检查方法,在注射带有放射性同位素的特殊的葡萄糖后进行全身扫描,可以判断全身组织的代谢活性,有代谢异常增高的组织就有肿瘤的可能。所以其不仅能更好地提示肿瘤的诊断还能帮助进行快速准确的分期,尤其对准备手术的患者有很大的帮助。但是,需要提醒的是,PET－CT并不能确诊肺癌,即使高度怀疑还是要接受病理学检查才能确诊。

对于以上检查怀疑肺癌的患者,必须进行病理学检查明确诊断,并确定其恶变细胞的来源,这样才能进行下一步的治疗。获取肺内病理组织的方法主要有两种:支气管镜和经皮肺穿刺。对于靠近中央的支气管内病变,支气管镜可以直接观察病灶的形态并钳取小块组织进行病理检查;而肺外周的病灶支气管镜无法到达,可以在CT引导下通过胸壁向病灶内穿入细针获取标本。两种方法都是比较成熟、安全的。随着技术的发展,支气管镜技术也能取到肺外周的标本;经皮穿刺也能到达靠近中央的位置。所以,具体方法的选择应该由医生根据其技术和单位条件,结合病情来确定。

一旦确诊为非小细胞肺癌,并且病灶还局限在一侧胸腔,就应该尽可能与外科医生交流能否行手术治疗,因为目前手术还是获得治愈最可靠的方法。部分患者起病时无法手术,但通过化疗和放疗病灶明显缩小,可以再次讨论有无手术的机会。但对于小细胞肺癌,因为早期就会转移,通常不选择手术治疗。

对于肺癌进展或者其他原因无法手术的患者以及手术后复发的患者,经典的治疗方法还是化疗和放疗。化疗是一种全身治疗,通过注射抗肿瘤药物选择性地杀伤体内生长异常旺盛的细胞。对于有全身播散的患者,化疗是治疗的基础,通过化疗能控制肿瘤的生长,减轻疼痛、咳血、呼吸困难等症状,从而提高生活质量、延长生存时间。虽然化疗也会带来纳差、恶心、呕吐、免疫力下降、脱发等副作用,但最新的化疗药物其反应程度已明显减轻。并且现在有多种药物可以有效对抗脱发以外的所有化疗副作用。根据目前的医学水平,有经验的医生可以帮助大部分患者平稳度过化疗阶段,患者只要放松心态,密切合作就可以了。通过有效的化疗可以使正常生活的时间提高两倍以上。

与化疗相对,放疗是一种局部治疗。对于局部生长旺盛的病灶有很好的疗效,尤其适合头颅、骨骼、淋巴结等部位的转移,以及控制局部疼痛、咳血、支气管阻塞等症状。对于部分不能手术的早期病变,通过强烈的放疗还能取得接近手术的疗效。化疗和放疗的配合是每个肺癌患者的治疗方案中必须要考虑的问题。在每个治疗的节点都应该有化疗和放疗医生来一起评估治疗方案的选择，这样才能取得最满意的效果。

靶向治疗是近10年来肺癌治疗最大的进展和未来发展的方向。其基本原理就是：对某种肺癌，我们已经找到其细胞恶变的关键环节，并开发出药物来阻断这一环节。就像打靶一样，能正中问题的靶心、减少附加损害。和化疗相比其能达到最大的疗效和最小的副作用。靶向治疗需要通过基因检测发现其有治疗靶点，目前只对部分腺癌患者有效，并且仍然只能控制肿瘤生长，无法达到根治。尽管还不完美，但随着更多靶点的发现和更有效药物的开发，在不远的未来，靶向治疗必然会成为肺癌治疗的主流，为肺癌的临床治疗带来革命性的变化。

遗憾的是，在现有的科技水平下，如果肺癌不能通过手术完全切除，绝大部分患者是无法得到根治的。即使通过药物和放疗肿瘤完全消失，还是要面临疾病不断进展的一天。以往在此时医生往往心有余而力不足。今天，医生已能够运用多种姑息治疗方法有效解除患者的痛苦。我们可以用多种局部治疗方法控制关键部位的病情进展，延缓并发症的出现；可以给予合理的营养支持，减轻肿瘤消耗带来的损害；可以进行充分、合理的止痛治疗，保证不因疼痛影响生活……总之，我们可以让每一个患者在最后都能保持平静和尊严。

罹患肺癌对患者、对家庭都是非常不幸的。但是面对现实，我们不可能逆转时间，只能用理性、科学的态度去面对。从另一个角度讲，每个人都有面临死亡的时刻，在生命的最后时刻能够始终体会到家人、社会的关怀；能够有尊严、平静地完成人生的旅程；能够始终保持信心和乐观，不正是生命意义的重要所在吗？

面对肺癌，患者、家庭、医生缺一不可。只要三者紧密协作、科学对待、乐观面对，我们即使不能治愈所有的患者，也能让每个患者充分体会到科技进步、社会发展的成果，直面生命的挑战、保持人生的尊严。这应该就是人道主义的体现吧。

上海长海医院呼吸科　董宇超

81 肺部结节，并不可怕

最近，在区卫生局工作的张小姐体检时，拍胸片发现肺部有结节。她异常恐慌，以为自己得了肺癌，精神高度紧张焦虑，工作生活受到了很大影响。最终到医院进一步检查随访诊断为良性，才松了口气。而另一位张先生，两年前就发现了肺结节，当时医生反复叮嘱随访，他总是以生意繁忙为借口没有复查。现在出现了咳嗽、咯血，一查CT发现已经两肺广泛转移无法手术了。

以上两个例子代表了两种极端态度，事实上肺部结节不可忽视，但也并不可怕。当你发现肺结节后，应该到医院遵循医生的建议，积极检查和随访，无论病灶是良性还是恶性，都可以得到很好的处理。

什么是肺结节

临床上，把肺内直径≤3厘米的病灶称为结节，而<8毫米的结节称为小结节，<4毫米的结节称为粟粒样结节。肺内结节通常为体检或其他疾病诊治时偶然发现的，极少有临床症状。对于X线平片发现的肺部结节，建议做多排螺旋CT进一步诊断和评估。一般来说小的病灶，良性可能性大，有文献报道2 000余例<4毫米的粟粒样结节，无一例属于恶性。临床发现的肺结节恶性肿瘤的概率为20%～40%，且恶性概率随年龄增长明显升高，30岁以下肺结节患者恶性率为<5%，超过70岁者恶性概率则达到80%以上。但是即使肺部结节为恶性，但如果是通过体检查出，多数都是早期肺癌，手术后能长期存活，复发转移很少。

发现肺结节怎么办

对于肺结节，国际上目前有公认的处理办法。一般认为4毫米以下实性小结节1年一查，5～8毫米则3～6个月复查，超过8毫米每1～2个月一次检查，并且希望能够进一步检查确定诊断。CT发现的每一个未定性或不确定的非钙化结节都需要至少2年的系列CT随访。孤立磨玻璃密度结节，5毫米以下无需随访，5毫米以上第一次3个月复查观察是否持续存在，然后每年复查，如果出现倾向性，则积极处理；多发结节参考孤立结节的方法，主要针对主病灶。如果随访发现病灶无变化，则常延长至3个月、6个月、1年进行复查，如发现肺结节2年无变化，则可大致认为是良性结节。当发现病灶有变化时，则根据变化情况做出判断并决定下一步处理意见。即根据病灶的大小和性质确定检查随访策略。

因此，患者一旦发现肺结节，不必过度紧张，而应该积极找呼吸科、胸外科和影像科的医生明确诊断。医生会根据患者的具体情况应用其他的辅助检查手段，如增强的薄层 CT 和 PET－CT，有创诊断方法包括支气管镜组织活检、CT 定位下穿刺、胸腔镜或开胸手术肺活检等。简单来说就是该随访就随访，该检查就检查，直到明确诊断为止。

由于每个患者的情况不同，采取的随访和检查措施也是不同的。

哪些人更应该警惕肺结节恶变

肺结节的患者中，有一些属于高危人群，结节恶变的可能性更大。高危因素包括：

（1）长期吸烟，烟龄超过 20 年，每天抽烟超过 20 支以上者，或被动吸烟的人群，或戒烟小于 7 年的患者。

（2）年龄在 40 岁以上者，伴随有胸痛、咳嗽、不明原因的痰中带血丝、消瘦、体重下降等症状。

（3）有家族性的肿瘤史特别是肺癌遗传史者，有慢性阻塞性肺疾病或石棉接触史。

（4）有特殊职业暴露史（砷、铬、石棉、镍、镉、铍、二氧化硅和柴油烟气等）。

（5）结节大小在 2 厘米以上，伴有毛刺样、分叶状改变的。

（6）结节呈磨玻璃样或部分磨玻璃样。

此类患者更应该积极就诊，配合医生的随访和检查，早日明确结节的性质。

如何预防或降低肺结节的发生

古人云"上医医未病之病"，那么如何预防或减少肺结节的发生呢？目前，公认下列因素与肺结节恶变有密切关系：吸烟、大气污染、职业因素（接触石棉、滑石粉等致癌物质）、肺部慢性疾病（肺结核、肺气肿等）、人体内在因素（包括基因与遗传）等。此外烹饪油烟也有可能导致肺癌的发病，厨房应保持通风，减少有毒烟雾在室内停留。雾霾与肺癌的发病关系密切，因此在雾霾严重的天气应减少室外活动。此外应该保持健康的生活习惯，少吃油炸等不健康食品，生活要有规律，坚持运动，并保持心情舒畅。

如何防止肺结节的治疗过度或估计不足

肺结节并不可怕，不能忽视，也不宜过度紧张，检查过度。美国的一项研究评估了300例肺结节患者的处理过程，发现肺结节的评价往往与指南不符，包括延长监测或进行有潜在伤害的不必要的检测。研究得出结论：在肺癌筛查广泛实施前应推行一系列的建议来改善评估质量。因此在临床遇到难以诊断的肺结节时，不妨请呼吸科、放射科、胸外科医师一起讨论，回顾指南并对照各自的临床经验，为患者制订一套科学的随访和检查计划，以保证每一位肺结节患者都能接受合适的医疗。由于肺结节不好定性，故到底是观察，还是手术？治疗的时机怎么把握？医生和患者常常陷入进退两难中。但是只要我们制订科学的随访计划，按照指南和专家的经验进行随访检查，相信每一位肺结节的患者都能得到合适的医疗。

上海市医学会呼吸病学分会肺癌学组　佚　名

小贴士

肺结节阴影是什么

当拿到胸片或CT报告时，进入眼帘的是"发现肺部结节阴影，肿瘤不能除外，建议随访"。在这恐癌年代，没有谁不为之恐惧。

结节是什么？结节是非正常的肺泡结构的其他组织，可能是瘢痕、炎症、良性肿瘤或恶性肿瘤。由于结节比正常充气肺泡密度高，故在X线照射下，呈现高密度阴影。临床医生根据阴影大小、形态及密度不同，分为片状阴影、网状阴影、球状阴影、块状阴影及结节阴影。结节阴影就是比较小的圆形阴影。

当您遇到这种情况怎么办？答案是，找呼吸、放射或胸外专家，听听他们的意见。

如果其他检测指标都是阴性，医生常见的处理方法如下：① 随访。每隔3、6、9个月复查CT，看看影子的变化。如果影子变小或始终不长大，提示此结节阴影为良性。反之，为恶性。② PET-CT检查对良恶性的判断有一定的帮助，但不是百分之百的。需自费，费用为七八千元。③ 手术探查，也就是开刀。

82 痰中带血，不容大意

　　春秋交界季节以及久处空调房等环境中时，有些人可能会偶尔出现痰中或者涕中带血的情况，这是由于空气干燥导致鼻咽部黏膜下的微小毛细血管扩张、破裂引起的，不必紧张，绝大多数也不需要特别处理。但是，如果痰中带血反复出现，则需要警惕一些器质性疾病的可能。

　　引起痰中带血的病因很多，从出血的发生部位而言，除下呼吸道外，鼻腔、牙龈、咽喉，以及上消化道病变都可能引起痰中带血。常见的痰中带血的病因有以下几种。

　　(1)鼻咽部出血：最常见的为急性鼻咽部炎症，可以表现为咽喉痒、痛，由于炎性分泌物的刺激，可能在剧烈咳嗽之后，因毛细血管破裂而出现咽部分泌物血染，或痰中有血丝，或夹杂血块，往往在空气干燥的环境中或早晨起床后较明显。此外，咽部异物损伤，如鱼刺、食物中含有的骨质、枣核等卡喉或刺破、擦伤咽喉部黏膜时也会引起痰血，因为多数有明确的异物呛入的病史，诊断比较容易，诱发因素解除后，待黏膜损伤修复，痰血也会在短期内迅速消失。如果出血时间比较长，血量呈增加的趋势，或者是本身合并鼻部出血，将鼻部分泌物回吸后经口吐出时见到痰中带血，也就是通常所说的"回吸血涕"，需要警惕是否存在鼻咽癌的可能，应该尽早至耳鼻咽喉科就诊，必要时行鼻咽镜检查来明确诊断。

　　(2)下呼吸道疾病引起的出血：下呼吸道，指的是气管及气管以下各级支气管，以及肺部。多数器质性疾病引起的痰中带血都与下呼吸道的疾病有关。一般来说，如果在受凉、劳累等诱因之后出现发热、剧烈咳嗽等症状，并在反复剧咳后偶尔出现痰中带血，以急性呼吸道感染性疾病，如急性支气管炎、肺炎、肺脓肿的可能性比较大；如果以往有明确的支气管扩张的病史，这种感染诱发的痰血症状可能会反复出现，有时甚至会出现比较大量的咯血。儿童或青壮年人出现痰中带血，并伴有咳嗽、咳痰、盗汗、午后潮热、消瘦等症状，使用一般的抗生素治疗后症状没有明显好转时，应考虑肺结核的可能，这时应尽快至当地结核病医院检查排除；由于结核菌感染属于传染性疾病，在明确诊断前，家人需要注意采取一定的隔离和防护措施，避免互相感染。当前，由于环境恶化等多种因素的影响，支气管肺癌的发病率逐年增高，且多数患者在早期没有明显的临床症状，需要格外引起警惕。肺癌患者出现咯血的情况非常常见，咯血的量多少不等，但以间断的少量咯血或痰血为主要表现的最多，且常常同时伴有刺激性咳嗽，部分患者还可能有胸痛、胸闷等表现，也有患者以痰血为唯一临床症状。因此，中、老年人如出现不明原因的间断痰中带血，尤其是有长期大量吸烟史者（吸烟超过 400 年支），或者有长期油烟、粉尘、化学物质等有害气体接触史的人群，不论有无其他不适，都应特别引起重视，警惕肺癌的可能，早日就医。

（3）心血管疾病引起的出血：较常见于二尖瓣狭窄，其次为先天性心脏病所致肺动脉高压或原发性肺动脉高压，另有肺栓塞、肺血管炎、高血压病等。心血管疾病引起咯血可表现为小量咯血或痰中带血、大量咯血、咳粉红色泡沫样血痰和黏稠暗红色血痰。其发生机制多因肺淤血造成肺泡壁或支气管内膜毛细血管破裂和支气管黏膜下层支气管静脉曲张破裂所致。这类患者多合并有活动后胸闷、胸痛、下肢水肿等心功能不全的各种表现，部分患者有明确的心血管疾病史，对痰血的鉴别不难。需要提醒的是，急性肺动脉血栓栓塞症可能以咯血为唯一表现，往往起病急骤，可能会迅速进展，甚至在短时间内导致死亡等严重后果，必须提高警惕。

（4）其他全身性疾病：如血液系统疾病、急性传染病、部分风湿免疫系统疾病等，也可引起痰中带血。

痰中带血是少量咯血的一种表现形式，在日常生活中，"咯血"和"呕血"有时不太容易分辨。咯血的血液来源于呼吸道，因此多是血和痰液混合，经咳嗽后排出；而呕血多数是由消化系统疾病引起的，呕血发生前，有时会有上腹部不适、恶心、呕吐等，血多为暗红色，常混有食物残渣、胃液，应注意是否有饮食不节、大量饮酒或特殊药物摄入，以及急性应激等诱发因素，应注意区分。

综上所述，引起痰中带血的原因很多，一旦发生，必须引起重视，特别是有其他伴随症状或特殊病史的患者，应及时到医院就诊，排除相关疾病的可能性，以免延误诊断。

上海长海医院呼吸科　武　宁

相关调查数据表明随着现代化进程的加速,肺癌发病率和死亡率明显上升,居恶性肿瘤之首。无论从发病、预后和死亡来看,肺癌已成为一个严重威胁人类健康和生命的疾病。而80%以上的患者在明确诊断时已经是晚期。晚期肺癌治疗效果不佳,因此早期的诊断和筛查就显得尤为重要。

由于吸烟危害的滞后性,加上人口老龄化、城镇工业化进程以及生存环境污染与破坏的加剧,可以明确地预计在未来的几十年内,我国肺癌的发病和死亡仍将继续保持快速上升的趋势。因此我国控烟与肺癌防治工作任重而道远。

早期筛查肺癌有效且可行

目前临床诊断的肺癌中,一部分肺癌患者没有任何症状,是在单位体检中发现的。这部分患者相对诊断时有症状的患者分期较早,但占人数相对较少。大多数患者是因咳嗽、血痰、发热、呼吸困难、胸痛等非特异性症状就诊才发现的。大部分患者诊断后即使还能进行手术治疗,由于病灶大,多已侵犯邻近脏器,手术切除范围大,并发症多,5年生存率也不尽如人意。因此积极通过普及肺癌筛查,在早期阶段诊断肺癌,增加手术根治的机会,从而减少肺癌死亡率,显得迫切需要。

肺癌早期筛查的首选

美国医学会杂志发表的一项实验结果表明,最常见的胸部X线片检查对于筛查、早期诊断肺癌是无效的,胸部X线联合或不联合痰细胞学分析随机肺癌筛查试验结果并未降低肺癌死亡率。近期美国进行的大规模观察性研究结果显示低剂量螺旋CT(LDCT)对比胸部X线更易检测出肺结节和肺癌,包括早期肺癌,并能显著降低肺癌死亡率。

低剂量CT最早是20世纪90年代在欧美及日本开始的,随着经验的积累,目前发现与胸片等体检相比,低剂量CT有以下优点:能发现胸片死角如纵隔、肺门、横膈重叠部位的肺癌。还能在这些死角以外的肺野内发现胸片难以发现的微小病灶。其放射剂量只有传统CT剂量的1/6,因此低剂量螺旋CT才是肺癌早期筛查的首选。

易患肺癌人群的筛查

哪些人有必要去做肺癌的早期筛查呢?易患肺癌人群主要包括以下几种:

现在或既往有吸烟史的;有被动吸烟史的;有氡或其他职业接触史的;有肺癌及其他肿瘤家族史的;有肺结核、慢性阻塞性肺疾病或肺间质纤维化等慢性肺部疾病史的。其中年龄 55～74 岁,吸烟≥30 包年,戒烟＜15 年或者年龄≥50 岁,吸烟≥20 包年是患肺癌的高危人群,建议定期进行低剂量螺旋 CT 扫描。

同济大学附属东方医院呼吸科　胡芸倩

由于环境污染的日趋严重和吸烟人群的不断扩大,肺癌是发病率和死亡率增长最快、对人群健康和生命威胁最大的恶性肿瘤之一。近50年来许多国家都报道肺癌的发病率和死亡率均明显增高,男性肺癌发病率和死亡率均占所有恶性肿瘤的第一位,女性发病率占第二位,死亡率占第二位。因此,早期诊断与早期治疗是提高肺癌患者生存率的关键。

支气管肺癌的发生、发展是多基因参与的多步骤复杂过程,从本质上来讲是一种基因疾病。目前临床上肺癌在分子诊断水平上不断有所突破,可以对手术标本、胸腔积液或淋巴结标本进行基因检测指导治疗方案的制定。肺癌起源于支气管黏膜上皮,亦称支气管肺癌。医学上一般把支气管肺癌分为非小细胞肺癌和小细胞肺癌,而非小细胞肺癌超过肺癌发病总数的80%。两种肺癌细胞类型因为生物学行为上有明显差异,故临床上采用不同的治疗策略。

肺癌一般指的是肺实质部位的癌症,通常局限于基底膜内者称为原位癌,可向支气管腔内或邻近的肺组织生长,并可通过淋巴系统、血行或经支气管转移扩散。肺癌生长速度和转移扩散的情况与其组织学类型分化程度等生物学特性有一定关系。肺癌分期是定义肺癌扩散程度的方法。分期非常重要,这是因为患者的恢复和治疗可能的效果取决于肺癌的分期。肺癌患者的治疗和预后很大程度上取决于其分期和细胞类型。分期是描述癌的一种方式,例如肿瘤的位置、是否发生转移、对身体其他器官的功能有无影响。医生需要根据诊断性检查的结果来明确分期,因此只有检查完善后才能进行分期。

那么,我们该如何定义早期肺癌呢?肺癌由正常的呼吸道覆盖上皮细胞发生不典型增生和异常变异,形成原位癌并进一步发展和扩散,整个过程长达5~10年。从一个异常细胞起源不断克隆,形成直径大约0.5厘米的肿块才可被X射线发现。在此阶段,肿块内已具有大约10亿个肿瘤细胞。早期肺癌是指支气管黏膜原位癌和Ⅰ期肺癌。原位癌,意思是肿瘤局限在原发局部位置,未侵及周围组织,也无肺外转移。Ⅰ期:肿瘤比较小,无淋巴结转移,也没有癌细胞进入血管向远处器官转移,手术可以完全切除。早期周围型肺癌是指肿瘤直径为3厘米以下且无转移者。根据肿瘤的大小,又分为ⅠA期和ⅠB期,肿瘤较小的为ⅠA期,较大的为ⅠB期。根据肺癌生长部位不同可分为中央型和周围型。早期中央型肺癌是指肿瘤局限于支气管腔内或位于肺叶或肺段的支气管壁内,而无转移者。CT、PET‐CT等影像学检查与支气管镜及痰液细胞学检查相结合,对直径3厘米以下的早期肺癌发现率较高,已使支气管黏膜原位癌、ⅠA期和ⅠB期肺癌患者术后5年生存率分别达到100%、75%和55%。但目前临床上诊断的早期肺癌仅占肺癌患者的20%左右,肺癌总体5年生存率不足15%。

早期肺癌大部分没有症状,所以又叫无症状期,短则数月,长则几年,因人而异,此时患者很少就医,所以临床上很难发现,部分肺癌的早期症状只是干咳、胸痛、低热、咳血等一般呼吸道症状,这些症状与感冒、支气管炎、肺炎等病相混淆,部分患者具有肺外表现如关节酸痛、骨关节增生、皮肤瘙痒等症状,很难引起患者的注意。对早期肺癌的研究结果显示,原位癌、ⅠA期肺癌和ⅠB期肺癌确诊时有临床症状者仅占12%、20%和35%。随着对肺癌认识的不断深入,近年来,随着医学影像学的迅猛发展,出现了高分辨率螺旋CT、PET-CT、磁共振成像、核素显像等多种影像技术,特别是综合影像诊断的应用使早期肺癌的诊断率大大提高。

因此,早期肺癌应该通过相关的医学检查来确诊。由于早期肺癌大部分没有典型的临床症状,所以中老年人提倡常规体检,推荐每年一次的胸部CT检查对于早期肺癌的发现就显得尤为重要。针对肺癌高危人群更需要重视肺癌分子标志物的检测。

上海交通大学附属胸科医院肺内科　陈文怡　顾爱琴

85 为何推荐低剂量螺旋 CT 扫描筛查早期肺癌

　　近年来,随着环境污染的加重及生活工作压力的增大,肺癌已成为恶性肿瘤中发病率与死亡率最高的疾病。与其他癌症相比,肺癌更像一个"隐形的杀手",肺癌患者早期并没有明显的症状与不适,相当一部分患者被诊断为肺癌时,往往已到中晚期。目前全球肺癌平均 5 年生存率仅 16％左右,所以早发现、早诊断、早治疗是肺癌防治唯一有效的途径。

　　早期肺癌的筛查方法,过去以痰细胞学检查与胸部 X 线平片为主要筛查工作。前者假阳性和假阴性比例较高,而后者对于部位隐匿、密度淡、体积小的病灶容易漏诊,尤其是直径<1 厘米的磨玻璃密度结节,X 线片并不能发现,而且大量的临床试验证明胸部 X 线筛查并不能降低肺癌的死亡率。

　　近十多年来,随着医疗设备和计算机技术的发展,尤其是螺旋 CT 的普及应用,影像学检查可敏锐地发现肺部小病灶。CT 对肺部隐匿部位和亚厘米级小病灶的检出有很高的敏感性,对病灶的细节显示能力明显优于 X 线平片。但 CT 检查 X 线辐射剂量较高,一次胸部 CT 扫描的有效辐射剂量视设备和扫描方案不同,为 2～25 mSv,而胸片剂量仅为 0.3 mSv,前者为后者的 10～100 倍,因此,CT 作为筛查手段并不合适。而低剂量螺旋 CT 通过调整扫描条件,有效降低扫描剂量,具有扫描速度快、剂量低、图像清晰、检出率高等优势,在早期肺癌筛查工作中担任越来越重要的地位。另一方面,由于肺为含气组织,具有天然良好的密度对比,低剂量扫描的图像质量足以胜任肺部肿瘤的检出,与常规剂量 CT 扫描有相同的诊断能力。

　　20 世纪 90 年代以来,低剂量螺旋 CT 已在国际上开始使用,近年,国际及国内大量循证医学证明低剂量螺旋 CT 能显著提高早期肺癌的检出率,例如美国国立癌症研究中心有一项研究(NLST),由 33 个医学中心参与,经过 10 年的肺癌筛查,得出结论是:低剂量螺旋 CT 早期肺癌的检出率是普通 X 线胸片的 3 倍,可以降低肺癌 20％以上的死亡率,展示了令人信服的结论。

　　目前,上海市胸科医院放射科低剂量螺旋 CT 筛查肺癌采用优化的扫描条件,使有效受照剂量约 1 mSv,为常规 CT 剂量的 1/6～1/10,通过人体组织等效胸部模型对照实验,和上万例的临床实践证明,能有效发现直径≤2.5 毫米的磨玻璃密度结节,又能最大限度减少患者的受照辐射量,筛查出的肺癌 85％为 Ⅰ期,可以通过微创手术切除治愈,无须进一步放疗、化疗,达到国际先进水平,既减少了患者痛苦,提高了生存率,又大量节约了社会医疗资源。同时,筛查时对受检者敏感部位做适当的防护可进一步减少 X 线的辐射剂量。

当然,低剂量螺旋 CT 筛查也有弊端,存在假阳性率太高而特异性不高,以及偶然发现、诊断过度、射线暴露等问题,因此我们目前只推荐在肺癌高危人群中进行筛查。如何进行高质量的低剂量螺旋 CT 筛查,正确解读结果,做出最合适的处理和随访,尚待进一步规范。好的思路和方法可弥补低剂量螺旋 CT 筛查的不足,是我们需要探索研究的方向。

上海交通大学附属胸科医院放射科　　陈群慧

随着医学及科学技术的发展,支气管镜检查早已经成为胸部疾病临床诊断和治疗不可缺少的重要手段。支气管镜是一种主要对气管及其分支观察、取样、治疗的内镜。其经口、鼻或气管切开口置入气管及其分支,是对肺部疾病诊断、治疗、临床研究、术后随访等不可或缺的一种精密仪器。

临床上考虑行气管镜检查的主要有以下几种患者:无法解释的新近出现的症状或者原有呼吸道症状加重,如咳嗽、咳痰、咯血、声音嘶哑等;怀疑支气管及肺恶性疾病患者的病理诊断、肺癌患者术前分期及术后随访;良性疾病的诊断及治疗。

若患者有严重冠心病、未控制的高血压、凝血功能障碍、麻醉药过敏、活动性咯血等情况需主动向检查医生告知,酌情考虑是否需要检查。

检查前至少需禁食4小时以上,以免操作时误呛导致肺炎。检查前会对喉部喷洒局部麻醉剂,操作过程中会从鼻腔提供氧气,以确保氧气的充足;操作时患者不可说话,以免声带受伤,但是操作过程中如有不舒服或是胸痛可以举手表示。检查后2个小时内,因为局部麻醉药效未退,应避免进食(包括喝水),以免造成误呛,如2小时后喝水不呛到才可进食;如有接受病理检查者,术后可能会有短暂少量的血痰或咯血,属正常的现象。如有下列情形:咯血量较大,持续不停、有剧烈胸痛、呼吸困难,请立即到医院急诊部就诊,住院患者请立即告知医师或护理人员。

目前,支气管镜已广泛应用于临床。除在呼吸系统疾病诊断方面取得很大进展之外,在治疗方面也得到广泛应用,如摘取异物、清除呼吸道分泌物、支气管肺泡灌洗、经纤维支气管镜注射药物治疗肿瘤;用纤维支气管镜替代胸腔镜进行操作;治疗支气管胸膜瘘及气管食管瘘;气管支气管良恶性病变的介入治疗(高频电刀、冷冻、激光等);通过纤维支气管镜辅助进行气管插管、胃管的置放;气管支架的应用等。

相信随着科学技术及临床研究的进一步深入,气管镜将成为临床一线医生的一项更重要的诊治肺部疾病的"秘密武器",为患者解除疾患之苦。

上海交通大学附属胸科医院呼吸内镜室 郑筱轩

随着生活水平的提高及近年来大气环境的污染,越来越多的人对自己的健康体检引起重视;CT的普及及其在肺癌筛查特别是早期肺癌筛查中的广泛引用,使肺部结节的发现比以前明显增多,同时广大患者也越来越多地听到一个新名词——"磨玻璃样结节",许多人对这一新名词还有所陌生,但正确认识磨玻璃样结节已成为广大患者的需要。我们可以通过以下几个问题进一步了解磨玻璃样结节。

什么是磨玻璃样结节

磨玻璃样结节是指肺内某一区域呈结节状密度增高而没有遮盖原有衬托该区域的血管影和支气管壁,犹如干净的玻璃上滴上了一滴牛奶,看过去模模糊糊。该结节区域边界通常较模糊,密度比正常肺组织略高,内部能清楚看到原先的血管和支气管纹理。

肺内哪些病变表现为磨玻璃样结节

磨玻璃密度影是一种非特异性的影像学表现,很多病变,诸如炎症性病变、肺泡细胞或间质增生、局灶纤维化、局部肺出血、不典型腺瘤样增生、腺癌在CT表现上结果差异不大,都表现为肺窗上局限性云雾状密度增高影。这些病变如同多胞胎一样,不仔细分辨,不长时间观察,基本无法区分出来。

磨玻璃样结节有哪些特征

磨玻璃样结节根据密度均匀性分为纯磨玻璃结节和混合磨玻璃结节,纯磨玻璃结节表现为均一半透明的密度,混合磨玻璃结节表现为半透明密度,中央伴有条状、片状致密影。犹如前者为玻璃上牛奶均匀铺开,后者为铺开的牛奶中央有几处结块的牛奶。在我们放射科多年的研究中发现,纯磨玻璃样结节多为良性病变、癌前病变或低度恶性的病变,而混合磨玻璃样结节大多为腺癌。从形态上磨玻璃样结节还可以表现为分叶、毛刺、胸膜凹陷征、空泡及蜂窝状等征象。

初步了解了磨玻璃样结节,我们知道了不是所有的磨玻璃样结节都是肺癌,在放下一颗紧张的心之后,我们再来更加全面的去认识磨玻璃样结节。

当某一患者在低剂量CT筛查中发现肺部存在磨玻璃样结节后,首先就是要到专科医院医学影像科进一步做超高分辨率CT(HRCT)检查,该检查能完美地显示磨玻璃样结节的各类特征,将其秘密一览无余地暴露在影像科诊断医生面前。有前提条件的话可以应用辅助软件(如:胸科医院叶剑定主任研发的计算机三维密度定量分析软件)做到进一步细化,定量磨玻璃样结节,从而能鉴别病变良恶性。

遇到某些结节直径较小、密度形态不典型或是癌前病变,我们可以采取定期随访复查的方法(具体方法参照胸科医院肺部小结节诊治共识)。

即使自己肺部检出磨玻璃样结节,我们大可不必慌张,正确的随访和手术会大大提高患者的生存周期及质量;有研究表明,纯磨玻璃表现的肺癌术后 5 年生存率可达 100%。在科技、医学发达的今日,我们坚信我们可以克服磨玻璃样结节带来的疑惑。

上海交通大学附属胸科医院肺内科　虞凌明

88 何为靶向治疗，如何选择合适患者

何为靶向治疗

（1）靶向治疗的概念：靶向治疗是继手术、放疗和化疗后发展的第四类癌症治疗方法，也是近年来肺癌治疗领域研究的新热点。所谓"靶向"，顾名思义就是有的放矢。通俗地讲，就是哪里有病药物就在哪里发挥作用，而不会伤及机体的其他正常部位。

美国国立癌症研究把它定义为：一种治疗手段，使用药物或者其他物质识别和攻击特定的肿瘤细胞，而不损伤正常细胞。

（2）靶向治疗与传统治疗方法的区别，即靶向治疗的优势：手术是早期肺癌患者根治的首选方法，但大部分肺癌患者在确诊时已属晚期，并不适合手术，另外手术治疗还要患者承担麻醉和手术风险，这使很多患者不能轻易接受。传统放疗、化疗可看成是"不分敌我"的治疗方法，不仅针对肿瘤细胞发挥作用，而且对正常细胞也有很强的杀伤作用，副作用很大，会给人体带来很多附加的损害。

与传统治疗方法相比，靶向治疗的最大好处就在于，这些生物制剂可针对肿瘤代谢的特殊环节，针对性强，具有很高的靶向性，效果显著，在杀伤癌细胞时基本上不损伤正常组织。表现为治疗过程中不产生明显或患者难以接受的副作用。其次，靶向治疗可单独用药，也可联合用药，特别对那些晚期的放、化疗都没有效果的肺癌患者尤为有效。再次，肺癌靶向药物一般为口服药，不需住院用药，能保证患者的正常生活基本不受疾病影响。以上这些优点很容易让患者接受，使得靶向治疗逐渐成为肺癌治疗的一大发展趋势。靶向治疗被认为是未来癌症治疗中最具前景的治疗技术、最有效的治疗方法。

靶向治疗患者的选择

（1）靶向治疗的适合人群：靶向治疗并不适合所有肺癌患者。目前，人们对于肺癌靶点研究最多的是表皮细胞生长因子受体（EGFR），已开发出了相应的药物并广泛应用于临床，如吉非替尼（易瑞沙）、厄洛替尼（特罗凯）、埃克替尼（凯美纳）等。从发病机制上讲，肺癌大体可分为两类，一类为人体表皮生长因子受体（EGFR）基因突变，组织学类型多为非小细胞肺癌；另一类为无 EGFR 突变的肺癌，这部分患者常有较长的吸烟史，组织学类型多为鳞癌、小细胞癌；靶向 EGFR 的治疗对上述第二类患者效果明显，因此有无 EGFR 突变成为影响靶向

治疗疗效的最重要因素。

此外,针对其他肺癌靶点的药物也正处在临床研究中,如针对间变性淋巴瘤激酶基因(ALK)的药物克唑替尼(赛可瑞),对于 ALK 基因突变阳性的患者具有很好的效果。血管生成因子(VEGF)是肿瘤生长的一个关键因子,贝伐珠单抗(安维汀)是针对肿瘤血管生成因子的靶向药物,目前已有研究表明,对于肺癌患者,贝伐珠单抗(安维汀)联合化疗效果优于单纯化疗,可能成为将来肺癌治疗的一种重要策略。

(2) 靶向治疗是否为肺癌最好的治疗方法:如上所述,肺癌治疗方法的选择要根据患者具体情况而定,即目前强调的"个体化治疗"。如早期肺癌患者可手术,则一定首先建议手术治疗。对不能手术的晚期患者,强调首先进行有关的基因检测(如 EGFR、ALK 基因检测),对于确实存在基因突变者,在患者条件允许的情况下,可选择靶向治疗;如患者不存在相关基因位点的突变,则不建议行靶向治疗,传统化疗才是此类患者最佳的治疗方法。总之,靶向治疗虽好,但对不适合靶向治疗者,仍不建议选择。

肺癌靶向治疗的前景

近年来,肺癌分子靶向治疗发展迅速,靶向治疗药物应用前景广阔,在传统疗法的疗效进入平台期时,为肺癌的治疗开辟了新的方向。

上海交通大学附属胸科医院肺内科　崔少华　姜丽岩

近两年来,PM 2.5 一直是政府、医学界和老百姓热议的名词,大量资料表明,对环境中颗粒物质的长期暴露(例如吸烟、PM2.5 等)可引发心血管病和呼吸道疾病以及肺癌。相信读者对肺癌都不陌生,肺癌的病因很多,至今尚不完全明确。几种常用方法是外科治疗、放射治疗、化学治疗、靶向治疗。根据病变范围,这些方法可以单独或联合应用。本文对前三种方法和如何选择不做介绍,重点介绍肺癌的靶向治疗。

人体是由器官、组织、细胞、分子构成的复杂系统,癌症为由控制细胞生长增殖机制失常而引起的疾病,癌细胞除了生长失控外,还会局部侵入周遭正常组织甚至经由体内循环系统或淋巴系统转移到身体其他部分。下面将从分子水平来简单了解细胞的运作过程。

图 3 为细胞的信号传导通路(把细胞作为研究整体)

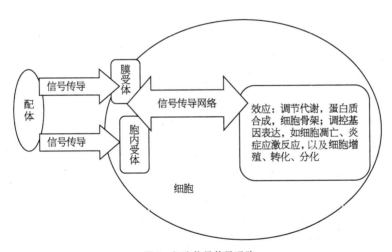

图 3 细胞信号传导通路

细胞信号传导的通路=配体×膜受体/胞内受体×信号传导网络。由于配体、受体的种类繁多和传导网络(由不同分子通路组成)非常复杂,决定了细胞信号传导通路的庞大、复杂和放大,但可以分为几个大类(不做具体叙述)。

细胞的增殖主要受到细胞外各种生长因子(GF)、细胞因子和激素(细胞信号传导中可称为配体,由不同功能的细胞分泌)等因素的调控,其中 GF 起着主导作用。由 GF 刺激的信号传导通路在恶性肿瘤的发生中有特殊意义。举例为:EGFR 信号通路,即表皮生长因子(EGF)→表皮生长因子受体 EGFR(一种酪氨酸激酶受体)→信号传导网络(RTK→MARK 通路/RTK→PI3K/PTK→cross-talk)。EGFR 基因拷贝数增加或过度表达,均能促进正常细胞的转化和恶性肿瘤的转移,EGFR 的信号转导网络在肿瘤的形成和发展过程中占据重要的地位。

EGFR 靶向治疗药物的作用机制主要分为以下几类:① 针对 EGFR 胞外域部分的单克隆抗体;② 针对 EGFR 激酶域的小分子激酶活性抑制剂;③ 利用反义核苷酸阻断 EGFR mRNA 的翻译;④ 能识别 EGFR 的细胞毒素、细胞杀伤因子、放射性粒子等,选择性杀死富含 EGFR 肿瘤细胞;⑤ 阻碍 EGFR 的二聚体/寡聚体,进而抑制 EGFR 的激活。

临床上通常采用下列两条策略来抑制 EGFR 信号传导,一条是采用抗体来选择性作用 EGFR 细胞膜外配体结合区,包括单克隆抗体、双特异性抗体、淡链 Fv 抗体、免疫毒素共轭物等,通过和内源性配体竞争性结合受体膜外区,阻断信号转导;另一条是采用小分子 EGFR 细胞内酪氨酸激酶抑制剂(EGFR TKIs)来选择性抑制细胞内酪氨酸的活化,阻止下游的信号传导,这种阻断过程可分为可逆的和不可逆的。可逆的 EGFR TKIs:吉非替尼、厄洛替尼等;不可逆的 EGFR TKIs:EKB - 569、CL - 387、CL - 785 等。

肺癌的靶向治疗根据机制、通路和作用靶点的不同还包括:酪氨酸激酶抑制剂,抗肺癌血管生成靶向治疗,多靶点抑制剂及其他信号传导通路抑制剂,细胞凋亡信号通路与肺癌治疗等。随着分子生物学的发展,基因治疗癌症成为可能,有兴趣的读者可以查阅相关资料。

相信随着分子生物学的发展和研究的不断深入,肺癌的靶向治疗会在肺癌的治疗方面占有越来越大的比重,为人类攻克癌症做出越来越多的贡献。

上海交通大学附属胸科医院肺内科　胡章国　钟　华

目前治疗非小细胞肺癌应用最广的靶向药物是 EGFR 抑制剂,包括商品名为易瑞沙、特罗凯、凯美纳等药物,虽然不少患者对这类药物疗效显著,但约一半患者在服药 10～12 个月时出现耐药,其余患者或早或晚也会出现耐药。对这些靶向治疗耐药后怎么处理呢?

首先,我们得简单了解一下耐药的原因。很多研究已经表明,最常见、超过一半的患者 EGFR 基因出现了一种新的突变,称为 T790M 突变,这种突变使原来的药物不能很好抑制 EGFR 发挥作用了;其他的原因包括 MET 等新的基因特别活跃而使癌细胞生长,单纯抑制 EGFR 基因也没用。因此,如果条件适合,耐药的患者最好重新活检肿瘤组织,以分清不同的耐药类型,选用更有针对性的药物。例如,国际上现在已发明了针对 T790M 突变的药物,对约 2/3 这种突变的肿瘤有效;如果发现有另一种基因 EML4‐ALK 突变,克唑替尼还有效。

其次,靶向治疗和化疗并不对立,如果以前没有充分的化疗,靶向耐药后可以选用化疗。有权威研究表明,针对靶向治疗有效的人群而言,那些既用过化疗、又用过靶向治疗的患者活得比单用一种治疗的人更长。甚至有部分患者,在化疗一段时间以后,重复用靶向治疗又再次起效。

第三,并不是一判定靶向耐药就马上停用靶向治疗。通过大量临床观察发现,肿瘤耐药后分为缓慢进展和暴发性进展两种类型。暴发性进展表明原来的药物完全失效,当然应该尽快换药;而缓慢进展的患者,靶向治疗还是继续起作用的,如果停了靶向治疗而其他治疗没能及时起效,很多病灶会转变为暴发性进展的。所以,有经验的医生会让缓慢进展的患者继续使用靶向治疗,出现脑部或骨头小范围转移时,加用放疗等局部治疗;有的病例也可以在保留靶向治疗的基础上,同时或交替使用化疗,通过这些处理能使耐药的患者延长生命。

第四,有机会时鼓励尝试新的治疗方法或临床试验。肺癌等肿瘤非常复杂,个体差异很大,人类目前对肺癌的认识还很不深入。正因为如此,国际上投入了大量人力物力对肺癌进行深入研究,新的理论、新的治疗方法和药物不断涌现。常规化疗、靶向治疗耐药后,美国等国家的医疗指南通常推荐患者进入临床试验,我国不少患者对临床试验还有误解。虽然临床试验有诸多不确定性,但对危及生命的肿瘤而言,已没有确认有效的疗法时,患者应该把握这些临床试验的机会,一些患者可能会从这些新疗法中获益。例如,近两年国际上报道了针对 PD‐1 基因的靶向性的免疫治疗,多家公司开发出了相应药物,初步试用结果令人兴奋，由于和 *EGFR* 抑制剂的作用机制完全不同，对一些靶向耐药的患者仍然有效，虽然这些药物还没正式上市，如果有机会在临床试验中使用到，部分患者应该是会获益的。

总之，靶向治疗耐药是常见问题，也较复杂，我们应该针对不同情况采取相应的措施，当患者对治疗决策存在疑问时，最好寻求有经验医师的帮助。

复旦大学附属中山医院呼吸科　张　新

肺癌的靶向治疗在非小细胞肺癌治疗中的地位日益突出，与药物相关的不良反应也逐渐引起重视。这些不良反应会影响患者生活质量和最佳剂量的实施。现对其具体表现和处理介绍如下。

皮肤不良反应

（1）皮疹、皮肤瘙痒：吉非替尼、厄罗替尼等皮疹的发生率在60％～80％，其中大部分为轻度的。痤疮样皮疹主要分布于脂溢性区域，如躯干的上半身，面部、头皮和颈部，皮疹消退后部分残留少许色素沉着。皮疹的发生时间一般在用药后1周内出现，3～5周达到最严重程度，停药4周内皮疹基本消失，但继续用药后会再出现。轻微的皮疹一般无需治疗，建议患者采取一些预防措施：避免使用导致皮肤干燥的物品，在沐浴后或睡前涂抹润肤露，使用去头屑洗发水，穿宽松的衣服减少摩擦病灶，避免直接日晒，使用SPF 30以上的防晒霜。伴有瘙痒症状的患者可口服或局部应用抗组胺药，也可局部应用氧化锌、炉甘石止痒；口服布洛芬可控制疼痛；若发生皮疹局部感染，可应用抗生素进行治疗。若出现3级皮肤不良反应应先暂停治疗，控制住感染症状，如果出现罕见的4级皮肤不良反应，应终止治疗。

（2）皮肤干燥等其他不良反应：EGFR抑制剂治疗几周后，35％患者的胳膊和腿部皮肤会变得干燥并伴瘙痒，有的会发展成为皮脂缺乏性湿疹，这种情况在老年患者中的发生率相对较高。如果皮肤干燥的症状发生在手和脚，则会造成指、趾关节处皮肤开裂。为防止这种情况发生，建议患者避免使用肥皂，缩短淋浴时间，尽量使用微温的水，经常涂抹无乙醇成分的润肤露。如果出现皮肤干燥情况，可以使用含尿素5％～10％的润肤乳；皮脂缺乏性湿疹的治疗需要间歇性地局部应用皮质类固醇。

（3）甲沟炎：EGFR抑制剂有甲沟炎不良反应的报道。表现为甲外侧肉芽组织形成并向甲内生长，伴有红斑、压痛感、指甲外侧的隆起、开裂，甚至会导致化脓性肉芽肿形成。可采取预防措施，比如穿宽松的鞋，经常修剪指甲，保持指甲周围卫生，也可在指甲周围涂抹抗生素软膏。如果发生了甲沟炎，有必要口服抗生素进行治疗，推荐米诺环素或多西环素每次100毫克，每天一次。

（4）毛发异常：分子靶向制剂也可导致脱发、胡须生长缓慢、头发和体毛变卷、易断的现象。

消化系统不良反应

（1）腹泻：腹泻多出现于服药3天至2周内，经常规止泻药对症处理后能缓解，无需停药。常规处理方法：① 进低纤维、易消化食物，避免进食对胃肠道有刺激性的食物。② 腹泻期间注意休息，每次便后清洗肛周，保持局部清洁。③ 使用止泻药物如蒙脱石散剂（思密达）、盐酸洛哌丁胺（易蒙停）等。④ 必要时静脉补液、补充电解质及营养治疗，防止脱水和电解质紊乱。

（2）恶心、呕吐、食欲减退：通过饮食调节可减轻症状，随着服药时间延长能耐受，无需特殊处理或经饮食调节即可缓解，无需药物干预治疗。

（3）口腔黏膜炎、口腔溃疡：甚少见，给予朵贝尔氏液或口泰漱口液处理防止并发感染，多能自行缓解；出现口腔溃疡时，可用复方庆大霉素贴膜或西瓜霜喷剂喷洒创面，以减轻疼痛，促进溃疡面愈合。

（4）肝毒性：肝毒性的具体表现有胆红素升高、转氨酶升高、肝炎等。建议用药期间进行肝功能监测，对转氨酶明显偏高者慎用或在保肝治疗下动态观察，如转氨酶持续升高应考虑停药。但对于因肿瘤肝转移引起的中至重度肝功能异常可在观察下使用且无需进行剂量调整。

（5）间质性肺炎（ILD）：为EGFR抑制剂最严重不良反应，发生率较低，由于ILD死亡率高，因此一定要早期发现。在治疗期间应密切观察，出现进行性加重呼吸困难或不可解释气短、咳嗽应及时进行影像学检查，如果出现双肺大片絮状模糊影或间质磨玻璃样阴影，根据典型的临床表现及影像学特征，可做出诊断，一旦确诊，及时停药。对于确诊的间质性肺炎，应及时给予足量糖皮质激素治疗，及时纠正低氧血症，避免低氧血症持续时间过长导致肺不可逆性损伤。

单抗类药物（如贝伐单抗）以及MTKI（如索拉非尼、舒尼替尼）常见不良反应有高血压、蛋白尿、血栓症等，一般不影响治疗，最为严重的不良反应是肿瘤相关性出血，如咯血或呕血，因此禁用于有严重出血倾向及肺鳞癌患者。所有接受VEGF抑制剂的患者都应监测凝血功能以尽早发现出血倾向，监测周期于药物的半衰期，单抗类药物应在治疗后2～3周，而TKIs至少应在治疗后1周即开始监测。

复旦大学附属华东医院呼吸科　李向阳

92 为什么化疗仍是晚期肺癌的主要治疗手段

肺癌是我国最常见的恶性肿瘤之一,近年来肺癌的发病率和死亡率均明显增高。肺癌的病因不明确,与吸烟和环境污染有关。根据其生物学特性和组织学类型,肺癌可分为非小细胞肺癌(NSCLC)和小细胞肺癌(SCLC)两大类,前者包括鳞癌、腺癌、大细胞肺癌和鳞腺癌,占肺癌的80%~85%。多数肺癌患者在初次诊断时已处于晚期,往往伴有肺内或其他脏器的转移,如:胸膜腔、头颅、骨骼、肝脏、肾上腺或淋巴结的转移,难以通过外科手术根治。如果不进行治疗,晚期NSCLC患者的平均生存时间仅为5~6个月,1年生存率不到10%,而未经治疗的SCLC患者平均生存时间只有6~17周。

化疗可以显著延长患者的生存时间,提高生活质量,是晚期肺癌的主要治疗方法。对生活质量状况较好的晚期NSCLC患者,首选含铂两药联合方案,尤其是铂类联合新一代化疗药物包括:紫杉类(紫杉醇、多西他赛)、长春瑞滨、依托泊苷、培美曲赛和吉西他滨,可显著地缓解症状,总缓解率可达50%,延长平均生存时间至14.2个月,1年生存率达30%~40%。SCLC是一种恶性程度高、远处转移早、预后极差,但对化疗药物敏感的病理类型。铂类药物联合依托泊苷、伊立替康、拓扑替康仍是治疗各期SCLC的标准方案,可以延长患者平均生存时间至40~70周。

临床医师需要根据患者的组织病理类型、不良反应、生活质量状况评分以及经济状况来制定个体化的化疗方案和药物剂量。每化疗两个周期评价肿瘤反应。有效的化疗不仅可以控制原发病灶的进展,而且可缓解肺癌本身或转移灶所引起的症状:咯血、胸闷、胸腔积液、心包积液、骨痛、头痛等。对病情控制的肺癌患者应当继续化疗。如出现疾病进展,则需调整化疗方案。

虽然,近年来靶向药物(如厄洛替尼、吉非替尼、克唑替尼等)日益成为肿瘤治疗的热点。但严苛的适应证和高昂的价格决定了并不是所有的肿瘤患者都有机会进行靶向治疗。在应用靶向药物前应先行基因检测(如 EGFR、ALK 等)来判断患者是否能够从靶向药物治疗中获益。一般来说,亚裔、不吸烟、肺腺癌、基因突变者更能从靶向药物治疗中获益。

在人们印象中,化疗会引起脱发、呕吐、发热、消瘦、失眠等一系列副作用,对化疗充满恐惧。当然,化疗药物是把"双刃剑",在杀伤肿瘤细胞的同时,对人体正常细胞也有损害,因此会引起各种副作用。但目前应用的新一代化疗药物的副作用不仅发生率低,而且多数反应轻微。经过积极处理,均可得到明显缓解。

多数患者都可顺利完成化疗。对于生活质量状况不好的晚期肺癌患者,多难以耐受化疗的不良反应,细胞免疫治疗、中医药或营养支持治疗是最佳的治疗选择。

总之,化疗是晚期肺癌的主要治疗手段。临床医师应根据患者情况,制定个体化的治疗方案,同时正确引导患者以健康积极的心态看待疾病,既不能一味地追求化疗,也应避免谈"化疗"色变的认识误区。

复旦大学附属华山医院呼吸科　陈小东

很多肺癌患者就诊时已是晚期,丧失了手术根治的机会。所以,确诊后患者家属最关心的问题就是能活多久? 既然不能手术了,还有什么好的治疗方法? 化疗有效吗? 消极一些的家属甚至因为道听途说了"化疗化疗,一化就了"的传言而拒绝化疗。

其实,晚期肺癌并非没有办法治疗。由于一些新药如靶向药物的问世,目前肺癌患者的生存期显著延长,生活质量明显改善。肿瘤学界正在试着把肺癌当作普通的慢性病来看待,就像治疗冠心病、高血压、糖尿病一样。要让肺癌真正成为一种慢性病,尤其是实现晚期肺癌患者长期带瘤生存,需要一些切实可行的措施。

那么如何让肺癌患者实现长期带瘤生存呢? 肺癌"个体化治疗"和"全程化管理"的治疗新理念令患者受益颇丰。实际上,"个体化治疗"和"全程化管理"并非肿瘤治疗所独有,它借鉴了临床医生治疗慢性病中一些有益的理念。慢性病的治疗一个很突出的特点,就是治疗的长期性,患者往往需要接受终身治疗,这就是全程化治疗的雏形了。此外,医生看病的时候面对的可不是单纯的疾病,而是患病的个体。俗话说"千人千面",患者个体的差异性,决定了医生在给患者看病的时候,也要实行差异化治疗,针对这个患者只选择对他有效的药物,这就是个体化了,正所谓"同病异治,因人而异"。

具体到肺癌的治疗,除了早期肺癌患者只要手术后定期随访,治疗方案较为简单外,其他各期的患者治疗前都需要制订出有计划的方案(包含了手术、放疗、化疗、靶向治疗,甚至免疫生物治疗等辅助手段)。如果不考虑患者的实际情况,把各种治疗手段一股脑儿地用上去,不但增加患者的负担,对肿瘤治疗也没有益处。说到底,影响疗效的主要还是肿瘤患者的个体差异,并且个体差异也会导致患者对药物毒副作用的差别。肿瘤学家正致力于探寻各种预测指标,从而为每个患者选择最合适的治疗方案。当前已经有一定成效的预测指标就是基因检测,通过基因检测指导下的个体化治疗方法目前已部分应用于临床。当某些特定基因出现变化时,即可判断某类药物或治疗方案对患者的疗效和毒副作用大小。

肺癌治疗的"全程化管理"与一般慢性病的长期化终身治疗概念又不完全相同。肺癌的"全程管理"主张从长期、系统性的角度看待肺癌治疗,在首次用药时,医务人员就要将以后可能产生的耐药性、患者对药物耐受性等多方面因素综合考虑，而不是单纯考虑药物疗效。通俗地讲，就是要根据患者个体的不同情况，将他们在治疗过程中可能出现的情况和注意事项都交代清楚，就是今天要想到明天的事，这就是"肺癌的全程管理"理念。

肺癌患者，尤其是晚期肺癌患者，一般会经历一线治疗、维持治疗、二线治疗和后续治疗等几个阶段。如果不是采用全程管理的思路，仍旧按照"最好的药用于一线治疗"的观念，终将会陷入后续治疗无药可救的窘境。

同济大学附属上海市肺科医院肿瘤科　邓沁芳　周彩存

94 肺癌术后什么情况下需要化疗

肺癌是世界范围内常见的恶性肿瘤,其发病率和死亡率居癌症首位。《2012中国肿瘤登记年报》显示,全国每年新发肿瘤病例 312 万,每年因癌症死亡达 270 万,所有癌症中,肺癌的发病率和死亡率最高。因此,肺癌早期诊断早期治疗是生存的关键所在,但肺癌早期症状不明显,不少因症状就诊的肺癌患者多已属于中晚期,单纯手术治疗效果不佳,需要对患者进行综合治疗。

大多数肺癌患者术后都需要接受辅助化疗,术后接受化疗的患者比单纯手术患者存活率高出 5%,这一数字看似微不足道,但如果考虑世界范围的肺癌患者基数,它实际上意味着平均每年可将全球肺癌死亡人数减少 7 000 名,因此还是相当有意义的。

目前肺癌的临床分期分为 4 期:Ⅰ期、Ⅱ期、Ⅲ期和Ⅳ期,而在Ⅰ~Ⅲ期又分别分为 a、b 期。Ⅰ~Ⅲa 期都可以是手术的适应证,但并不是所有的肺癌患者术后都需要接受化疗的。

如果手术证实患者病理诊断为小细胞肺癌,那么不论临床分期是早期还是中晚期,都要进行化疗。因为,小细胞肺癌对化疗比非小细胞肺癌敏感得多。

如果术后诊断为非小细胞肺癌,那么要看肿瘤的分期。早期肺癌(Ⅰa 期),即肺癌病灶直径<3 厘米,并且没有外侵,也没有肺门和纵隔淋巴结转移,对于这部分患者若术后进行化疗,不但不能延长寿命,反而可能因化疗的毒副作用使存活期缩短,因此符合该条件的早期肺癌患者术后不需要进行化疗。

75 岁以上老年肺癌患者,多伴有其他疾病,身体较为虚弱,若对其进行化疗,则这部分老年患者不容易从化疗导致的骨髓移植、胃肠道反应中恢复,患者不能从化疗中取得生存率的提高,所以这类患者术后也需要慎重化疗。当然,如果还有其他化疗的禁忌证的患者,也要慎重考虑。

对于Ⅰb 期肺癌是否需要进行术后化疗,一直以来是有争议的。目前认为,肿瘤大小(≥4 厘米)是重要考虑因素;另外,尽管迄今尚无针对脏层胸膜受侵Ⅰb 期辅助化疗的研究,但根据目前研究证据,强烈建议对此类患者给以铂类为主的辅助化疗。

其他手术后病理分期超过Ⅰb 期的非小细胞肺癌患者术后均应该接受辅助化疗,以提高生存率。

上海交通大学附属胸科医院肺内科   储天晴

95 为什么早期肺癌术后不需要化疗

肺癌是最目前常见的肿瘤之一,可分成两个大的类型,一类是小细胞肺癌,一类是非小细胞肺癌。肺癌中80%～85%属于非小细胞肺癌,而大部分小细胞肺癌在被发现时已处于晚期,所以能手术的绝大部分都是非小细胞肺癌。根据肺癌病灶的大小、有没有淋巴结或远处转移等,我们把肺癌分成4期,在上一篇已有讲述。通常Ⅰa期和Ⅰb期肺癌被称为早期肺癌。

早期非小细胞肺癌是局限在肺、支气管的局部病变,以外科手术切除为主的治疗方法是可能达到治愈的,Ⅰa期的早期肺癌经过外科手术后5年生存率能够达90%以上,Ⅰb期经过外科手术后5年生存率通常在60%以上。

早期肺癌手术切除治疗的效果很好。但是这种患者的发现有一定的困难,临床上早期发现肺癌的手段在不断地进步,近些年来一大研究进展就是对肺癌高危人群使用低剂量螺旋CT筛查,发现最终可降低肺癌约20%的死亡率。随着大家健康体检意识的增强,经过筛查可以见到＜2厘米的早期肺癌。肺癌的高危人群一般指40岁以上,有长期吸烟史,男性,长期有毒害气体接触史。这种人群要定期做体检,能够发现早期的病变。

那么对于早期肺癌术后的患者是否需要进行化疗呢?

肺癌术后辅助化疗已经走过了半个世纪的历程,但是疗效却进展不大,仅有5%～15%患者能从术后化疗中获益。所以提高辅助治疗的疗效众望所归,这就需要选择合适的患者术后化疗,而不是对所有的肺癌患者一律进行化疗。

目前的研究结果显示,对于Ⅰa期的非小细胞肺癌,通常是不需要进行术后辅助化疗的。对Ⅰa术后的非小细胞肺癌患者进行的临床试验显示,接受化疗的患者生存率与不化疗的患者对比没有明显差异,而且因为接受了化疗,化疗相应的毒副作用反而会引起少数患者生存风险增大。但是前提是这部分患者进行全面和敏感性高的检查方法确认之后,确诊为Ⅰa期肺癌,而且手术的切除范围足够。但是临床还是有一部分Ⅰa期的患者术后短期出现了复发,这就要使用到更细的个体化指标,比如有些肿瘤虽小,对血管已经发生了侵袭,或者血管、淋巴管中有小的癌栓,或者手术距离肿瘤残端的距离过近,这部分Ⅰa期患者还是需要接受化疗的。对于Ⅰb期非小细胞肺癌术后是否辅助化疗目前在学术界仍有争议。现在的指南认为存在分化差(包括神经内泌癌)、血管受侵、楔形切除、肿瘤直径＞4厘米、脏层胸膜受累等这些高危因素者应该接受化疗。

而对于Ⅱ期以后的肺癌患者,化疗是必需的,一部分患者在化疗同时还需要接受放疗来确保疗效。

简而言之,非小细胞肺癌外科手术做完以后,早期患者是否需要做辅助化疗的标准就是看是否存在危险因素。有危险因素的患者如果身体情况可以耐受,那么建议接受化疗,如果不存在危险因素,就不需要接受化疗,这些标准都是大量的临床资料和证据已经证实的。

上海交通大学附属胸科医院肺内科　钟润波

放射治疗(简称放疗)是指利用高能射线来杀灭癌细胞,属于一种局部治疗,仅杀灭照射区域内的肿瘤细胞。放疗的历史可以追溯到 20 世纪 50 年代,目前已经成为肿瘤治疗的主要治疗手段之一。同样,放疗在肺癌的治疗中也发挥了越来越重要的作用。据统计,70% 以上的肺癌患者在病程中需要接受放射治疗。那么肺癌患者在什么情况下需要放疗呢?

肺癌治疗手段需要根据肺癌病理类型选择,同样放疗在不同病理类型的肺癌中治疗方式也不尽相同。肺癌的病理类型简单地区分可以分成两大类,即非小细胞肺癌和小细胞肺癌。让我们先从非小细胞肺癌讨论起。

对于早期的非小细胞肺癌患者我们一般选择进行手术治疗,但是也有部分患者由于种种原因不能或者不愿意接受手术,这时可以选择进行立体定向放疗,也就是我们通常说的伽马刀或 X-刀,国内外的一系列研究已经证实立体定向放疗在早期非小细胞肺癌治疗中疗效确切,甚至可以与传统手术相媲美。

对于局部晚期非小细胞肺癌患者,也就是经过全身检查没有发现有远处器官转移但是 CT 上发现已经有纵隔区淋巴结转移或者锁骨上区的淋巴结转移时,我们通常可以进行手术、放疗及化疗等多学科综合治疗。经过评估不能手术患者,患者可以接受同期放化疗或序贯放化疗,同期放化疗是指放疗和化疗同时进行,序贯放化疗是指放疗和化疗分开进行;在临床实践中有些患者还可以通过进行术前放化疗使肿瘤缩小从而重新赢得手术机会;有些患者手术后发现纵隔淋巴结有转移,对于这些患者我们还可以通过进行术后辅助放疗来降低病变再次复发的可能性,还有部分患者手术时不能完全切除干净,这时候我们还可以通过放疗来进行挽救。

而对于那些病灶广泛、症状严重的晚期肺癌,如合并脑转移、骨转移、上腔静脉压迫症等,我们还可做姑息性放疗、改善症状、提高生活质量。脑转移患者相对而言化疗效果很差,我们通常需要进行脑部放疗来控制脑转移瘤的发展;骨转移患者常常出现疼痛症状,严重者还会出现病理性骨折甚至截瘫等严重影响患者生活质量的问题,放疗对于骨转移灶的控制效果非常好,能够有效控制疼痛以及大大减少病理性骨折甚至截瘫的风险;上腔静脉压迫症是指患者的肿瘤病灶或者转移淋巴结压迫上腔静脉引起头颈部肿胀、胸闷气急症状,而通过放疗可以使这些症状明显改善。

小细胞肺癌约占肺癌总数的 20%,小细胞肺癌治疗是以放化疗为主的治疗,放疗在其中同样起着非常重要的作用。

对于局限期小细胞肺癌,也就是还没有出现远处转移的患者,在化疗基础上对原发灶和淋巴引流区的放疗可增加局部控制率,延长缓解期,我们可以采用同期放化疗或者序贯放化疗,放疗的尽早参与对于疾病的局部控制起着非常重要的作用。

而对于广泛期患者,也就是已经出现了身体其他器官转移的患者,正如非小细胞肺癌患者出现远处转移一样,我们也可以进行姑息性放疗,从而能够改善患者症状、提高患者生活质量。

另外,由于小细胞肺癌常常发生脑转移,给患者生活质量和生命带来严重威胁,在临床实践中,我们还常常对小细胞肺癌患者进行脑预防性放疗来降低脑转移的发生率。

总之,放疗在肺癌的治疗上有着广泛的应用,对于肺癌患者的疾病控制、改善患者生活质量以及延长生命周期有着非常重要的作用。

上海交通大学附属胸科医院放疗科　刘　俊

放射治疗的原理是利用高能量射线(例如X线、伽马线、质子线、重离子线等)的照射,达到对肿瘤局部杀灭的效果。肺癌的肿块往往位于胸腔内,并且靠近某些重要的器官,例如心脏、食管、肺等。现有的科学手段还无法保证在放疗时所有的射线只集中在肿瘤上,因此难免会伤及一些无辜的正常组织,从而带来一些放疗的副作用。下面我们对放疗的常见副作用做一下介绍。

依据副作用出现的时间,大致可分为急性期副作用和晚期副作用。急性期副作用是指从放疗开始算起,在90天的时间里出现的反应。这类副作用的特点是症状大多比较明显,但易于恢复,多数在放疗结束后6周内自行消失。下面是一些临床上常见且对患者造成较大困扰的副作用。

(1)放射性食管炎:由于纵隔淋巴结区是常见的淋巴结转移部位,因此纵隔区的放疗在临床上常常用到,而食管正好走行在纵隔区内,不可避免要受到照射。具体表现为在放疗开始大约2周后,患者会感觉到吃东西吞咽时有异物感,不像之前那么顺畅了,随着治疗的进行,症状有可能进一步加重,吞咽食物时会有疼痛感,更严重时连喝水也会觉得疼痛,这个时候如果再吃一些辣的或酸的等刺激性食物,那无疑是雪上加霜,痛上加痛。产生这种情况的原因是由于食管内壁有一层食管黏膜,这层黏膜对射线很敏感,照射后短时间内会产生黏膜水肿等情况,从而产生吞咽困难或疼痛的症状,这与扁桃体发炎喉咙疼痛有相似的地方,不同的是食管放疗后的炎症是非细菌性的。这时要注意避免进食酸、辣、烫等刺激性的食物,配合使用黏膜保护的药物,严重情况时加用激素类药物。因为食管黏膜是一个更新速度很快的组织,因此在放疗结束后2~3周内,新的黏膜组织会长出来,修复旧的损伤,症状自然也就消失了。

(2)放射性皮肤损伤:这是在放疗过程中出现的最显而易见的副作用。多数在放疗进行到20次以后出现。皮肤损伤的部位与照射野的位置高度吻合,也就是说通过皮肤表面损伤部位的投影,可以大概判断肺部病灶所在的位置。皮肤损伤的表现依程度的不同大致可分为色素沉着、干性脱皮、湿性脱皮、渗液破溃等几种情况。与皮肤损伤相关的因素主要有放疗的剂量、射线的种类以及射线到达皮肤前所穿过的介质厚度等。例如放疗剂量越高,损伤越重;电子线的皮肤损伤比X线重;照射时射线要穿过固定的模具或厚的衣物,皮肤反应也会加重。对皮肤损伤最主要的处理原则是保持干燥、暴露。因为皮肤也属于更新速度比较快的组织,轻度的损伤在放疗结束后会很快痊愈。如果出现脱皮等情况,建议涂抹放射治疗保护剂等药膏,若是出现破溃渗液等情况,则需加用含有抗生素成分的药膏,以预防感染的发生。

(3)照射区毛发脱失:这是由于射线对局部毛囊结构的破坏所造成。由于肺癌常常会并发脑转移,这一反应在脑部放疗时显得尤为突出。多数在放疗结束后 2 周到 1 个月出现。头发几乎完全脱失,不过在常规治疗剂量的前提下,这种损伤是可逆的,也就是说再经过 2~3 个月后,头发还会重新再生出来。

(4)放射性气管炎:主气管以及左右总支气管等大的气管在胸部放疗时也常常受到照射,产生一系列症状,例如刺激性干咳、呼吸不畅、声音嘶哑等。有时候这些症状会与放射性肺炎的症状相混淆,不过大部分患者在服用润喉、止咳化痰等处理后症状会明显缓解。

以上是与放射部位相关的急性期反应,还有一些急性反应则表现为全身性的,例如白细胞、血小板下降等骨髓抑制反应,通常为 1~2 度,但如果合并同步化疗的情况下往往会出现较严重的骨髓抑制。另外全身乏力、食欲下降等也是放疗进行到后半阶段常常出现的一些反应,在放疗结束后,这些急性症状通常都会慢慢改善。

在放疗开始 90 天以后出现的一些反应称为远期副作用,虽然出现的时间较晚,但往往会带来一些迁延不愈的症状,对患者的生活质量造成很大的影响,甚至危及生命。这当中最常见的就是放射性肺损伤。

放射性肺损伤通常开始于放射治疗结束后的 1~3 个月,分为 2 个阶段,放射性肺炎和肺纤维化,这种损伤与前面提到的急性期损伤不同,在没有药物干预的前提下,损伤往往是不可逆转的。放射性肺炎的表现是咳嗽、呼吸困难,有时还会伴有发热,CT 或者 X 线检查会发现在放疗照射范围内出现类似肺炎一样的片状阴影。这是由于射线造成了肺泡的水肿,渗出增多,影响了肺的换气功能。这就好比是空调的滤网上涂了一层厚厚的胶水,无法通气,也就无法工作了,如果肺炎的面积过大,那患者的症状就会更明显,出现血氧浓度降低,进一步发展还会导致呼吸衰竭,甚至死亡。度过了急性期,肺炎往往会转变为肺纤维化,这部分肺组织由于间质增厚,出现了类似瘢痕、硬化的改变,肺的弹性下降,从而导致呼吸功能的减退。而且这种改变会长期存在下去,影响终身。

心脏是胸腔内的重要器官,也容易受到放疗的影响而产生一些远期的并发症,例如放射性心包炎,主要表现为放疗后出现心包积液的增多,造成胸闷、心慌的症状,即使心包积液最终被缓慢吸收,也会造成一定的心包粘连,对心脏的舒缩功能造成影响。

　　还有一些远期的副作用,虽不常见,但一旦发生后往往后果很严重。比如放射性的脊髓损伤,会造成相应部位的感觉、运动功能障碍,严重的甚至产生截瘫症状。在放疗计划的设计过程中,应通过合理的布野尽量避免对脊髓的过量照射。另外,食管如果结束过高剂量的照射,也会产生放射性食管狭窄甚至食管穿孔的情况。

上海交通大学附属胸科医院放疗科　王常禄

98 预防恶性肿瘤的"金钥匙"

戒烟：吸烟是很多慢性疾病的患病危险因素，已证实 20%～30% 癌症与吸烟有关，特别是男性肺癌，与吸烟数量及年数成正比。烟雾中的烟焦油、尼古丁、亚硝类等有害物质是肿瘤的导火索，密闭环境烟雾可使被动吸烟者患肺癌风险大大增加。同时，也还要减少与污染空气、石棉、苯等物质的接触。

了解肿瘤家族史：5%～10% 肿瘤与遗传有关。癌症不会直接传染，但越来越多的证据证明，癌症与遗传有密切关系。但恶性肿瘤遗传现象的存在，并不是说父母像遗传外貌特征一样把肿瘤直接遗传给了儿女，遗传的仅是对恶性肿瘤的易感性。研究发现乳腺癌、卵巢癌、肠癌是遗传比例最高的三大恶性肿瘤。

增加新鲜水果蔬菜摄入：不新鲜的食品中含有亚硝胺，而新鲜蔬菜和水果中富含的维生素 C 可以抑制亚硝胺在人体内的合成，同时水果中的果胶、黄酮等物质具有防癌作用。

每年看一次医生，而不是看病：癌症如果能早发现，早治疗，治愈率可达 80% 以上，而中晚期的治愈率只有 10%～20%，甚至更低。因此提醒大家不要有病了才找医生，即便没病，也应该至少每年一次找医生沟通自己的身体状况并取得建议，或者到医院做一次全面体检，有条件的应该每年做一次肿瘤专科体检。

减少油、盐摄入：饮食力求清淡。清淡意味着少油少盐，盐能破坏胃黏膜表面的黏液层，使胃黏膜的屏障功能丧失，致癌物质极易入侵造成消化道肿瘤的发病率提高，因此腌、腊食品也要少吃。

运动有规律：运动可以防癌已达成共识。几乎在所有防癌建议中，都建议规律运动，无需高强度，别把运动当任务，只要坚持规律运动即可，不能有压力，以做完运动后感到愉快即可，这种运动方式最能提升免疫功能。

接种疫苗：如乙肝有着明显的病情演变规律：乙肝、慢性肝炎、肝硬化、肝癌，临床 90% 肝癌患者都合并乙肝。乙肝疫苗可以成功预防乙肝病毒的感染，新生儿一出生就接种乙肝疫苗，基本可以确保将来不得乙肝。因此，预防乙肝实际就是防肝硬化、防肝癌。

避免酒、快餐：这些不良的饮食习惯增加消化道肿瘤、妇科肿瘤的风险。酒、蛋白质在煎炸过程中产生胆固醇氧化物具有细胞毒性，是癌症的诱发剂，可启动罹患恶性肿瘤的程序。

避免不必要的雌激素替代治疗：雌激素替代治疗的核心是"替代"，即补充作用,缺乏的人需要补充,不缺乏的人应用雌激素不仅无益,反而有害。因为过量的雌激素会打乱身体内分泌平衡,引起不良后果,如乳房胀痛、腹部酸胀伴下坠感等,甚至增加患子宫内膜癌、乳腺癌风险。

　　了解癌症报警信号:癌症早期几乎不具临床症状,或者症状和普通疾病类似,难以甄别。但癌症也并非一点征兆都没有,若发现身体出现肿物,且逐渐增大;乳房内肿块或乳头排出血性液体;有吞咽梗阻感或胸骨后烧灼感;干咳或痰中带血;便血或排便异常;无痛性血尿;头痛进行性加重,特别是伴有呕吐及视觉障碍;持续性声音嘶哑;黑痣迅速增大或破溃出血;不明原因的进行性体重减轻等"报警信号",应及时到医院排查。

同济大学附属东方医院呼吸科　　胡芸倩　梁永杰

肺功能

肺在中国传统医学被认为华盖，是内外气体交换的场所。现代医学认为肺和呼吸道构成呼吸系统，肺有一套循环于心和肺之间的功能性血管，能把空气中的氧气送入静脉血，排除静脉血中的二氧化碳。呼吸是维持机体生命活动所必需的基本过程之一，因此俗话说"人活一口气"。除了呼吸外，肺还有防御、滤过、代谢、排泄、吸收等非呼吸功能。

娇嫩的肺脏

肺作为外界空气和体内器官组织间的界面，也接受全身的静脉血，因此各种有害物质往往会搭着空气的"顺风车"侵入肺内，另外机体其他部位进入血液的致伤因子也会损伤肺。肺是人体最娇嫩的器官之一，最易失守的一道防线，在《黄帝内经·素问》中就写道："肺为娇脏。"

损伤因素

肺的衰老与损伤起病隐袭，活动后气喘，气不够用是肺功能下降的主要症状。损伤因素有年龄、吸烟、空气污染、肥胖和不当的医疗干预等。

（1）年龄：人老肺先衰，人体功能的衰竭多先从肺开始。成年后呼吸器官的自然衰退即开始，呼吸逐渐受限。脊柱缩短、弯曲增加了胸廓的前后径，肋软骨骨化等因素使胸部不能有效地伸缩；肺组织萎缩和增加的结缔组织使其弹性减退、肺泡面积减少；支气管壁逐渐萎缩、小气道周围组织弹性减退、管壁软化等使呼吸气道阻力增加。

（2）吸烟：说"尼古丁破坏肺是常识性错误"，但是，吸烟确实能够伤害支气管上皮细胞，长期吸入的雾烟使其表面如同"毛刷子"样排列整齐的纤毛倒伏或脱落，削弱了呼吸道上皮的"清道夫"功能，有利于致病因子乘虚而入。因此，长期吸烟就等于慢性"自杀"。

（3）空气污染：过敏性呼吸道疾病如哮喘的增加趋势与空气污染有关。传播呼吸道传染病（如非典）的飞沫、汽车尾气污染以及二手烟等有害因素，都容易让肺患上疾病。

（4）肥胖：伴随着现代生活方式的肥胖也是不利因素，在胸壁、腹壁和胸腹腔内分布的过多脂肪，能明显降低潮气量和肺总量，导致肥胖低通气综合征。

（5）与医疗有关的肺损伤：可能与乙胺碘呋酮剂量过大有关的肺损伤，化疗药物诱导的肺损伤是引起急性和慢性肺部疾病的一个常见原因，老年人肺癌放疗后放射性肺炎的发生率也较高。

因此，临床上呼吸道疾病如慢性阻塞性肺疾病和肺癌的发病率大大提高，现代人的肺是相对地越来越脆弱。

肺脏的保护

保护娇嫩的肺脏是延年益寿的关键之一，我们在日常生活中要注意从以下方面进行保护。

（1）严格戒烟，远离吸烟人群：有研究资料表明，及早戒烟可以使小气道功能得以逆转，各项肺功能指标恢复。不吸烟者应积极帮助和劝阻烟民，尽量减少被动吸烟的危害，增强呼吸道对外来致病因素的抵抗能力。

（2）净化空气，选择绿色出行：居室阳光充足，经常通风换气，定期净化空气，清理空调等以保持室内空气清新，避免粉尘、烟雾和有毒、有害气体，细菌等微生物刺激损伤肺脏。尽量减少开车出行，选择绿色的交通方式，鼓励到空气新鲜的场所活动。

（3）出门关注天气，做好防护：出行之前也要关注天气，注意防寒保暖，适时增减衣服；如遇雾霾天尽量少出门，必须雾霾天出门或去重度空气污染场所，口罩必备，以尽量较少雾霾中的氢化物、硫化物、悬浮颗粒、汽车尾气等对呼吸道的损害。在恶劣环境下工作的人群更要注意防尘、防化学物质，必要的时候要用专业防护用具，切不可大意疏忽。

（4）食物养肺，保证充足水分：日常饮食清淡，少吃辣椒、孜然等刺激食物，多吃抗氧化食物、蔬菜、水果和多喝水。适当多吃些滋阴润肺的"白色食物"，如梨、百合、枇杷、莲子、萝卜等。肺病患者可以借鉴中国传统医学的肺病食疗法。

（5）坚持运动，适当的呼吸道锻炼：呼吸运动是在神经系统的调控下完成的，应该主动进行适当的氧运动和受一些冷热的刺激。中医理论认为练滋养肺气的功法有健肺养肺之功效。近年国内外有些呼吸专家提倡肺气肿患者的"缩唇呼吸"辅助疗法。缩唇呼吸使肺气肿患者原来浅快的呼吸方式转变为深慢的高效呼吸方式，减少呼吸做功，改善肺内气体交换，有利于肺泡排出更多的二氧化碳。也提倡能增加肺容量的腹式呼吸法。

（6）歌唱与开怀大笑：笑能宣肺。唱歌也能不自觉地深呼吸，从而能扩大肺活量,改善肺功能。

(7) 早预防,早发现疾病与恰当治疗:接种疫苗,如高危人群有必要接种肺炎疫苗,每五年接种一次的肺炎疫苗的性价比较高,对于细菌感染有预防作用。定期对肺部进行肺功能检查和胸部影像学检查,特别是对于工作在有粉尘环境中的人群,有利于及时发现异常,并采取相应的治疗措施;避免过度治疗,治疗决策时要权衡利弊,尽最大可能地减少副作用的风险。

总之,肺部是最容易受到损伤的重要器官,以上建议可以保护娇嫩的肺脏,让我们拥有舒畅的呼吸!

同济大学附属同济医院呼吸科　张童洋子　魏为利　吕寒静

100 "打嗝"和咳嗽

张大爷从去年春天以来总是咳嗽,以白天咳嗽为主,偶尔可以咳出少许白痰,去医院看了几次,每次当支气管炎治疗,好了一段时间又复发,没完没了。家里人以为张大爷肺上长了肿瘤之类的疾病,做了一个肺功能和胸部CT,但也没有发现什么,这到底是个什么病,一直在张大爷心里有个疑问。一个月前,张大爷陪着老伴到医院开药,看见医院内有慢性咳嗽门诊的宣传,就挂了个号看一看。医生仔细地询问病史和检查后,给张大爷开了食管24小时pH监测和胃镜检查。第二周复诊的时候,张大爷心中有个疑问,为什么呼吸内科医生给我开了两个消化内科的检查,今天我要问问清楚。

张大爷挂好号后,找到了上次看病的董大夫,问道:董大夫,您上次让我做的两个检查已经做好了,您怎么帮我开了两个消化科的检查呀,我到底是什么病呀?董大夫接过报告单看了看,告诉张大爷:您这个病还真和消化科有关,您得的是胃食管反流咳嗽。

胃食管反流咳嗽简称GERC,是由于胃酸和其他胃内容物反流进入食管,导致以咳嗽为主要表现的临床综合征,属于胃食管反流病的一种特殊类型,也是慢性咳嗽的常见病因。常见的临床症状是咳嗽,多发生在白天或直立体位,以干咳或少量白痰为主,可伴有烧心、反酸、打嗝、胸闷等症状。胃内容物正常情况下也可逆行运动进入食管下段,每天可出现数次,通常发生在餐后,一般没有症状不易发觉。但如果患者合并出现膈疝、胃酸过多、食管下括约肌功能不全等情况时,胃内容物反流严重,就造成了胃食管反流病。此时患者除了有消化道的症状外,还可以有慢性咳嗽、哮喘、声音嘶哑等。此时患者出现咳嗽的主要原因是胃内容物刺激神经或误入呼吸道,此时如果仅仅针对咳嗽进行治疗,效果一般不好。

董大夫解释到,张大爷是一个慢性咳嗽的患者,症状持续了大半年,既往的检查排除了肺部肿瘤和哮喘等疾病。在问诊中发现,张大爷除了咳嗽之外,一直有"胃病",经常反酸、打嗝,有时还有烧心,如果晚饭进食量大一些,上述症状还要加重一些,张大爷一直没有把这个当一回事,认为是正常反应,没有去看医生。另外张大爷也没有明显的鼻咽部症状,由于鼻咽部疾病导致的咳嗽也不在考虑范围,所以重点进行了胃食管反流病的检查,包括了24小时食管pH监测、胃镜等。最后的检查结果也支持董大夫的诊断。张大爷又问道,什么是慢性咳嗽,除了这个胃食管反流咳嗽之外还有没有其他的病因?

慢性咳嗽一般指咳嗽时间持续 3 周以上,到医院检查又没有明显的肺部病变的咳嗽。慢性咳嗽最常见的病因是:鼻后滴漏综合征、咳嗽变异性哮喘和胃食管反流咳嗽三种。其中鼻后滴漏综合征占 41%,咳嗽变异性哮喘占 24%,胃食管反流咳嗽占 21%,三者相加占慢性咳嗽病因的 86%。鼻后滴漏综合征的原因是鼻腔和鼻窦出现炎症性疾病时,其分泌物流入咽喉部或呼吸道,刺激此处咳嗽感受器导致咳嗽。咳嗽变异性哮喘是支气管哮喘的一种特殊类型,临床中以咳嗽为主要表现,喘息的症状并不明显,容易漏诊,一般需进行肺功能支气管舒张或激发试验才能确诊。而胃食管反流咳嗽则更加隐匿,患者甚至是以咳嗽为唯一的症状,烧心和反酸等消化道症状并不明显,此时无论患者就诊呼吸内科或消化内科,均容易漏诊。

张大爷终于明白为什么要给他开消化内科的检查了,但是不是有这个检查就可以确定诊断了呢? 董大夫解释到,这些检查都是必要的,包括肺功能和胸部 CT 等,可以排除相关的一些疾病。目前胃食管反流咳嗽诊断标准包括:① 慢性咳嗽持续 8 周以上。② 食管 24 小时 pH 监测 Demeester 积分≥12. 70,和(或)SAP≥75%。③ 通过病史相关检查,排除一些相关的疾病。④ 抗反流治疗有效等。

根据目前的结果,准备给张大爷进行治疗,治疗的方法包括:① 调整生活方式最重要,特别是防止一次进食过多,不要进食后立即入睡,少食油腻和刺激性食物,保持生活作息的规律,采取高枕卧位,或将床头抬高 20 cm。② 使用制酸药减少胃酸的合成。③ 促进胃动力,加速胃的排空,防止反流等。张大爷听后,终于明白了这个咳嗽是怎么一回事,带着医生开的药回家开始了治疗。这一个月来,张大爷每天控制饮食,尽量避免油腻食物,以前最爱的红烧肉也基本戒了,每天晚上吃完晚餐后,和老伴到公园散步半个小时,回家休息一下再上床睡觉。一个月后,张大爷自己感觉反酸、打嗝的症状没有了,纠缠了自己近一年的咳嗽不知不觉也消失了。

慢性咳嗽是临床中常见的情况,但引起慢性咳嗽的病因较多,种类也较为复杂,很多患者也不重视,但如果任其发展,可能导致疾病的延误。如果您有慢性咳嗽的表现,可以前往各家医院的咳嗽门诊进行进一步的诊断和治疗。

上海长海医院呼吸科　张　伟

随着"我是歌手""中国好声音"等节目的热播,如今,约上亲朋好友一起去KTV高歌欢唱已成了一项热门的活动。除了提供消遣娱乐,唱歌也非常有利于身心健康,它能减轻疲劳、缓解紧张的情绪,让人心情愉悦。

电视节目里常常把歌唱实力很强的歌手称为"巨肺天后""铁肺超人",显示了唱歌和肺的功能有密切联系。那么,唱歌真的可以改善肺功能吗?

通常,人的肺功能将会随着年龄的增大而减弱,或者因为吸烟等外部因素而使肺活量减少,但是经常唱歌,确能改善肺功能或是有效延缓肺功能的衰退。

首先,唱歌能使人体呼吸系统的肌肉得到充分的锻炼。一般唱歌是运用腹式呼吸法,吸气时横膈膜向上拉提,气息保持在两肋处,同时需要小腹肌肉收缩,从而将气息均匀地推出。腹式呼吸法能够增加膈肌的活动范围,而膈肌的运动直接影响肺的通气量。研究证明腹式呼吸时,膈肌每下降1厘米,肺通气量可增加250～300毫升。坚持腹式呼吸半年,可使膈肌活动范围增加4厘米。这对于肺功能的改善大有好处,是老年性肺气肿及其他肺通气障碍的重要康复手段之一。所以人在引吭高歌时,胸肌和腹肌可以得到有节奏的扩张和收缩,同时加大了膈肌的活动范围。可以这么说,唱歌在增强胸部肌肉作用的方面,一点儿都不亚于游泳、瑜伽等其他有氧运动。

其次,唱歌可以增大肺活量。肺活量是一个人做最大吸气后再做最大呼气即呼出气流的量,成年男子的肺活量3 500～4 000毫升,成年女子2 500～3 000毫升。影响一个人肺活量的主要因素是一个人的呼吸肌肉功能的强弱,是否收缩、舒张有力,让胸腔壁的扩张与缩小有充分大的空间,以保证有较大的气体呼出量,即有较大的肺活量。腹式呼吸能使胸廓得到最大限度的扩张,同时可以使肺下部的肺泡得以伸缩,让更多的氧气进入肺部,因此可以扩大肺活量,改善心肺功能。据统计,歌唱家的肺活量普遍比一般人的肺活量高500毫升左右。众所周知,很多女歌手的歌声很好听,她们唱高音时,不用假声也可将音唱得很高、很动听,其实就是因为她们的肺活量大,而之所以肺活量大,原因之一是因为唱歌能改善肺功能,特别是唱调子比较高的歌曲,可以通过声带振动扩张肺部,兴奋呼吸相关肌肉,从而增加肺活量。

另外,在唱歌的时候,呼吸会加快,并且进行有节奏地呼吸,这是歌曲的节拍决定的。这样一来唱歌就像是有节奏的体内按摩,可改善和促进呼吸系统的新陈代谢,从而调节和增强肺部功能。一个健康的人在静止时每分钟吸入的空气量一般为 3～4 升,唱歌时最多可以增加到 80 升,健康人平时心脏每分钟输出血液 3～5 升,唱歌时可达 20 升,这是因为唱歌时肌肉收缩,血液循环加速的缘故。唱歌能在冲开人体横膈膜的同时对人体的内部循环起到按摩作用,这是任何一项运动都代替不了的。

总而言之,唱歌能增强呼吸相关肌肉的作用,从而扩大肺活量,同时促进肺循环的新陈代谢,进而提高呼吸功能。

现在是不是你会更加喜欢唱歌了呢? 当然,喜爱唱歌的同时也需要注意:任何事情都要适度,过犹不及,掌握科学的唱歌锻炼方法和适度的唱歌能够改善肺功能,但是过度的"声嘶力竭"却会适得其反,肺功能很差、肺大疱患者亦需慎重。

同济大学附属同济医院呼吸科　张童洋子　魏为利　吕寒静

目前肺癌的发生率持续升高,已成为发病率和死亡率第一位的恶性肿瘤。肺癌的治疗原则是以手术为主的综合治疗,这个原则就是说,只要能手术的患者,如果能接受手术一般要比不手术的效果好。一个患者如果诊断为肺癌后,为了判断下一步的治疗措施,要进行的工作是包括肺功能检查在内的综合评估。对于采血化验检查肝肾功能、检查心电图等患者和家属一般不会有疑问,但是对于肺功能检查还是会有一些不解。术前评估的目的就是要考虑肿瘤的可切除性以及切除肿瘤的安全性,在此回答这些患者和家属的疑问。肺功能检查的主要作用是以下几个方面。

判断一个肺癌患者能不能手术

有的患者家属说,不做手术还好,做完手术反倒是做坏了,这个做坏了,就是出现了并发症。做任何手术都有并发症发生的可能,这就需要我们在手术之前做全面的检查,认真评估,这包括生化检查、电解质、肝肾功能、血常规、肿瘤标记物、胸部 CT、B 超、骨扫描、脑磁共振检查、支气管镜,甚至 PET/CT、心电图、肺功能等。术前的肺功能检查就是术前进行手术安全性的评估。

不管是胸腔镜下的小切口手术,还是非胸腔镜手术(就是所谓开大刀),肺癌的手术必须全麻,即需要气管内插一根管子,用呼吸机辅助呼吸。这会影响到肺的通气功能,如果肺功能较差是无法接受全麻的,关于能接受全麻手段的肺功能标准,目前国际、国内均有指标,但对于老年人会掌握得相对严格些。

另外,肺癌的手术就是要切除肿瘤,还要切除肿瘤周围一些正常的肺组织,以保证不能有肿瘤残留,确保手术效果。这样在手术后,肺功能会有一定程度的下降,下降程度根据切除的肺组织多少而异。如果术前肺功能就在代偿边缘了,这样就会影响手术后的生活质量和活动耐受力,也容易出现一些肺部的感染等不良后果。因此,术前肺功能检查的另一个目的就是要评估手术切除的肺组织对术后的影响。

判断是否存在慢性阻塞性肺疾病

由于引起肺癌和慢性阻塞性肺疾病的高危因素是相同的,就是吸烟,因此,这两个疾病在很多人身上是并存的。而且,存在慢性阻塞性肺疾病会影响肺癌的治疗结果。因此,在确诊肺癌后,进行肺功能检查要完成的另一个目的是进行慢性阻塞性肺疾病的筛查,如果确定同时患有慢性阻塞性肺疾病,则需要增加对慢性阻塞性肺疾病的治疗。慢性阻塞性肺疾病的治疗需要规范用药,才可能延缓肺功能下降。另外,对合并的慢性阻塞性肺疾病如果影响手术安全性的,经过积极治疗后,肺功能改善,可能会有手术机会,也会改善肺癌的预后。

因此,对于一个确诊是肺癌的患者需要进行肺功能检查,而且将检查的目的和意义解释清楚,以取得患者和家属的配合,使他们积极参与。

上海长征医院呼吸科　翟宜帆　姜　军

103 肺功能测定在慢性咳嗽中的应用

近年来,慢性咳嗽是呼吸科患者最常见的症状之一。许多人常常剧烈干咳,症状反反复复,吃了很多止咳化痰的药物,很多人常常用了口服或静脉的抗生素治疗,可症状有时迁延两三个月,仍然没有治愈。来到医院,医生在查看患者的胸片或者胸部 CT 没有异常的情况后,会要求患者去做肺功能检测,然后告诉患者,他/她得了咳嗽变异性哮喘,很多人会很疑惑,为什么咳嗽就变成了哮喘?肺功能检查又有什么用处呢?

咳嗽变异性哮喘是一种特殊类型的哮喘,咳嗽是其唯一或主要临床表现,无明显喘息、气促等症状或体征,但有气道高反应性。主要临床表现为刺激性干咳,通常咳嗽比较剧烈,夜间咳嗽为其重要特征。感冒、冷空气、灰尘、油烟等容易诱发或加重咳嗽。由于症状不典型,易被误诊为感冒或支气管炎,一般的化痰、止咳、抗感染治疗效果多不佳。

咳嗽变异性哮喘虽然发病机制有待于进一步研究,但基本病变是气道慢性炎症反应,都是由变应原或其他诱因引起,有一定的遗传性和家族史。咳嗽变异性哮喘在临床上易与反复呼吸道感染、支原体肺炎、原发性肺结核、过敏性支气管炎、长期服用血管紧张素转换酶抑制剂(ACEI)而引起的咳嗽等常见病相混淆。由于许多医师对这种疾病的认识了解掌握不够,认为有喘息及相应的肺部哮鸣音才能诊断哮喘,没有很好的询问系统病史,常常局限于常见病的诊断,思维狭窄,未能深入分析病史,也是造成漏、误诊的原因。

咳嗽变异性哮喘的诊断,不同的地域有不同的标准。目前国内公认的标准:① 咳嗽持续或反复发作 1 个月,常在夜间和清晨发作,运动后加重。② 肺功能和胸片正常,查体无阳性体征。③ 气道反应性及可逆性气道阻塞,支气管舒张试验阳性,PEF 在吸入组胺或乙酰胆碱后下降率>20%。④ 抗生素和止咳药物无效,支气管扩张剂或皮质激素有效,并于停药后短期内复发。⑤ 有个人过敏史及家族过敏史。⑥ 除外其他原因引起的慢性咳嗽。

肺功能检查在哮喘诊断中有重要的作用。采用一秒用力呼气容量/用力肺活量比率(FEV1/FVC)、呼气峰流速(PEF)了解有无气流受阻。FEV1/FVC<70%~75%提示气流受阻,吸入支气管扩张剂 15~20 分钟后增加 15%或更多表明为可逆性气流受阻。24 小时 PEF 变异率>20%是哮喘的特点。FEV1/FVC 正常者,可应用激发试验:标准 6 分钟运动激发试验在 5~15 分钟时FEV1 下降 15%或 PEF 下降 20%可确诊为哮喘。也可用组胺或乙烯甲胆碱激发试验,肺容量指标可见用力肺活量减少,残气量增加,功能残气量和肺总量百分比增高。

哮喘的治疗目的是尽可能减轻哮喘发作症状、减少发作次数,预防不可逆性气道阻塞的发生,维持正常或接近正常的肺功能,保证并鼓励患儿参与正常的学习和体育活动。治疗原则为长期、持续、规范和个体化治疗。发作期治疗重点为抗炎、平喘,以便快速缓解症状;缓解期应坚持长期抗炎,避免触发因素和自我保健。在药物使用方面,应尽量减少药物副作用,以抗炎药物为主导,尽可能少用或不用 β_2 受体激动剂。

哮喘的转归和预后与疾病的严重程度有关,也因人而异,更重要的是与正确的治疗方案有关。多数患者经过积极系统的治疗后,能够达到长期稳定。尤其是儿童哮喘,通过积极而规范的治疗后,临床控制率可达 95%。青春期后超过50%的患者完全缓解,无需用药治疗。个别病情重,气道反应性增高明显,或合并有支气管扩张等疾病,治疗相对困难。个别患者长期反复发作,易发展为肺气肿、肺源性心脏病,最终导致呼吸衰竭。从临床的角度来看,不规范和不积极的治疗,使哮喘长期反复发作是影响预后的重要因素。

通过以下 6 个相关措施对患者进行长期系统管理,可使患者的病情得到良好的控制,这包括:① 鼓励哮喘患者与医护人员建立伙伴关系。② 通过规律的肺功能监测(PEF)客观地评价哮喘发作的程度。③ 避免和控制哮喘促(诱)发因素,减少复发。④ 制定哮喘长期管理的用药计划。⑤ 制定发作期处理方案。⑥ 长期定期随访保健。

咳嗽的背后往往有复杂的病因,通过各种临床检查,特别是肺功能测定对明确诊断有着至关重要的作用,在明确诊断后,坚持正确规范的治疗,定期的肺功能检查,可以延缓病情发展、减少发病次数、提高生活质量。

同济大学附属上海市肺科医院肺循环科　宫素岗

呼吸科常遇到患者需要进行肺功能检查而因各种原因无法完成检查的情况,最终的结果可能是延误手术,或延误一些特定诊治措施的施行。导致肺功能检查无法完成的情况有很多种,主要有:① 患者因为不明白检查目的,而又无人详细介绍,导致患者对检查的依从性不高。② 认为自己本来就生病,还要去花力气做肺功能检查,这种情况往往发生于进行肺功能检查时。③ 认为自己最终要做手术的,做肺功能检查和手术没有什么关系。

不管发生的原因是什么,由于肺功能状态的判断在疾病管理中的作用,患者不能完成肺功能检查对患者和家庭、科室的工作完成都有影响。因此,本人在工作中常常进行肺功能检查前的宣教工作,以协助临床诊治过程的完成。

告诉受检者肺功能检查的安全性和检查过程

与 X 线检查、核素检查、磁共振检查等不相同,肺功能检查就设备来说,本身对受检者没有任何不良影响,而且,不需要像静脉采血检查会产生局部疼痛等,对人体不产生任何影响。肺功能检查是机器检查受检查者呼出去的气体,通过对气体量、气体进出肺的速度和气体成分的分析,间接了解肺功能。告诉受检者需要在饭后进行,如果饥饿致无力也无法完成。另外,对于肺功能较差,如属于慢性阻塞性肺疾病肺功能损害重度以上的受检者,以前没有进行过肺功能检查,可能会因为肺功能检查过程中需要主动用力而不易配合完成,对于这种情况要告诉受检查者只有了解其真实的肺功能状态,才能更好地治疗,从而取得受检查者的主动配合。

同时要给受检者演示全部检查过程,告诉受检者只有完全明白和理解检查技师的要求,并配合完成呼吸动作,才能真实反映其肺功能情况,获得正确的检查结果。这些结果对于患者病情的判断、药物的选择、下一步治疗手段的选择都是非常重要的。

告诉受检者肺功能检查的重要性

已经向受检者介绍了肺功能检查的安全性,然后要介绍肺功能检查的价值。肺功能检查可以判断呼吸困难、慢性咳嗽的原因;全麻手术、胸腹部手术及老年手术患者,术前的肺功能状态决定患者在全麻和手术过程中的耐受性,因此,为安全起见,术前也应进行肺功能检查。已有很多研究证明,肺功能状态与麻醉过程的安全性及手术的效果有关。有的患者即使手术进行得很顺利,可是在术后因为肺功能差,而发生了肺炎,轻的导致住院时间延长,花费增多,重的会危及生命。如果术前不能对肺功能状态进行全面了解,手术的效果要打折扣。告诉了患者术前肺功能检查的重要性,会增加受检者的依从性。但是,这要提前告知,因为一旦进入肺功能检查室,面对很多的患者,技师可能没有足够的时间进行介绍,对其他患者检查也会造成不利影响。

告诉受检者需要注意的其他事项

根据受检者进行肺功能检查的目的,采用不同的方法进行介绍。如对哮喘、慢性阻塞性肺疾病治疗效果的观察,则告诉患者一般在出院后 1 个月左右再进行复查,每半年定期检查,以明确肺功能状态,观察疾病发展情况。复查肺功能要尽可能与初次检查在相同的时间点进行,因为在每天的不同时间,肺功能有差异。而如果是进行术前的评估,则根据评估后的肺功能情况再决定进行何种情况的宣教。

要告知患者在顺利的情况下,全套肺功能检查在 10～20 分钟内即可完成。依据检查项目的多少,检查费用不等,一般为 150～300 元。另外,检查结束后需等数分钟,待技师初步确定检查结果符合要求后,方能离开,不符合要求者,必须重做,以免浪费时间。

上海长征医院呼吸科　翟宜帆　姜　军

105 食疗与肺功能

《汉书·郦食其列传》中说:"民以食为天。"食物是人类生存的最基本需要。最近荧屏上大热的《舌尖上的中国》就充分反映了我们与各种食物密不可分的关联。中华民族自古就有"寓医于食"的传统,"凡膳皆药,食药同源"的食疗养生理念已经深深扎根在人们心中。历代关于食疗与养生的论述更是浩如烟海。战国期间名医扁鹊说"君子有病,先以食疗之,食疗不愈,然后用药"。当然,我们现代人生病了,首先应该及时就医进行明确诊断和积极治疗,合理膳食可以起到预防保健及改善功能的作用。

提到肺,中医上说"肺主气,司呼吸,朝百脉,主宣素,主行水,主治节"。因此,肺是人体重要的脏器之一。它同时又是非常娇嫩的,热了或者冷了都会受伤,最常见的症状就是感冒、鼻塞、流涕、咳嗽、胸痛等。随着环境的污染,加上吸烟等不良习惯,我们的肺受到了一系列的损害,肺功能也可能出现异常。今天我们就推荐几种常见的食物,教您改善肺功能。

(1) 百合:它味甘微苦,性平,入心肺经,有止咳平喘的作用,含有蛋白质、维生素、胡萝卜素及一些特殊的有效成分,如淀粉、多糖、果胶以及多种生物碱,对人体细胞有丝分裂有抑制作用,可对抑制癌细胞增生有一定的疗效。食用百合,最佳吃法是煮粥。可与糯米制成百合粥,加入一点冰糖熬制,不仅可口,而且安神,有助于睡眠,还可以用百合、莲子和红枣共煮成羹,可补益安神。

(2) 杏仁:坚果中最滋润的,非杏仁莫属。杏仁富含蛋白质、微量元素和维生素 A、维生素 E、维生素 C,具有润肺、止咳、滑肠等功效,对急、慢性呼吸系统疾病有良好的作用,对于干咳无痰、肺虚久咳等症有一定的缓解作用。汉代张仲景的《伤寒杂病论》中的小青龙汤、杏仁厚补汤和麻杏石甘汤均是治疗哮喘的名方,都使用了杏仁,至今沿用不衰。具体食用时,杏仁可与薏米按 1∶5 的比例一起熬粥,也可和猪肺一起炖汤,都有滋养缓和之效。当然,当零食吃的烤杏仁也可以适当吃一些。

(3) 白萝卜:白萝卜含有多种氨基酸、维生素、双链核糖核酸等多种营养成分。其中双链核糖核酸能诱导人体产生干扰素,有助于提高机体抗病毒能力。萝卜含有的辣味成分主要是芥子油,可抑制细胞的异常分裂,进而预防癌症发作。白萝卜是中医食疗经常选用的,生吃效果好,也可煮汤。萝卜清肺,秋季吃萝卜堪比人参,对化痰止咳很有效果。

(4) 莲藕:它富含铁、钙等微量元素,以及植物蛋白质、维生素以及淀粉,有明显的开胃清热、润燥止渴、清心安神、益血益气的功效,也可增强人体免疫力。食用莲藕生熟皆可。作为水果生吃,味道甘甜、清凉入肺。和糯米、蜂蜜、红枣一起蒸,粉红透明,软糯清润,是美味小菜。和排骨炖汤,健脾开胃、营养丰富,适合脾胃虚弱的人滋补养生。

(5) 梨:有清热解毒、润肺生津、止咳化痰等功效,对肺热咳嗽、麻疹及老年咳嗽、支气管炎等症有较好的治疗效果。李时珍的《本草纲目》中就记载梨能"润肺凉心,清热降火"。梨生食、榨汁、熬成梨膏均可。加蜂蜜、冰糖、川贝母炖煮,可用来缓解咳嗽症状。

当然,还有很多的食物都有改善肺功能的作用,比如花生、牛奶、无花果、猕猴桃、红枣、核桃仁、松子、豆腐、阿胶、银耳、燕窝、柚子等,这些食物都各有功效。但是最后还是要强调一点,食疗只能改善肺功能,并不能完全用来防治疾病。希望通过饮食来调理、清除肺内的污染物,或者治疗肺部严重感染甚至肿瘤等,几乎不可能。想要呼吸顺畅,还是需要平时注意对肺部的保护。

上海长征医院呼吸科　王湘芸

106 烟民的体检套餐
——老刘的两肚子气

老刘刚刚从岗位上下来，没有了以前的迎来送往，也清净了些。稍稍收拾好心情，老刘也开始琢磨自己的事情了，突然想起2个月前工会主席老丁让他签字报销刚去世的职工老钱的抚慰金，老丁边拿出材料，边说："听说是抽烟引起的，是肺癌，咱单位体检时没发现，一发现就是晚期全身转移了，折腾了几个月，人财两空。以前就是根烟枪，人缘好，谁的烟都抽，他也给别人烟抽。他给别人烟，别人不抽他还感觉看不起他。唉，好人哪！"末了，老丁还喃喃了几句，他也没听清说的是什么，大致是生命就是这么回事之类的话。

老刘想到这儿，感觉到自己也该去体检了，今年的体检几个月前就开始了，但是他今年临近退休，上级找他谈话，告诉他要给年轻人点机会，他自感身体还结实，想继续在岗位上发挥能量，盼着延迟退休的中央文件早下达。但是最终没有盼来，他也自我安慰，退休就退休吧，反正儿女也都有自己的事业了，不需要自己再去拼搏了，趁身体还结实，带着老爱人去体验体验年轻时没有过的浪漫吧。

于是，老刘到了体检中心去想将体检完成。老刘自己也抽烟，要说这烟瘾，真是为革命工作时染上的。刚工作那会儿，为了向老同志学习，与老同志搞好关系，学会抽烟那是必需的技能，这不工作做得不差，但烟不能离手的。体检中心的前台接待问老刘，抽烟吗？抽了多少年？咳嗽吗？弄得老刘很不耐烦，他很不高兴，大声叫道，我抽烟还是会注意场合的，我也不会随地吐痰的！前台护士笑眯眯地说："您误会了！我们体检中心新开展一个体检套餐，也称为'烟民套餐'，包括一项低剂量肺CT扫描、一项肺功能检查，是针对吸烟史超过10年以上，有咳嗽、咯痰或有气喘等症状之一的人群，主要是用来筛查是否有早期肺癌和早期的肺功能损害的。我看您也超过40岁了，刚才您也告诉我您吸烟10年以上，因此还是应该加这个套餐的。您看我们这儿有一份问卷，我刚才问您的问题，都是这个问卷中的，您可以将您的肺CT扫描换成这个套餐，反正您的检查费是采用的后付费系统，只要您选择一下就可以了，不用您马上付费的。"老刘一听，很不高兴，尽管是后付费，可也不是不付费呀，这不是变着法来坑我们单位的钱吗？想到这儿，他坚持不听前台护士的。老刘很生气，也还是选择了普通CT检查。

所有的检查都做完后，老刘回家告诉老伴，他今天生了一肚子气。老伴知道他刚退休，现在去体检也没有了以前上班时的前呼后拥，心里当然不高兴，老伴安慰了他。

等拿到体检报告的时候，他没有看到诸如结节、肿块之类的字眼，心里还是放松了。可是他又见在体检报告的最下端写道：提示两肺肺气肿，建议肺功能检查、呼吸科进一步诊治。他又生气了：现在的医生怎么这么无德，刚做完这么多检查，不给个明确结论，还要他再去检查！老刘看到了下面有个电话，是体检中心的终检医师咨询电话，他试着打了过去，想先打个电话看看别的医生怎么说。电话打过去后，终检医师耐心地听完他的话，又问他几个问题，最近几年有没有反复感冒过、有没有肺炎治疗过、有没有咳嗽？老刘突然想起来，最近两三年身体是不如年轻时那么壮实了，稍有天气变化，他的身体就像晴雨表一样，立刻也跟着转阴，而且一感冒，这咳嗽不到十天半个月还不会消停，去年还生过一场肺炎，他听了单位保健医生的建议，积极锻炼，但是体力似乎也没有以前好了，其他也没有感觉到什么问题。终检医师听完他的话，然后耐心地告诉他：这可能是肺功能下降、呼吸道防御功能减弱的表现，是吸烟引起的慢性阻塞性肺疾病导致，吸烟的人一般在吸烟 20～25 年后这些表现开始明显起来，但是吸烟者本人多不认为是疾病的表现，而认为是年龄大了或者是吸烟引起的，所以不会主动去检查的，直到出现明显的活动耐量下降，也就是肺功能损害到影响生活了，或者是出现呼吸衰竭了，才去看病，这时就晚了。另外，慢性阻塞性肺疾病也是发生肺癌的危险因素。其实，早期进行肺功能检查，还是可以检查出早期慢性阻塞性肺疾病的，然后戒烟、根据是否有症状决定进行治疗或何种治疗等处理，可以避免出现无法治疗了再去治的被动局面。体检中心根据国内外慢性阻塞性肺疾病管理的建议，设计了这种能检查早期肺癌和早期慢性阻塞性肺疾病的"烟民套餐"。终检医师又向老刘介绍了慢性阻塞性肺疾病防治的一些基本知识，老刘明白了，也消了气。

后来，老刘去了呼吸科检查了肺功能，医生告诉他，他已经是慢性阻塞性肺疾病了，在分级中是 2 级，并给老刘开了些药物，老刘用后，果然身体状况比之前有所改善，也愿意活动了，他的潇洒年轻游也成行了，年轻时的梦也圆了。

现在，老刘惬意地享受着他退休后的二人世界，遇到他的老伙计们还在抽烟的，就告诉他们体检时一定要加个"烟民套餐"。

复旦大学附属华山医院呼吸科　王桂芳

上海长征医院体检中心　张颖秋

107 喘药治顽咳
——肺功能告诉您

张阿姨是家里的顶梁柱,退休 10 年,领孙子外加买菜煮饭。她除了偶发皮肤风疹外,极少去医院。可是,近 2 个月来她有了烦恼:恼人的刺激性干咳白天少晚上多,咳嗽时很响,甚至会憋不住尿,常有半夜咳醒,好在不气喘不发热也没瘦。张阿姨拍过 X 线片,做过 CT,抽过血,都没说有毛病;吃了几盒头孢,喝了大瓶小瓶的咳嗽药水也没用。这次,着急的她去大医院找医生坚持要挂盐水了。不慌不忙的医生却先让她做肺功能检查,看到结果后,没开打针也没开补液,只开了气喘药让她回家吃。张阿姨将信将疑,但吃药 2 天后咳嗽减轻,1 周好了一大半,张阿姨又舒展眉头有说有笑了。最让她感慨的是吸气呼气的肺功能检查单子立等可取。这也告诉了她——那么多瓶的苦药水和头孢没必要!

咳嗽变异性哮喘(cough variant asthma, CVA)是一种特殊类型的哮喘,咳嗽是其唯一或主要临床表现。咳嗽变异性哮喘与典型哮喘有密切联系但又有区别,它具有嗜酸粒细胞性气道炎症和气道高反应性等典型哮喘的一些特征,随着病情发展,约 1/3 的咳嗽变异性哮喘可向典型哮喘演变,被认为可能是轻微的哮喘或典型哮喘的前期阶段。它是最常见的慢性咳嗽病因,具有病程长、难治愈、易反复的特点,严重影响患者生活质量。咳嗽变异性哮喘的诊断标准为慢性咳嗽常伴有夜间刺激性咳嗽,支气管激发试验、支气管舒张试验阳性或呼气风流速昼夜变异率>20%,支气管舒张剂治疗有效并排除其他原因引起的咳嗽。咳嗽变异性哮喘的治疗原则与典型哮喘治疗原则相同,主要治疗目标为达到并维持哮喘症状的控制。现有的国内外咳嗽变异性哮喘治疗指南提示大部分需要支气管扩张剂和皮质激素联合,而抗生素治疗无效。张阿姨的慢性咳嗽是由咳嗽变异性哮喘引起的,咳嗽变异性哮喘的重要病理生理特征之一是气道高反应性。肺功能是一种无创检查手段,支气管舒张试验和激发试验是肺功能检查的两个项目,安全而且简单,可用来测定气道反应性。阳性的检查结果是诊断咳嗽变异性哮喘的重要依据。

同济大学附属同济医院呼吸科　魏为利　沈　鸿　肖秀玲　于素娥

2013年12月份上海地区出现了数度空气污染,空气质量指数飙高超过300,达到红色报警界限。看该月以来全国各地的空气质量走势,整个华东、华北及东北地区、华南大部、四川盆地等都出现了程度不等的雾霾天气,个别地区PM 2.5超过了1 000。这段时间到呼吸科就诊的人数也出现大幅增长,包括儿科在内,主要症状是咳嗽。

雾霾对人体的影响与接触雾霾的时间、雾霾的浓度(空气质量指数)、颗粒直径以及雾霾颗粒含有的成分都有关。雾霾是颗粒直径在微米级的雾滴或烟尘气溶胶,随湿度和温度出现不同性质的变化。雾霾危害人体健康的是其含有的成分,已知的包括硫化物、氮氧化物、重金属、灰尘、有机碳氢化合物,甚至黏附了微生物等。这些颗粒直径从数十微米到几微米,而我们人体虽然有一套保护机制来阻挡微颗粒物质的吸入,但不能阻挡所有的颗粒物。

我们每分钟大约进行12次呼吸,每次呼吸大约吸入500毫升气体,平静呼吸时每天大约吸入8.6立方米空气,如果空气质量指数300,每天我们会吸入PM 2.5大约2 500微克,即2.5毫克左右,那么一年就是912毫克,接近1克。这些雾霾颗粒进入肺内后沉积的位置与直径大小有关,直径10微米及以上的大多沉积在上呼吸道,5~10微米的沉积在大的呼吸道,3~5微米的可以进入小呼吸道,而1~3微米的可以到达肺泡,然后部分可以再呼出来。由于这些颗粒物质含有大量的有机物,属于脂溶性颗粒,进入我们的肺内后很容易溶解在呼吸道的上细胞液体中,然后进入上皮细胞,PM 2.5的颗粒还可以进入血管内经血流带至远端器官。所以雾霾影响的不仅是呼吸系统,还可以影响循环系统、泌尿系统的肾脏、消化系统的肝脏等。呼吸雾霾跟吸烟有些类似,大约在空气质量指数300的环境里抽一天,相当于抽一支烟。

对呼吸系统的影响是多方面的,包括诱发哮喘、咽炎、慢性阻塞性肺疾病急性加重。长期接触雾霾可以导致慢性气道疾病的发生,肺功能出现障碍。国外有人统计居住在高速公路周围的居民与远离高速公路的居民,发现前者呼吸道疾病罹患率高,慢性气道疾病尤为常见。我们国家在奥运会前后正常人肺功能检查也显示出即使是短期内空气质量出现显著的变化,也会引起肺功能的改变,主要是呼气受阻,提示小气道的病变。

目前我们国家已经认识到雾霾对公众健康的影响,已经启动了一些措施降低碳排放,关闭高污染工厂,改善居民取暖供暖设备,改革厨房环境等。从自我防护的角度,在雾霾天气尽量减少户外活动及体育锻炼,口罩推荐可以阻挡 PM 2.5 微粒的口罩。N95 有效但透气性差,外科口罩不能有效阻隔 PM 2.5 和病毒,一般口罩可以保暖但不能阻挡 PM 2.5。有关抗氧化剂和黏液促排剂是否可以减轻雾霾的危害尚在研究中。

我们居住的地球承载了太多的压力,从自我做起,尽一切力量减少环境污染,还子孙后代一个碧水蓝天是我们这个时代的责任,也是我们每个人的责任。

复旦大学附属中山医院呼吸科　宋元林

2013年，全国多地出现严重雾霾天气，多个监测站点的PM 2.5浓度超过900微克/立方米，各大药店的各种口罩脱销，特别是号称防PM 2.5的口罩遭到了哄抢。患者到医院就诊时经常会问同样的问题：医生，我应该戴什么口罩好？

口罩主要在冬季需要保暖、流感流行时和空气污染时佩戴，用来保护自己。前两个功能，我们根据以往的经验能很好地判断如何选择口罩。空气污染却是近期才出现的新问题，如何根据PM 2.5的指标来指导我们佩戴口罩呢？首先要知晓什么是PM 2.5？PM 2.5是指大气中直径≤2.5微米的颗粒物，它的直径还不到人的头发丝粗细的1/20，是形成雾霾天气的主要原因。它可吸附有毒有害化学物及细菌、病毒等微生物，并能随呼吸进入人体呼吸道，刺激人的鼻黏膜、支气管黏膜等敏感部位，或者被直接吸入到肺部，会引发包括哮喘、支气管炎和心血管病等方面的疾病。根据美国环保署EPA的空气质量标准，当PM 2.5的浓度为250~500微克/立方米，所有人就都应该避免户外体力活动。这时候外出时最好佩戴PM 2.5防护口罩。

那究竟哪些口罩能够防护PM 2.5？我们经常听到的能够防护PM 2.5的N95口罩是指什么呢？N95口罩不是一个牌子而是一个标准，这个标准是美国NIOSH的42CFR84标准，属于比较主流的标准。依据这一标准，口罩滤料可分为3个等级。N系列：防护非油性悬浮颗粒无时限。R系列：防护非油性悬浮颗粒及汗油性悬浮颗粒时限8小时。P系列：防护非油性悬浮颗粒及汗油性悬浮颗粒无时限。另外NIOSH又把每一类滤料按过滤效能划分出了3个水平：95％、99％、99.97％（即简称为95、99、100），所以3个系列共有9小类滤料。分别为N95、N99、N100、R95、R99、R100、P95、P99、P100。P100的防护等级最高。我们也有自己的国标（GB 2626—2006），但是相对于美标来说比较简单。按国标来说KN90为最基本的一个等级，KN95和N95的等级基本相当。

因此，我们需从以下几方面来考量如何选择合适的口罩。

（1）口罩的阻尘效率：口罩阻尘效率的高低是以其对微细粉尘，尤其对5微米以下的呼吸性粉尘的阻隔效率为标准。因为这一粒径的粉尘能直接入肺泡，对人体健康造成的影响最大。现在国外有一些防尘口罩，其滤料由充上永久静电的纤维组成，那些5微米以下的呼吸性粉尘在穿过此种滤料的过程中，被静电吸引而吸附在滤料捕获到微细粉尘，真正起到阻尘作用。

（2）与脸型的密合程度：空气就像水流一样，哪里阻力小就先向哪里流动。

当口罩形状与人脸型不密合,空气中的危险物一样会从不密合处泄漏入人体的呼吸道。因此如果口罩与脸型不密合,即便你选用滤料再好的口罩,也无济于事。

(3)佩戴舒适:优质的口罩要求呼吸阻力小、重量轻、佩戴方便。目前许多口罩都采用拱形形状,既能保证与脸型的良好密合,又能在口鼻处保留一定的空间,确保佩戴的舒适度。

目前在口罩的选择和使用中存在一些误区。其一,很多患者认为口罩的防护等级越高越好,实则不然。因为口罩的防护等级越高也就意味着对正常呼吸的阻力越大,佩戴的时候舒适度也会比较差。专家建议,普通人可以使用KN90口罩,既能捕获 90%PM 2.5 以下颗粒物,又对呼吸影响较小。其二,很多人选择在运动中佩戴颗粒物防护口罩的做法必须慎重。空气质量不好的时候户外运动应该尽量减少或者避免,实在不行可改为室内运动。最好不要戴着防护口罩在户外运动,因为人在运动的过程中需要吸入大量的空气,而此时防护口罩对呼吸的阻力效应就会变得更加明显。如果长时间在呼吸不通畅的情况下锻炼身体,不仅不会有利于身体健康,还可能适得其反,对身体造成损害。

从常规的医学角度来看,有严重心肺功能不全的患者佩戴了呼吸阻力过大的口罩,轻则呼吸不畅,加重病情,严重者可能会引起呼吸系统的衰竭,危及生命安全。专家不主张这类人群佩戴防尘口罩。

希望您在阅读完本文后能选择到适合自己的口罩。

上海市同仁医院呼吸科　曾　健

3 周前,年轻有为、身体健康的白领小王冲破重重雾霾,驱车来到某医院五官科就诊,因为近来他常会莫名其妙地出现咽干、咽痛,好像有东西卡在那里,没有发热、头痛等表现,检查结果是咽部黏膜弥漫性充血、肿胀,表面可见点状白色分泌物,符合急性咽炎的表现。医生给小王口服抗生素阿奇霉素和减轻咽部炎症的中成药治疗。2 周后,小王再次来到门诊求助,说上述感觉依然存在,医生为他做了详细检查,确实咽部黏膜依然充血,颈部淋巴结未见肿大,血常规检查未见异常。这次医生给出如下建议:避免粉尘或刺激性气体的接触。小王心里不停犯嘀咕,如此重的雾霾天,不吃抗生素能治好咽炎?医生不会在忽悠人吧?

"雾霾"在我国一路走红之际,五官科与呼吸科的门诊量也在大幅攀升,咽痛、咽痒、咽干以及咽部异物感成为最为多见的症状,很显然,雾霾天气已然成为咽部疾病发作与加重的主要原因。那么,雾霾为何会影响咽部呢?

(1) 雾霾的成分:首先了解一下何为雾霾,它是空气中的水、灰尘、硫酸、硝酸、有机碳氢化合物等颗粒大量积聚,造成能见度模糊的一种天气现象。主要由二氧化硫、氮氧化物和可吸入颗粒物这三项组成,最后一项颗粒物是加重雾霾天气污染的罪魁祸首,它们与雾气结合在一起,让天空瞬间变得阴沉灰暗。雾霾中的颗粒物主要是指直径≤10 微米的污染物颗粒,其中细颗粒物(PM 2.5),也就是直径≤2.5 微米的颗粒,可直接入肺,对人们的健康影响最大。这种颗粒本身既是一种污染物,同时又可以携带重金属、多环芳烃等有毒物质。有报道证实在轻度污染以上的超标污染中,首要污染物是 PM 2.5,占 77.8%,其次是臭氧,占 20.1%。

成人在静息状态下,每天约有 10 000 升的气体进入呼吸道。2013 年以北京为例,PM 2.5 年平均浓度为 89.5 微克/立方米,是新国标达标值 35 微克/立方米的 2.5 倍,去年年底我国发生大面积雾霾,2013 年 12 月 5 日晚,上海浦东雾霾严重,能见度不足 20 米,PM 2.5 数值接近 500 微克/立方米。据此,我们粗略估算每天至少有 350～895 微克的细颗粒物(尚不包括更大径的细颗粒物 PM10 和 PM5)经过呼吸系统门户——鼻咽部进入下呼吸道。因此雾霾对咽部的影响不容小视。

(2) 咽部结构:咽部的构造如何呢?如图 2 所示,上呼吸道由鼻、咽和喉构成,咽又分为鼻咽、口咽和喉咽三部分,鼻咽借鼻后孔与鼻腔相通,在鼻咽两侧壁距下鼻甲后端之后约 1 cm 处有咽鼓管咽口及其后外侧的咽鼓管圆枕,在咽鼓管圆枕后方与咽后壁之间有一凹陷,称咽隐窝,是鼻咽癌的好发部位。口咽位于口腔的后方,其外侧壁的扁桃体窝内有成群的淋巴组织和腭扁桃体,细菌易在此存留繁殖,成为感染病灶。喉咽是咽的最下部,其前壁上分有喉口通入喉腔(图4)。咽是呼吸时气流出入的通道,咽黏膜内和黏膜下分布着丰富的腺体、淋巴结、血管和神经,对吸入的空气有调节温度、湿度和清洁的作用。《喉风论·咽喉总论》指出:"函呼吸者曰喉,内饮食者曰咽。经曰喉通天气,呼吸之道也。咽通地气,饮食之道也。"可见咽喉部对人体的重要性。

(3)雾霾天易引起的咽部疾病:随着呼吸时气流的流入,污染的空气在经过鼻部的过滤之后到达咽部。经过鼻毛的过滤,大的颗粒物被阻挡于鼻部,但小的颗粒物如PM 2.5仍能到达咽部,这些小的颗粒物附带有害病毒、细菌、重金属等,引起或加重咽部病变。

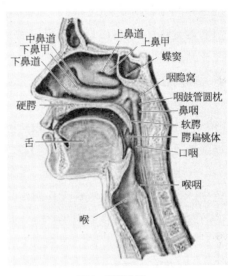

图4 咽部构造

1)急性上呼吸道感染:为外鼻孔至环状软骨下缘包括鼻腔、咽或喉部急性炎症的总称。主要病原体是病毒,少数是细菌。免疫功能低下者易感。可表现为咽痒、咽干、咽痛或烧灼感甚至鼻后滴漏感,有时由于咽鼓管炎致听力减退。体检可见咽部轻度充血,一般5～7天痊愈。

2)急性咽炎:分为感染性和非感染性。前者主要由鼻病毒、腺病毒、流感病毒、副流感病毒以及肠病毒、呼吸道合胞病毒等引起;后者多由粉尘、烟雾和刺激性气体等引起。临床表现为咽痒和灼热感,咽痛不明显。文中谈到的小王患的就是由非感染因素引起的急性咽炎,因此抗生素治疗毫无效果,医生根据目前的天气变化给出避免粉尘或刺激性气体的接触应该是非常合理的。

3)急性疱疹性咽峡炎:多发于夏季,多见于儿童,偶见于成人。由科萨奇A病毒引起。表现为明显咽痛伴发热,病程约1周,查体可见咽部充血,软腭、悬雍垂、咽及扁桃体表面有灰白色疱疹及浅表溃疡,周围伴红晕。

4)急性咽结膜炎:主要由腺病毒、科萨奇病毒等引起,表现为发热、咽痛、畏光、流泪、咽及结膜明显充血。

5）急性咽扁桃体炎：近期很常见。病原体多为溶血性链球菌，其次为流感嗜血杆菌、肺炎链球菌和葡萄球菌。起病急，咽痛明显，伴发热、畏寒，体温可达39℃以上，查体发现咽部充血明显、扁桃体肿大和充血，表面有黄色脓性分泌物。

6）慢性咽炎：是指咽黏膜或黏膜下组织的弥漫性炎症，多与急性咽炎反复发作有关。环境因素已成为主要病因，长期处于不良的环境如高温、灰尘多、有刺激性气体的环境中较易得慢性咽炎。

7）慢性扁桃体炎：通常表现为咽痛至少 3 个月且伴有扁桃体的炎症，多由急性扁桃体炎反复发作或因腭扁桃体隐窝引流不畅，窝内细菌、病毒滋生感染而演变为慢性炎症，可以想见雾霾中的成分将在急性扁桃体炎反复加重中起到重要作用。

（4）防治措施：首先，要注意平时生活的调理。保持科学的生活规律，避免过度劳累，保持咽喉的湿润，多饮水。要注意饮食清淡，少食刺激性食物，多吃些豆腐、牛奶等食品，必要时要补充维生素 D。由于雾霾天气时，空气中的污染物难以消散，在大雾的天气应紧闭门窗，避免室外雾气进入室内污染室内空气。

其次，外出锻炼要看天办事。雾霾天气患有慢性呼吸道疾病患者，应尽量避免户外锻炼，以免诱发疾病发作和加重。在进行户外锻炼的时候，选择在树多草多的地方，上午到傍晚期间的空气质量好且能见度高的时段进行。

如果雾霾天必须外出，那该做些什么？戴口罩可能是大家的首选，但面对PM 2.5，戴什么样的口罩是有讲究的。对直径仅 2.5 微米的小颗粒而言，普通的棉纱口罩除了挡挡灰尘和心理安慰外，基本起不到什么作用，无论戴多厚的棉纱口罩均没用。有文献报道医用 N95 口罩对 0.3 微米的颗粒能挡住 95％。但此类专业防护口罩，可以预防呼吸道传染病，对 PM 2.5 的效果尚无定论。值得注意的是老年人和有心血管疾病的人要避免戴口罩，因为戴上后易缺氧而感到头昏。对于目前的这种天气，一些重点防护对象可以考虑佩戴，如血液病患者等，普通人不需要使用，做好尽量减少外出、减少活动量等自身性防护就够了，如果要戴这种口罩，也不宜佩戴时间过长，当感觉不适时就要取下来。

第三，外出归来需及时进行清洗三步骤：洗脸、漱口、清理鼻腔。洗脸最好用温水，可以将附着在皮肤上的灰尘清洁干净。漱口的目的是清除附着在口腔的脏东西。清理鼻腔也是非常关键的，洗净双手后，捧温水，用鼻子轻轻吸水并迅速擤鼻涕，反复几次，鼻腔的脏东西就全部清理干净了。

雾霾天气很容易导致咽喉出现肿痛、咳嗽等情况，要学会及时调理，必要时可以选用一些中药制剂，如含有青果、胖大海、桔梗等药材的效果会比较好。当症状加重时一定要及时去医院就诊，进行必要的检查，接受系统的治疗。

朋友们可能会问雾霾天应该吃点什么来防治咽部疾病，其实健康的均衡饮食即可，如进食清淡、富含维生素的新鲜蔬菜和水果（如梨、枇杷、橙子、橘子等），少吃刺激性食物等。

还要强调一点：切忌盲目使用抗生素，因为咽部疾病仅部分是由细菌感染引起的，有些是病毒感染，有些是粉尘或刺激性气体引起，雾霾天会提高非感染性咽部疾病的比重，多表现为咽部局部症状，而不伴颈部淋巴结肿大、发热和乏力等全身症状，以及血中白细胞计数不高等感染表现。具备上述特点的咽部疾病不应该选择抗生素治疗。

同济大学附属东方医院呼吸科　任　涛

近年来，去呼吸科看病的人们发现，医生不只是让他们去拍胸片、抽血，越来越多的人需要去做一项非常费力的检查：肺功能测定。那么为什么要做肺功能测定？这项检查到底有什么用处呢？

呼吸系统由呼吸道和肺组成。通常将鼻、咽、喉称为上呼吸道，气管和支气管称为下呼吸道。呼吸系统的主要功能是进行气体交换，即吸入氧气，排出二氧化碳。一般大家对肺功能都有个初步的概念，就是在学校里吹肺活量，实际上，随着医学和电子技术的飞速发展，肺功能检测技术也得到了全面的发展，成为生理功能检查和评价的重要手段，在临床诊治过程中发挥了重要作用。

肺功能检测到底有什么作用呢？在临床诊治时，以下的问题是常常碰到的：慢性咳嗽、胸闷的人是气管炎、慢性阻塞性肺疾病还是哮喘？用药以后病情有没有好转？抽烟的人做手术的风险有多大？手术以后肺功能还能恢复吗？肥胖是否引起肺功能损害？生了严重肺部疾病的人能早点办病退吗？诸如此类，通过肺功能检查，临床医生可以很具体地一一回答，因此肺功能检查具有重要的临床意义。

与其他检查不同，要获得准确的肺功能数据，不仅仅依赖仪器的准确性，更要受试者和操作技师的密切配合。在 CT 检查、心电图或 B 超检查中，患者所需做的就是静息、休息、平卧在检查床上，无须过多的动作。而在肺功能检查中，每一位受试者都是非常主动的参与者，受试者必须尽最大努力，有些测试更像是一种体育运动。因此，受试者与操作者之间良好的互动配合是获得准确肺功能数据的关键！

肺功能测定前，受试者应当避免吸烟、饮酒、剧烈的活动和过度的进食，也不要穿过于紧身的衣物。某些特殊的检查，比如支气管激发试验和支气管舒张试验，应该按照医生的要求，停用会干扰测定结果的药物。测定前，需要根据受试者的年龄、身高、体重等数据计算测定指标的预计值，因此，受试者应当如实告知自己的出生年月日，以免影响医师对测定结果的判断。

操作人员在进行测试前，都会耐心详细地向受试者解释肺功能检测的方法、步骤和注意事项，每位受试者要尽量放松，听从医务人员的指挥，努力配合检查。为防止测定过程中受试者晕厥、跌倒，肺功能的测定一般采用坐位，受试者如有不适，应及时告知操作人员，以免发生意外。测定结束后，少数人会有轻度的头晕、胸闷、口唇麻木的感觉，只要适当休息，这些症状很快就会好转消失。

　　需要注意的是,由于肺功能测试是一项相对费力的活动,不是每一位受试者都能进行测定的,急性心肌梗死、心功能不全、高热、剧咳、自发性气胸、严重的未被控制的高血压、2周内有咯血者,均不宜行肺功能测定。

　　总之,肺功能检测越来越受到临床医师的重视,每位受试者只要正确了解测定的意义,努力配合,一定能获得准确的数据,对疾病的诊断和治疗带来极大的帮助。

同济大学附属上海市肺科医院肺功能室　杨文兰

112 慢性咳嗽需要警惕是哮喘

　　咳嗽是呼吸道最常见的症状，每个人都有咳嗽的经历，正常咳嗽反射是人的生理功能，可以帮人类清除呼吸道的分泌物，这些分泌物经常会吸附一些外来的颗粒物或病原体，因此对人类是有益的；但严重的咳嗽会影响患者的情绪、社交及正常的工作和生活，因此给很多患者带来困扰。

　　其实咳嗽根据病程分为急性、亚急性和慢性咳嗽，超过8周的咳嗽称为慢性咳嗽；在慢性咳嗽的病因中包括：上呼吸道咳嗽综合征（UACS）、胃食管反流（GERC）、变应性咳嗽（AC）、咳嗽变异性哮喘（CVA）、嗜酸粒细胞性支气管炎（EB）等。我国流行病学资料显示，在胸片正常的慢性咳嗽患者中有30％以上是由于咳嗽变异性哮喘导致的。

　　咳嗽变异性哮喘是哮喘的一种类型，发作是以咳嗽为主要症状，常常是哮喘早期的一种表现形式，但哮喘症状不典型，患者常无明显的喘息症状和体征，研究显示有1/3的咳嗽变异性哮喘患者可以演变为典型的哮喘患者。对于以顽固性咳嗽为主要表现，胸片、肺功能等常规检查正常，尤其是常规抗感染、止咳、化痰效果不佳的患者需要警惕，这些患者经常咽痒难受，吸入冷空气或说话、饮食就会激惹咳嗽症状，咳嗽多为干咳，并且以夜间或凌晨为重，咳嗽剧烈的患者可伴有呕吐或小便失禁，有些患者有呛咳的表现；仔细询问这些人发现经常伴随过敏体质或患有过敏性眼炎、过敏性鼻炎和咽喉炎及荨麻疹等。

　　那么，怎么诊断咳嗽变异性哮喘呢？① 过敏原测定：包括过敏原皮试及血清特异性过敏性测定。② 查血嗜酸细胞绝对计数往往升高。③ 血清免疫球蛋白IgE升高。④ 行支气管激发试验。⑤ 呼出气一氧化氮的测定，明确气道过敏性炎症的程度。在诊断咳嗽变异性哮喘中支气管激发试验尤为重要，支气管激发试验是指通过药物、运动、蒸馏水或高渗盐水、过敏原等刺激，使支气管平滑肌收缩，再用肺功能做指标，判定支气管狭窄的程度，以此判断哮喘发病原因、协助诊断与指导治疗。在临床上开展的激发试验主要是通过药物激发，该检查操作简便、比较安全、廉价，是咳嗽变异性哮喘诊断必不可少的项目，对于慢性咳嗽又找不到原因的患者需要到呼吸科就诊并进行该项检查。

上海交通大学医学院附属瑞金医院呼吸科　周　敏

介入治疗

胸腔积液是常见的内科问题,肺、胸膜和肺外疾病均可引起。临床上按胸腔积液的性质又分为漏出液和渗出液,这通常需要抽取胸腔积液进行一系列的实验室检查来定性。漏出液常见的病因有:充血性心力衰竭、缩窄性心包炎、上腔静脉或奇静脉受阻、低蛋白血症、肝硬化、肾病综合征、急性肾小球肾炎、黏液水肿等;而渗出液的常见病因有:胸膜炎症(肺结核、肺炎)、胸膜肿瘤(恶性肿瘤转移、间皮瘤)、癌症淋巴管阻塞、结缔组织病(系统性红斑狼疮、类风湿关节炎)、肺梗死、膈下炎症(膈下脓肿、肝脓肿、急性胰腺炎)等。另外,主动脉瘤破裂、食管破裂、胸导管破裂会产生血胸、脓胸和乳糜胸。很多胸腔积液的患者虽经胸部影像学、胸腔积液抽取常规、生化、微生物、病理细胞学和胸膜活检检查仍然难以明确病因。对于此类不明原因的胸腔积液,内科胸腔镜的应用为其诊断提供了有力的手段。

内科胸腔镜又称胸膜腔镜,有单孔胸腔镜、针状胸腔镜。内科胸腔镜操作是一项侵入性较小的操作,具有创伤小、痛苦轻、出血量少、手术时间短等优点。它有别于外科电视辅助胸腔镜。其操作通常是在清醒镇静加局麻下进行,一般在胸壁上仅行单点穿刺,整个操作可以在支气管镜室或诊所内进行。在穿刺点处给予 2% 利多卡因 5～20 毫升局部麻醉,做一个 0.9 厘米的切口,置入穿刺套管,将针状胸腔镜经套管送入胸膜腔,按照内、前、上、后、侧、下的顺序观察脏层、壁层、膈胸膜和切口周围胸膜(图 5)。对可疑病变可进行活检。遇到胸腔粘连,可采用电凝或电切进行粘连带的松懈。内科胸腔镜的主要适应证如下。

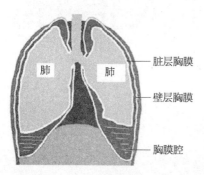

图 5　胸膜结构

（1）恶性胸腔积液:胸膜转移性肿瘤 87% 在脏层,47% 在壁层,故恶性胸腔积液是单孔胸腔镜的主要诊断和治疗的适应证。有助于肺癌、弥漫性恶性胸膜间皮瘤以及转移癌的分期。通过检查可能避免开胸手术或者正确评价手术指征。通过活检确诊恶性积液的患者,应用胸腔镜可获得更大的组织进行组织学分型。治疗性胸腔镜检查对于恶性胸腔积液和一些非肿瘤性复发性胸腔积液患者,如乳糜胸,可在直视下将滑石粉均匀地喷洒胸膜的各部分而进行胸膜固定术。

（2）结核性胸腔积液：结核性胸膜炎通过胸腔镜检查改善了胸膜腔内的粘连，并可充分引流胸膜腔液体，从而改善了症状，使得病程大幅缩短。而结核性脓胸的患者，病程在 2 周内，无严重胸腔粘连的患者，单孔胸腔镜可进行有效的治疗。用活检钳夹取纤维性样改变，烙断粘连带，使胸膜腔由多房变为一个腔隙，留置胸腔引流管，以利于注药、冲洗、引流。可使许多患者避免开胸手术。

（3）自发性气胸：在插入胸腔闭式引流管前，用单孔胸腔镜很容易观察到肺和胸膜的病变。通过单孔胸腔镜可进行肺大疱凝固或滑石粉胸膜固定，复发率<10％。

（4）良性非结核的胸腔积液：胸腔镜可以提供镜下的线索来寻找病因。通过胸腔积液分析、理化检查、活组织检查可明确诊断。

（5）胸膜病变：通过活检，大多数胸膜病变可以找到病因。少部分患者无病因，诊断为非特异性胸膜炎，病程呈良性过程。

胸腔镜不仅能直接窥视病灶，发现微小病变，而且可以多部位活检，避开大血管，清除糜烂坏死组织，明显提高诊断率。内科胸腔镜为呼吸内科医生诊治胸膜疾病打开了一扇"窗户"，其操作简便、安全，费用低，内科医生均可掌握。对于不明原因的胸腔积液，无明显禁忌证的患者，应尽早使用内科胸腔镜检查，以提高诊断率。

上海交通大学附属第六人民医院呼吸科　郭　忠

其实支气管镜并不可怕,它和胃镜、肠镜等一样都是通过人体的自然腔道进入体内进行检查和治疗,提高了诊断的阳性率,减少了开胸手术,有利于疾病更快更好地恢复。那么我们应该如何更好地配合医生进行支气管镜检查呢?

术前准备

(1) 告知患者:使其了解支气管镜检查的必要性和相关风险,并签署知情同意书。预约支气管镜检查时间。

(2) 术前检查:① 详细询问患者病史,测量血压及进行心、肺体检。② 拍摄胸片,必要时拍胸部 CT 片,以确定肺部病变情况和部位。③ 对拟行活检检查者,做出、凝血时间和血小板计数等检查。④ 对疑有肺功能不全者行肺功能检查。⑤ 做肝功能及乙型肝炎表面抗原和核心抗原的检查。⑥ 做有创检查前常规 HIV、梅毒等检查。⑦ 做心电图检查。

(3) 患者准备:① 于约定的检查日,由家属陪同到支气管镜室接受检查。② 告知医生自己的药物过敏史及目前用药情况,特别是长期口服华法林、拜阿司匹林、波立维等药物。③ 支气管镜检查前 4 小时开始禁食,检查前 2 小时开始禁水。④ 需要静脉应用镇静剂者应在给药前建立静脉通道,并保留至术后恢复期结束。⑤ 有咯血、高血压史、心脏病、哮喘等应告知医师,行特殊处理和准备后再行支气管镜检查。⑥ 活动义齿于检查前取出。

术后处理

(1) 部分患者(特别是肺功能损害和使用镇静剂后的患者)在支气管镜检查后,仍需要持续吸氧一段时间。

(2) 一般应在 2 小时后才可进食、饮水,以免因咽喉仍处于麻醉状态而导致误吸。

(3) 对于行气管镜下穿刺活检的患者,必要时可在活检后 1 小时行胸部影像学检查,以排除气胸。

(4) 行气管镜下穿刺活检的患者,若检查后 24～72 小时突发胸闷气急,应及时与医师沟通,了解是否存在气胸。

(5) 对使用镇静剂的患者,24 小时内不要驾车、签署法律文件或操作机械设备。

（6）使用镇静剂的门诊患者，最好有人陪伴回家。对于老年人或行气管镜下穿刺活检的高危患者，当日应有人在家中陪夜。

（7）部分患者在支气管镜检查后，肺巨噬细胞释放的某些炎性介质可致患者出现一过性发热，通常不需要进行特别处理，但需与术后感染进行鉴别。

同济大学附属东方医院呼吸科　胡芸倩

　　在日常生活中,咯血的现象非常多见。咯血是指喉部以下的呼吸器官出血,经咳嗽动作从口腔排出。出血时常有咳嗽、喉部痒感,偶有胸闷,咯出血液多为鲜红色,可混有泡沫痰或黏痰。在临床上,引起咯血的疾病非常多,肺结核、支气管扩张、肺癌等均可引起咯血。咯血是临床上许多疾病发病之后的先兆,如果不及时进行检查治疗的话,有可能会错过最佳的治疗时机,最终可能会危及生命安全。因此,出现咯血的症状后,千万不要盲目应对、乱用药物,患者应及时到正规医院详细检查,待病因检查清楚以后,再采用合适的方法进行治疗。

　　咯血的病因诊断有时比较困难。咯血患者到医院就诊后,医生往往会建议行血液、痰液以及胸片或胸部 CT 检查。除此之外,支气管镜检查也是咯血需要做的重要检查之一。那么咯血患者为什么一定要做支气管镜检查呢?

　　支气管镜检查是经口腔、咽喉到气管、支气管,直接诊断和治疗气管、支气管疾病的一种诊疗技术。支气管镜检查可以清楚地看见支气管内的情况,是快速诊断出血原因和部位的主要手段。检查时,可直视大气道中的出血部位,当发现血由某段支气管涌出时即能确定出血部位源于哪个周边支气管。镜下还可发现气管与支气管断裂、黏膜的非特异性溃疡、黏膜下层静脉曲张、肺结核及肿瘤等病变,并可做病原体和病理组织检查。据报道,30%～60%的支气管肺癌患者有咯血,因此,胸部影像学显示可疑肿瘤性病变时,支气管镜检查是一项重要的诊断方法。即使患者胸部影像正常,有时也不能完全除外支气管肺癌,可行支气管镜检查了解是否有支气管管腔内病灶。另外,肺部的炎症有时是因为支气管阻塞引起的,支气管镜检查可以明确是什么堵塞了支气管;若肺上有阴影,怀疑是结核时,也可以取支气管内的痰液做结核菌培养,看看是不是结核病;肺上病变,怀疑是肿瘤时,可以做刷检及活检取得病理标本以明确是否有肿瘤细胞;对如支气管扩张并感染者还可以通过支气管镜吸出脓性分泌物,促进引流。

　　支气管镜检查不仅可以明确咯血的病因诊断,而且可以用于咯血的治疗。经支气管镜介入局部用冷生理盐水灌洗、局部肾上腺素或凝血酶喷洒、局部电凝,止血效果迅速、稳定有效。这是因为冷盐水具有很好的黏膜血管收缩作用,经支气管镜局部冲洗,既可清晰视野,又可起止血作用;肾上腺素作用于 α 受体,可使局部血管收缩、血流缓慢,进而达到止血目的;凝血酶可促使纤维蛋白原转变为纤维蛋白,从而加速凝血过程,达到止血目的;电刀具有较强的电凝作用,可使出血部位血管发生凝固而止血。另外,支气管内球囊导管局部填塞止血方法可在球囊导管放置后,球囊膨胀填塞相应的出血支气管,压迫病变区域血管,起到立即止血的目的;置入球囊导管后,还可立即向导管内注入凝血酶等药物止血,是大咯血紧急治疗的重要手段。临床上,医生会根据咯血患者的实际情况酌情选择最合适的止血方法。

当然,任何有创性医疗检查都有潜在的风险,但总的来说,支气管镜检查发生严重并发症的概率较小,咯血患者无需过度担心与紧张。

复旦大学附属中山医院呼吸科　洪群英

浙江的石先生今年 30 岁,这些日子事业有成的他双喜临门,大胖儿子降生又逢自家的纺织加工厂扩大规模,虽然工作辛苦,有点咳嗽,但初为人父的他却并不在意,依旧努力工作。可是间断的咳嗽一直迁延不愈,干咳为主,有时加班晚了,回到家咳嗽加剧,还会咳出些血丝来。这些症状引起了石太太的注意,石太太劝石先生去看医生,可石先生感觉自己吃得下、睡得着,有点咳嗽也没啥,拖着一直没去看医生。这样一晃 1 年就过去了,石先生渐渐觉得不仅自己的咳嗽没有好转,而且平时呼吸时喘鸣音很响且出现气短症状,自己稍走路快一点就有些上气不接下气了,这天剧烈咳嗽时竟然还有一些类似米粒大小的肉芽样物咳出来。石先生急忙就诊了一家三级甲等医院呼吸科,经肺部 CT 及电子喉镜检查,发现喉部及气管内竟有大量米粒至桑葚大小的新生物,气管上段的管腔几乎全部被新生物堵塞了,仅有 3～4 mm 的一个小缝可以透气(图6～图7),新生物病理活检提示为乳头状瘤,喉部和气管都有累及。医生告诉石先生,尽管这是气管良性肿瘤,但需要立即手术解决上气道重度狭窄,否则一口痰上来堵在喉咙口,随时都有窒息死亡的可能。这个消息如五雷轰顶,难道年纪轻轻的石先生要面临喉咙和气管都要开刀切除的悲剧吗?手术后不就连话都不能说了吗?医生告诉石先生,他得的是气管良性肿瘤,需要立即接受的是支气管内镜手术解除气道狭窄,而非气管及喉部开刀切除术,手术在全麻下进行,无痛苦,支气管内镜经口腔进入气道开展手术,体表无任何伤口,术后恢复很快。这下石先生放心了,住

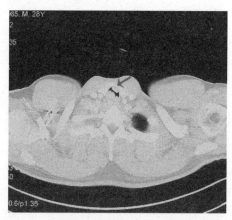

图 6 肺部 CT 示气管上段腔内多发新生物,气管管腔重度狭窄(箭头处)

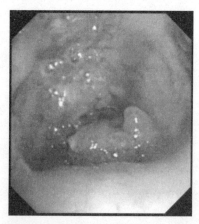

图 7 支气管镜下所见,气管上段腔内的多发类乳头状瘤组织,几乎将气管完全阻塞

院后,他顺利完成了支气管镜下段肿瘤摘除手术,医生和他的团队用高频圈套器清除了气道内的肿瘤,然后用氩气刀彻底清除了肿瘤组织基底部(图8)。术后石先生苏醒过来立即感觉呼吸通畅,第2日嗓音洪亮、无咽痛咳嗽等不适,找回了2年前正常呼吸的感觉,当天石先生便急着出院,重新回到了他热爱的工作和家庭生活中,半年随访下来,石先生气道内的乳头状瘤无复发,情况很稳定。

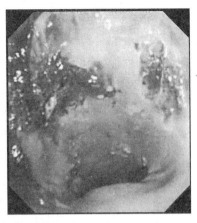

图8 经高频电圈套及氩气刀等支气管镜下治疗后,气管上段腔内乳头状瘤被完全清除,管腔完全通畅

气管、支气管良性肿瘤约占肺部良性肿瘤的5%～8%,常见的气管、支气管良性肿瘤包括乳头状瘤、平滑肌瘤、错构瘤、脂肪瘤、神经源性肿瘤、纤维瘤、畸胎瘤等。虽然临床不多见,但因缺乏特异性的临床表现,故很容易误诊为哮喘等其他疾病而被延误诊断。像石先生这样慢性咳嗽症状迁延数年之久,临床上非常符合气道良性肿瘤的临床症状。绝大部分气道内良性肿瘤发病机制不详,可能与感染、遗传和先天发育异常等因素相关,如前所述,石先生得的乳头状瘤,则有证据显示与乳头状瘤病毒感染等因素有关。大多数气管、支气管良性肿瘤在气道腔内缓慢生长,故早期无明显临床症状。当病灶位于大气道内,缓慢增大直至出现部分气道阻塞时,患者才会出现咳嗽、活动后气短、偶有痰中带血等症状,常规胸片因分辨率不高,无法有效地显示气道内的病变,医患双方往往容易忽视。当病灶位于左右侧支气管远端时,常可引起阻塞性肺炎,患者可出现明显的咳嗽、咳痰、发热三联征,此时摄胸片可出现类似肺炎的影像学表现,给予抗感染治疗后,患者症状也可临时缓解,但因腔内阻塞因素持续存在,故很快又有复发。故要早期诊断气道良性肿瘤,不仅仅需要高分辨率肺部CT检查发现气道内的病灶,而且需电子支气管镜实施气道检查才能最后确诊。石先生若是早一些实施肺部CT和支气管镜检查,发现气道内的肿瘤组织,则可以在乳头状瘤尚未引起气道梗阻时,采用内镜介入治疗的方法彻底摘除,这较肿瘤引起气道重度阻塞而言,患者吃苦少,手术较简单,风险也更小。随着科技的发展,大多数气道良性肿瘤的治疗仅需通过电子支气管镜下微创手术即可彻底解决,而无需胸外科的开胸手术治疗。支气管镜下的介入治疗手段也日益增多,

论机制而言,分为热凝和冷凝治疗,热凝治疗包括激光、电凝电切、氩气刀等,是通过光电等能量转换产热,通过烧灼的方法切除和(或)消融消灭肿瘤,冷冻治疗是通过极低温(最低可致$-80℃$)的方法瞬间"冻死"肿瘤。对于气道良性肿瘤而言,内镜下的介入治疗效果等同于外科手术治疗,但较外科手术创伤小得多,支气管镜通过人体自然腔道进入可以彻底清除气管、支气管内的肿瘤,不开刀就彻底治愈气道内良性肿瘤已经成为现实。

近年来,无痛麻醉和全麻下支气管镜检查提高了支气管内镜检查和治疗的舒适度,患者在接受支气管镜检查和治疗之前,在麻醉科医生的帮助下,很快进入深度睡眠状态,操作后患者可以立即苏醒且对内镜下手术的痛苦全无记忆,无痛和全身麻醉不仅改善了患者接受内镜检查的舒适度,也更加有利于内镜手术的高效实施。另外新近用于临床的荧光和共聚焦等先进支气管镜下光学技术可以实现气道内肿瘤的早期筛查,可以发现胸片、胸部 CT 发现不了的局限在气道黏膜下的早期肿瘤(包括早期肺癌)而实现根治,故对长期吸烟、职业暴露和不明原因的慢性咳嗽的人群,开展定期的无痛支气管镜检查,真正做到肺部肿瘤的早期诊断和早期治疗。

上海长海医院呼吸科　黄海东

支气管结核的概念

支气管结核，又称支气管内膜结核，是指发生在气管、支气管黏膜和黏膜下层的结核病。病原菌是结核分枝杆菌，成人支气管结核最常见的感染途径是结核分枝杆菌直接植入支气管黏膜，其次是肺内病灶通过支气管周围组织侵及支气管黏膜。儿童支气管结核多因邻近纵隔淋巴结核侵蚀支气管，引起支气管内膜结核。

诊断与鉴别诊断

支气管结核常常发生在年纪较轻的患者，起病缓慢，常见症状：咳嗽、咯痰、低热、盗汗、呼吸困难、体重减轻、咯血等，部分患者可能因为支气管狭窄还伴有气喘和局限性喘鸣音。

支气管内膜结核的诊断除了上述的临床特征以外，主要的诊断方法包括以下几个方面。

（1）细菌学检查：细菌学检查阳性是结核病诊断的"金标准"。常规方法包括痰抗酸、荧光染色镜检和痰结核分枝杆菌培养，儿童则采用胃液结核分枝杆菌培养。由于引流支气管不通畅、含有结核分枝杆菌的坏死物不易排出体外、病灶位置如为黏膜下浸润、病灶的特点如为增殖病灶等原因，单纯痰中的阳性率并不高。

经支气管镜通过支气管内采样做细菌学、组织检查是诊断支气管内膜结核的最重要手段，采用毛刷涂片、支气管冲洗液涂片培养、术后痰涂片均是痰细菌学检查的常见方法，其中组织学检查对细菌学检查阴性的支气管内膜结核诊断价值更大。组织病理学改变主要是干酪样、非干酪样肉芽肿，有类上皮细胞、淋巴细胞浸润。

（2）结核免疫相关检查：常见的检查为结核抗体和 T-Spot 检查，检查结果阳性提示曾经感染过结核或者目前存在结核感染，其中强阳性或 T-Spot 值较高时常提示存在结核感染的可能性较大，两者是诊断结核的一项重要辅助检查手段，根据临床症状和其他检查（如胸部 CT、痰培养）就可以确诊结核病。

（3）结核杆菌聚合酶链反应（PCR）技术：由于结核杆菌在体外培养周期长，阳性检测率不高，故常常给临床的诊断带来一定的困难，应用 PCR 技术检测结核杆菌,能较大提高结核杆菌的检测阳性率和特异性,标本可以是痰、支气管镜刷片、脑脊液和胸腔积液等。检测组织标本中结核分枝杆菌 DNA 是先进的技术方法,应用前景较好。

(4)影像学检查:支气管内膜结核的 X 线胸片表现没有特异性,与支气管、肺、胸膜和纵隔病变密切相关,包括肺斑片状浸润影、肺不张或局限性肺气肿、肺实变、空洞性病变、肺门影增大、毁损肺等各类表现,另外有部分患者的胸片可以未见异常。

支气管内膜结核的 CT 特征包括:肺上叶后段、下叶背段是结核好发部位;受累支气管病变广泛,常多支受累;有支气管狭窄、管壁增厚、梗阻;多伴有肺结核,有肺门淋巴结肿大等。如增强扫描显示有淋巴结环状强化或实变不张的肺组织中无肺门肿块,更支持支气管内膜结核的诊断。

在鉴别诊断上,支气管内膜结核需与支气管扩张、支气管肺癌、肺真菌病、肺细菌感染和肺结节病等鉴别。

支气管结核的治疗

气管支气管结核治疗的主要目的一方面是治愈结核病患者、减少结核病传播、防止耐药性发生、预防结核病复发。另一方面是预防气管支气管结核合并气道狭窄、闭塞、软化及引起的肺不张等,纠正肺通气功能不良。

(1)全身药物治疗:根据气管支气管内膜结核分为初治、复治及耐药病例情况,选择有效的抗结核化学治疗方案进行全身抗结核药物化学治疗,具体参见《肺结核诊断和治疗指南》和《耐药结核病化学治疗指南》。绝大部分患者在化疗3 个月后痰菌培养阴转,疗程以 12～18 个月为宜。复治、耐药病例选择复治、耐药化疗方案,疗程较初治方案延长,MDR－TB、XDR－TB 要求至少 24 个月,甚至更长。需要介入治疗处理中心气道狭窄、闭塞、软化等病例,无论抗结核化疗是否满疗程,均应延长抗结核药物应用时间。

(2)局部药物治疗:气道内局部给予抗结核药物能使药物直接到达病灶区域而发挥作用,由于局部药物浓度高,能有效地起到杀菌、抑菌效果,加快痰菌转阴,促进气道内病灶吸收,减少并发症发生等,但必须是在全身有效应用抗结核药物化学治疗的基础上进行。其中,雾化吸入抗结核药物是常见的支气管内膜结核辅助治疗手段,在减轻支气管狭窄和改善呼吸道症状上,雾化治疗有一定疗效。经纤维支气管镜局部注药治疗也是一种局部治疗方法,通过支气管镜先将病变支气管的分泌物吸尽,生理盐水冲洗吸出后,注入如异烟肼、阿米卡星等,对支气管内膜结核的充血水肿、增殖结节型病变疗效较好。

(3) 支气管局部介入治疗:目前针对气管支气管结核介入治疗方法包括经支气管镜气道冷冻术、球囊扩张术、热消融疗法(激光、高频电刀、氩气刀及微波等)、气道内支架置入术等措施,不同类型介入治疗技术各自特点亦不尽相同,临床上有时采用多种方法相结合的综合介入治疗。其中冷冻术的适应证有:肉芽增殖和瘢痕狭窄(管腔闭塞)型气管支气管结核,气道支架置入后再生肉芽肿的消除。球囊扩张术的适应证有:气管支气管结核引起的中心气道等较大气道瘢痕性狭窄,所属该侧肺末梢无损毁。热消融疗法的适应证有:气管支气管结核肉芽增殖型。支架置入术的适应证有:气管、主支气管等大气道严重狭窄导致呼吸困难,严重影响生活质量者;气管支气管结核管壁软化型合并呼吸道反复严重感染;中心气道瘢痕狭窄经球囊扩张成形术等联合治疗反复多次仍难以奏效等。

(4) 手术治疗:外科手术切除指征有支气管结核合并所属气道狭窄、闭塞,造成末梢肺叶和肺段不张、阻塞性感染、肺通气功能不良,经给予全身抗结核化学治疗,有介入治疗指征患者加强气道内局部介入治疗,仍不能取得满意疗效者;气道狭窄、闭塞造成末梢肺毁损,反复阻塞性感染,合并支气管扩张伴反复咯血者。外科手术前应进行规范抗结核药物化学治疗。手术时机选择很严格,最好是术前影像学提示肺内无活动性病变,纤维支气管镜检查支气管黏膜无充血水肿等改变等,非急诊手术应在抗结核治疗 6 个月后进行。手术方法应根据病变的具体情况进行选择,常常由外科医生根据病情确定。此外,主张术后应继续抗结核治疗 9～12 个月,防止复发和再狭窄。

同济大学附属上海市肺科医院呼吸科　李爱武

肺癌作为严重威胁人类生命和健康的最常见恶性肿瘤，针对它的治疗方法经过数十年的发展，有手术、放疗、化疗、靶向治疗、生物免疫治疗、中医中药治疗以及介入治疗等多种。目前临床上医生会根据每个患者的病理类型、疾病分期、基因突变状态、身体一般状况等不同情况选择采取上述某一种或几种相结合的综合治疗手段。下面着重介绍介入治疗在肺癌患者特别是老年肺癌患者中的作用和地位。

众所周知，肺癌作为一种快速生长、不断增殖的肿瘤组织，其生存需要大量营养与氧气的供应。研究显示，肺癌生长到直径＞2 mm 时必然会伴随新生血管的生成，这些新生血管就近连到人体的正常血液循环中，为肿瘤的继续生长提供营养和氧气。肺癌绝大多数的营养供应来自支气管动脉，少部分来源于肺动脉、锁骨下动脉、肋间动脉等。因此，如果能将化疗药直接通过供应肿瘤的血管送抵病灶处或者直接堵住供应肿瘤的血管来切断肿瘤的养分供应，岂不是既重创了肿瘤，又能避免大剂量全身化疗对人体其他器官组织的无选择杀伤。

经过数代介入放射专家的努力，通过血管的介入治疗发展出了经支气管动脉灌注化疗（BAI）和栓塞（BAE）两种经典模式，都已经相当成熟并且广泛应用于临床。动脉灌注化疗时肿瘤局部的药物浓度为普通静脉给药时的 2～6 倍，而局部药物浓度每增加 1 倍，杀伤作用增强 2～10 倍。其次随血液循环进入血流的少量药物可对肿瘤形成第 2 次打击，对肺门和纵隔淋巴结的转移病灶也有杀伤作用，所以 BAI 既是肿瘤的局部化疗，又有一定全身化疗的作用。BAE 主要是阻断肿瘤的血供使细胞缺血缺氧坏死，也可与 BAI 同时应用，增加药物的滞留而增强药物的细胞毒作用。操作方法上，与心内科放置心脏支架的手术有许多相似之处，临床上多采用 Seldinger 穿刺技术（循导引钢丝经皮插入导管），在DSA（数字减影血管造影术，即通过数字化处理，把不需要的组织影像删除掉，只保留血管影像）监视下超选肿瘤供血的支气管动脉后，经导管将抗肿瘤药缓慢推入。BAE 则通过导管将栓塞剂如聚乙烯醇颗粒或弹簧圈送到目标血管将其栓塞。因为有部分肺癌组织由肺动脉供血，后来又发展出了经肺动脉的灌注化疗及同时经支气管动脉及肺动脉的双介入灌注化疗。在疗效方面，BAI 在近期降低肿瘤负荷、缓解症状及降低药物副作用方面发挥作用巨大，局部有效率高于单纯全身化疗；而在肺癌并发咯血的患者中联合 BAE 与 BAI，不仅疗效更好，也能同时起到止血的作用。

老年肺癌患者常伴发慢性阻塞性肺病、肺结核等肺部基础性疾病及冠心病、高血压、糖尿病等基础疾病，所以除了一部分因肿瘤为晚期、手术对其无意义的患者，一大批在肿瘤分期上看本可手术的患者也因一般身体情况较差导致其存在手术的禁忌证而不能手术或家属因风险拒绝行手术。对这些不能手术治疗的患者，合并的基础性疾病常常使得放化疗的耐受性较差。而介入治疗相对来说使用的化疗药物剂量下降，对肿瘤病灶处进行局部给药对血压、心率、心律及周围血氧饱和度的影响不大，治疗后的骨髓抑制、肝肾功能损害、胃肠道反应也明显下降，而且由于治疗创伤小、恢复快，还可以进行多次治疗，从而可以最大程度消灭原发肿瘤。因此，对于不存在驱动基因突变的老年肺癌患者，介入治疗也是一个可行的选择。

然而，我们必须看到介入治疗均需反复穿刺或插管，有一定的损伤，且其仅能提高近期疗效，对于转移病灶疗效尚不明确。介入治疗在临床上的应用必需严格选择。我们知道手术或者根治性放疗能够治愈肿瘤，具有驱动基因突变的患者接受靶向治疗带给患者的获益远远高于其他全身性化疗，一线含铂双药化疗也能使晚期肺癌患者显著受益。因此，临床上介入治疗的适应证主要是不能接受手术或者放疗根治的患者，不存在已知驱动基因突变的老年肺癌患者。当患者合并咯血时，介入治疗还具有显著的止血效果，疗效更佳。

上海市医学会呼吸病学分会介入学组　佚名

119 支气管镜检查应是肺癌高危人群的常规检查

肺癌是世界上癌症和癌症相关死亡最普遍的原因，在我国肺癌也已取代肝癌成为我国首位恶性肿瘤的死亡原因（占全部恶性肿瘤死亡原因的 22.7%）。

肺癌的生存时间与诊断时疾病的分期和肿瘤的大小强烈相关。早期肺癌的 5 年生存率为 49%，而晚期肺癌的 5 年生存率降到 2%。在侵袭前的 0 期肺癌患者（原位癌）5 年生存率＞90%。但目前，仅 16% 的肺癌患者在早期被诊断，很少有患者在 0 期被诊断，导致肺癌整体 5 年生存率仅 15%。但由于早期肺癌常没有症状，因此在肺癌高危人群中进行筛查有可能发现早期肺癌，从而改善预后。

哪些肺癌的高危人群应该行支气管镜检查

（1）45 岁以上的老烟枪。有吸烟史并且吸烟指数大于 400 支/年。长期有二手烟接触史的人群，尤其女性人群更要提高重视，痰异形及以上程度者更需要支气管镜证实。

（2）高危职业接触史（如接触石棉）以及有肺癌家族史等，职业上接触致癌物，如接触量大，接触时间长，发生肺癌的危险高。职业性肺癌的致癌物有石棉、氡、镍、铬、砷化物、二氯甲醚、铬化合物、镍化合物、煤烟、焦油、石油中的多环芳烃、矿井空气中污染的放射性物质。

（3）环境污染、空气污染（经济发达的大中城市，汽车排放的尾气）以及室内小环境污染（装潢器材散发的化学气体、炒菜的油烟、煤烟等）也是引发肺癌的危险因素之一。

（4）慢性咳嗽、痰中带血或痰隐血阳性者，尤其是有刺激性干咳、胸痛、低热及反复肺部感染者，经积极抗感染治疗迁延不愈的。不少早期肺癌可有这些症状，对这些症状要警惕。

（5）有肺癌家族遗传史的人群及过去 5 年内曾患过肺癌或头颈部肿瘤并且进行手术治疗的患者，要提高警惕，定期检查。

为何要做支气管镜检查

虽然胸部 CT、X 线片、痰细胞学等检查能发现肺部肿瘤，但存在一定局限性。随着医疗水平的不断发展和提高，支气管镜逐渐在临床上得到了广泛的应用。其具有安全性高、操作简单、创伤小、痛苦小等优点，逐渐成为临床上早期诊断肺癌的有效方式。

气管镜可以直接深入气管腔内部,观察气管腔黏膜病变,可在视野直视下准确地对气管腔内可疑病变部位、病灶大小、肿瘤大小及肿瘤形态进行确定,发现异常病变部位后可以直接进行活检明确病变性质。对一些仅有轻微支气管黏膜改变早期中央型肺癌,还可使用自发性荧光支气管镜(AFB)检查,其是利用细胞自发性荧光和电脑图像分析技术开发的一种新型的支气管镜,可使气管镜对肺癌及其癌前病变早期定位诊断的敏感性显著提高,是对传统气管镜技术的突破。其技术原理为在蓝色激光的照射下,支气管上皮的异型增生和微小浸润癌会产生比正常组织稍弱的红色荧光和更弱的绿色荧光,使病变区呈红棕色,而正常区呈绿色,借助电脑图像处理可以明确病变部位及其范围。多中心和随机对照研究已经证实了 AFB 联合 WLB 后,相对 WLB 检查,中重度不典型增生和原位癌的诊断敏感性可提高 1.4 倍、3.7 倍、4.3 倍、5.8 倍、6.3 倍不等(图 9 箭头所示为普通气管镜下病变不明显,图 10 箭头所示荧光支气管镜下病变呈粉红色光)。

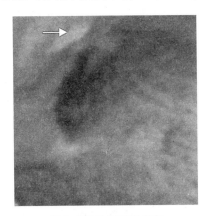

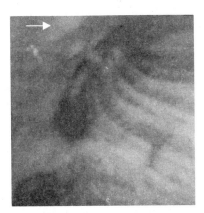

图 9 普通气管镜下病变　　　　图 10 荧光支气管镜下病变

随着虚拟支气管镜、磁导航支气管镜、支气管腔内超声、细支气管镜等呼吸内镜技术的使用,支气管镜可以安全高效地针对气管腔外或肺外周小结节进行定位和活检,相比经皮肺穿刺,具有经自然腔道检查、避免潜在肿瘤转移、诊断病变的同时检查了气道管腔内的情况,且气胸和出血发生率下降的特点,随着技术的进步,支气管镜会在肺癌的诊断和治疗中发挥越来越重要的作用。

上海交通大学附属胸科医院肺内科　孙加源

谈到肺气肿，多数患者不能很好定义，但经常听到患者这样形容："最初仅在劳动、上楼或登山、爬坡时有胸闷、喘憋、气急，但随着时间推移，稍一活动就气喘吁吁，连日常生活中的常规体力活动都不能做，夜里睡觉根本无法平卧，只能坐在床边伏在一张小桌子上睡觉……"但只要有这种症状就是肺气肿么？当然不能完全概括。

何为肺气肿

肺气肿在医学专业术语是指终末细支气管远端（呼吸细支气管、肺泡管、肺泡囊和肺泡）的气道弹性减退，过度膨胀、充气和肺容积增大或同时伴有气道壁破坏的病理状态。患者会出现胸廓前后径增大，呼吸运动减弱等。按其发病原因肺气肿有如下几种类型：老年性肺气肿、代偿性肺气肿、间质性肺气肿、灶性肺气肿、旁间隔性肺气肿、阻塞性肺气肿。

肺气肿的症状有哪些

肺气肿的症状：慢性支气管炎合并肺气肿时，在原有咳嗽、咳痰等症状的基础上出现了逐渐加重的呼吸困难。最初仅在劳动、上楼或登山、爬坡时有气急；随着病变的发展，在平地活动时，甚至在静息时也感气急。

当慢支急性发作时，支气管分泌物增多，进一步加重通气功能障碍，有胸闷、气急加剧，严重时可出现呼吸功能衰竭的症状，如发绀、头痛、嗜睡、神志恍惚等。

肺气肿的危害有哪些

肺气肿是一种严重威胁人类健康的常见病和多发病，是一种进展性、慢性疾病，终末期肺气肿患者的 5 年生存率仅为 25％。特别是长期吸烟或被动吸烟患者，在香烟烟雾的刺激下，人体支气管黏膜反复发生炎症，黏膜细胞和其下方的结缔组织反复受损、坏死、修复，经年累月之后，正常的组织结构遭到破坏，支气管黏膜肿胀。当人体吸气时，由于胸腔内为负压，病变支气管可以稍稍打开，气体通过管腔进入肺泡；而呼气时麻烦就来了，胸腔内变为正压，在压力的作用下，肿胀的支气管黏膜发生挤压，将管腔堵得严严实实，肺泡内的气体无法排出。循环往复之下，病变支气管所连接的肺泡中就充满了大量气体无法排出，最终形成肺气肿。

重度肺气肿患者：药物无法阻止病情恶化的脚步

对于肺气肿终末期患者，药物治疗已经无能为力，唯一有效的方法就是将过度充盈肿胀、丧失气体交换功能的肺段切除。然而这样的手术需要开胸，巨大的创伤是多数患者身体所不能承受的。而在发达国家，肺移植成为治疗终末期肺气肿的唯一方法。但是，由于供体匮乏、肺保存和免疫排斥等因素所限而受到很大制约。绝大多数患者在等待肺移植过程中死亡。

神奇的经支气管肺减容术

近年来，经支气管镜肺减容(BLVR)的微创技术成为研究热点。经支气管肺减容术是通过支气管镜将单向活瓣塞(EBV,亦称气道覆膜支架)置入严重肺气肿相应的靶肺叶或肺段支气管中，使其萎陷，而有功能的肺组织容积相对增加（它就像二极管只能让电流单向通过一样，气体只能出不能进。有了它把守病变支气管的交通要道，外界气体便不会再进入极度扩张的肺泡，而肺泡内的残气则能缓慢释放出来），从而改善肺功能。目前经支气管肺减容术研究采用密封剂、单向活瓣和阻塞剂等方法阻塞支气管，但研究最多的是使用单向活瓣支架行肺减容术，该支架具有允许远端气体和分泌物排出，阻止气体进入远端肺组织的特点。

经支气管肺减容术优点：① 属于微创手术，在局麻下即可施行，极大降低了手术风险；② 围手术期风险低，并发症少，术后恢复快，住院时间短，经济花费低；③ 最重要的一点是经支气管肺减容术具有明确的肺减容效果，为非均质性肺气肿患者带来了福音。

经纤维支气管镜治疗肺气肿是一种涉及介入治疗肺病学领域的创新治疗方法。随着介入医学的发展、技术水平的提高，其可行性和安全性已得到初步证实。支气管镜肺减容术主要用于治疗不均一肺气肿，其优点在于创伤小、术后并发症少、死亡率低。

同济大学附属第十人民医院呼吸科　王昌惠

人间四月天的美好春光,对哮喘患来说却难以消受——空气中无处不在的花粉、动物毛屑,不断"撩拨"着患者敏感的支气管黏膜,稍有不慎就会咳嗽、喘息,严重时甚至透不过气来。临床上有这样一群哮喘患者——常规的支气管扩张剂、糖皮质激素等药物,对他们疗效不佳,一旦病发就要在咳喘中挣扎。

难治性哮喘为什么难治

支气管哮喘是由多种细胞特别是肥大细胞、嗜酸性粒细胞和 T 淋巴细胞参与的慢性气道炎症,在易感者中此种炎症可引起反复发作的喘息、气促、胸闷和(或)咳嗽等症状。难治性哮喘是在大剂量吸入糖皮质激素,甚至口服激素仍不能获得较好控制的哮喘。

由于病情持续多年反复,患者支气管黏膜下的平滑肌会因为反复发炎、受损、修复而产生增生。增生的支气管平滑肌最终形成器质性的病变,使支气管管腔变窄,通气效率降低。在此基础上一旦哮喘再次发作,支气管黏膜充血、水肿、渗出,就会使管腔进一步变窄甚至堵塞。而常规的哮喘治疗药物,仅能控制黏膜的急性炎症反应,难以使增生的平滑肌"回缩",难治性哮喘的症结就在于此。目前抗感染疗法治疗哮喘已取得很好效果,但是由于药物剂量不易控制、药物不良反应多、重症哮喘症状控制不佳等,许多学者开始寻找新型治疗方法。

神奇的"支气管热成形术"

既然药物的化学作用难以奏效,那能否通过物理作用来直接"消灭"增生的支气管平滑肌呢?这一设想如今成了现实。代表国际前沿技术的支气管热成形术能够有效改善症状、提高患者生活质量。

支气管热成形术(bronchial thermoplasty)是一种安全度较高的支气管镜门诊治疗手段,使用温热消减过度增生的呼吸道平滑肌组织,即帮助缓解严重的哮喘发作。经临床验证,可长期有效缓解危重型哮喘。治疗采用支气管内镜经嘴或鼻插入,因此,无需切口。支气管内镜较灵活,一端安装有摄像头,医生可观察到气道内部,这是一种纯粹物理性的治疗方法——利用纤维支气管镜搭载加热探头,通过 60～65℃ 的高温加热,消融支气管黏膜下因长期反复炎症而增生的平滑肌,使气道变宽,从而改善呼吸困难的症状。支气管热成形术是一种安全的门诊手术,分 3 次门诊治疗以确保治疗达到安全和最佳的效果。通常每次治疗之间相隔 3 周，手术由经过专业培训的医生使用 Alair™ 系统操作，每次手术治疗通常需要适度镇静，治疗一般在 1 小时以内完成，仪器在气道内部进行微热处理，打薄增生的平滑肌。平滑肌的减少有助于将气道收缩能力降至最低。每次治疗后，将对患者进行监测，确保呼吸、心率、血液中的含氧量和肺功能测试接近正常水平。所有 3 次手术完毕后，治疗结束。

支气管热成形术优点：在临床实验中，约 79% 接受支气管热成形术治疗的病患反映他们哮喘相关的生活质量得到卓越的提升，包括哮喘发作次数、因呼吸系统症状急诊或住院治疗的次数，以及由于哮喘而影响工作、学习和日常活动的天数均大幅减少。其次，由于局麻，无需手术，创伤小、术后并发症少。

需注意的是：有活动性呼吸道感染、在过去 2 周内有急性哮喘发作或有血友病等出血性疾病的患者，都必须等病情控制以后才能进行手术。

同济大学附属第十人民医院呼吸科　王昌惠

陈先生有多年的支气管扩张史,偶尔会有痰中带血,一般过几天就好了。这天晚上,陈先生突然连续咯出十余口鲜血,来势汹汹,家人急忙将他送至医院。虽然经过积极止血、缩血管、冰敷等处理,出血仍然不能控制,6小时内出血量达到了400毫升左右,满满一杯子的鲜血让人触目惊心。急诊医生马上联系了介入组医生,紧急实施了支气管动脉检查,找到了出血部位,对病变部位采用了栓塞术疗法。术后患者立刻停止了大口咯血,血止住了,患者脱离了生命危险,观察2天后就出院回家了。

大咯血一般定义为1次咯血量超过100毫升,或24小时内咯血量超过600毫升者。1次咯血量超过1 500毫升可发生休克。出血量多时血块容易堵住气道,会造成窒息死亡的严重后果。因此大咯血是呼吸科的常见急症之一。大咯血原因众多,包括肺结核、慢性炎症、支气管扩张、血管畸形及肺部肿瘤,咯血来源于肺内体循环者占95%～99%,其中来自支气管动脉者占90%～92%,由于压力高,出起血来往往量大,难以控制。大咯血患者内科药物治疗常难以见效,而外科手术创伤较大,死亡率高。

支气管动脉栓塞术是近三十年来不断发展和完善起来的一门微创介入技术,具有创伤小、疗效确切的特点,对大咯血的治疗有立竿见影的效果,为抢救危重患者立下了汗马功劳。目前支气管动脉栓塞术已成为致命性大咯血的首选治疗。大咯血发生时,患者的肺内病变就像自来水管破了一样,不停地向外流着鲜血。如果能够找到破口并对其进行封堵,出血自然就会停止。这项工作一般由放射科介入组的医师进行,要在大腿根部打个2毫米直径的小口,把长长的导管穿入股动脉,进而抵达管道众多的胸主动脉段,在X线透视的帮助下,在可能的分布范围内仔细搜索支气管动脉的开口,找到并确认后进行造影,病变部位的支气管动脉可明显增粗,远端分支增多,扭曲成团,局部有造影剂外渗明确提示出血部位。找出了出血部位意味着成功了一半,接下来,通过导管内部将"堵漏"材料"明胶海绵颗粒"输送到指定位置对渗漏处进行栓塞就能起到止血的效果(图11、图12)。

并非所有的患者都能接受支气管动脉栓塞术,它的禁忌证包括严重出血倾向、未能控制的全身感染以及重要脏器衰竭等。还有些患者对含碘造影剂过敏,那就不能采用常规的含碘造影剂,在此种情况下可应用含钆造影剂代替。另外,任何创伤检查及治疗都有可能出现并发症,支气管动脉栓塞术会发生以下一些常见并发症,如发热、胸闷、背痛、胸骨后烧灼感,一般无需特别处理;还有栓塞剂反流误栓其他器官,严重者如肠系膜动脉栓塞、肾栓塞、肢端动脉栓塞,绝大多数与术者技术不熟练有关;穿刺部位局部血肿形成或股动脉血栓形成,这些都与凝血功能有关系。

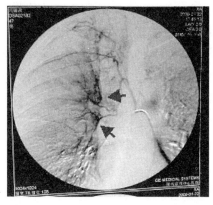

图11 支气管动脉造影发现出血点(箭头处)

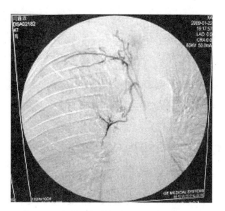

图12 动脉栓塞术后造影发现出血消失

支气管动脉栓塞术是治疗大咯血的有效方法,目前在上海各大三级医院均能开展,是一项成熟可靠的临床诊疗技术。综合国内外报道资料,支气管动脉栓塞术的技术成功率为95%~100%,急性大咯血的有效率为73%~98%(术后观察1~30天),中-远期(1~46个月)复发出血率为10%~52%。复发出血的原因有:① 栓塞不彻底,或者病灶为多支血管供血,治疗时未能完全栓塞这些血管,这种情况下患者多于短期内复发出血。② 栓塞剂被吸收,栓塞区血管再通,联合应用永久性栓塞剂(如聚乙烯醇微球)可减少此现象。③ 病变附近新侧支建立,此情况多见于仅采用主干栓塞。④ 原有基础病变(如结核、肿瘤)有进展、出现新的出血灶。对于复发咯血者可重复做栓塞治疗,仍能取得良好的效果。随着导管技术的不断提高,必将在大咯血的治疗中发挥更加突出的作用。

上海交通大学附属第一人民医院呼吸科　谢国钢

据媒体报道,一名 11 个月大的婴儿,因为反复咳嗽气促 45 天入院治疗,反复内科治疗无效,患儿多次出现窒息,最后一次因抢救失败而死亡。后来在尸体解剖时才发现,在患儿的主气道内有一粒花生米。另外还有一位 2 岁男孩,在医院进行静脉输液治疗,该男婴边补液边吃果冻,突然发生窒息,当时男婴面色青紫,四肢挣扎,医生和护士立即进行抢救,头朝下抱起孩子,压腹,拍背数秒钟后,一大块果冻从孩子嘴里咳了出来,孩子得救了。类似的新闻报道经常可以见于媒体。

据资料分析,婴幼儿因意外事件导致的死亡原因中,90％是由窒息造成的,而导致窒息的主要原因就是气道异物阻塞,使孩子的呼吸完全不能进行,因此,意外一旦发生,几乎没有送医院急救成功的机会。所以,我们要重视气道异物的发生。

什么是气道异物

气管异物通常是指气管或支气管内进入的外来物。气管是人体呼吸的通道,假如异物较大堵住气管,患者可在几分钟内发生窒息而死亡。因此,气管异物是器官进入异物的事件中,非常常见的、凶险的一种意外事故,也是常见的急症之一。据统计,高龄老人,特别是有精神疾病或神经系统疾病的老年人和 7 岁以内儿童多见,尤其以刚学会走路到 2 岁间的小儿发病较多,当小儿口中含物说话、哭笑和剧烈活动时,很容易将口含物吸入气管内引起气管阻塞,导致窒息。另外,小孩好奇心强,只要能拿到的任何东西都会往嘴里送,所以,该年龄段的小孩,是气道异物急症的高危人群,而且,一旦发生,死亡率非常高。

如何判断异物进入气道

通常有比较明确的将瓜子、花生仁、玉米、豆类、饭渣误吸入气管的情况。根据年龄和出现呛咳、憋喘、口唇青紫,以及异物阻塞声门时有呼吸困难、呼吸"三凹征"阳性、出冷汗、烦躁不安、失音,甚至窒息等突发症状,一般比较容易判断。

一旦怀疑气道内有异物,我们该怎么办呢? 首先,要尽量使患者保持镇定,仔细询问病情并观察症状,发生气管异物通常有一些预兆和表现。

临床症状通常可分成以下四期:

1. 异物进入期　患者多于进食中突然发生呛咳、剧烈的阵咳,可出现气喘、声嘶、发绀和呼吸困难。若为小而光滑的活动性异物,如瓜子、玉米粒等,可在患者咳嗽时,听到异物向上撞击声门的拍击音,手放在喉气管前可有振动感。异物若较大,阻塞气管或靠近气管分支的隆突处,可使两侧主支气管的通气受到严重障碍,因此会发生严重呼吸困难,甚至窒息、死亡。

2. 安静期　若异物较小,刺激性不大,或异物经气管进入支气管内,则可在一段时间内,表现为很轻微咳嗽和憋气的症状,甚至消失。而出现或长或短的无症状期,故使诊断易于疏忽。

3. 刺激或炎症期　植物类气管异物,因含游离酸,故对气管黏膜有明显的刺激作用。豆类气管异物,吸水后膨胀,因此容易发生气道阻塞。异物在气道内存留越久,反应也就越重,初起为刺激性咳嗽,继而因气管内分泌物增多,气管黏膜肿胀,而出现持续性咳嗽、肺不张或肺气肿的表现。

4. 并发症期　异物可嵌顿在一侧支气管内,久之,被肉芽或纤维组织包裹,造成支气管阻塞,易引起继发感染。长时间的气管异物,有类似化脓性气管-支气管炎的临床表现如咳痰带血、肺不张或肺气肿,可引起缺氧和呼吸困难。

如何处理气道异物

气道异物是常见的危重急症之一,治疗不及时可发生窒息和心肺并发症而危及患者生命,所以现场急救非常重要。婴幼儿一旦发生气道异物阻塞,马上送医院抢救可能时间不够,因此,父母首先要做的是进行应急处理,为送孩子去医院急救争取时间。急救方法如下。

(1) 当鱼刺卡在咽部时,随着吞咽动作会产生剧痛,能准确感受到异物的位置。切不可认为吃馒头即可将鱼刺带入胃中,那样做反而会划伤其他器官,引起感染。当鱼刺、花生等异物进入气管后,应使用正确的方法治疗,做法不当反而会进一步加深对人体的伤害。① 用食醋软化鱼刺的做法是不可取的,鱼刺软化需要较长时间,而且鱼刺在咽部,食醋只是短时间经过,并不能有效软化鱼刺。② 可用手电筒照亮口咽部,用筷子或其他扁平物压住舌头。仔细检查咽峡部,主要是咽喉的入口两边,因为这是鱼刺最容易卡住的地方,如果发现刺不大,扎得不深,就可用长镊子夹出。③ 如鱼刺或其他异物进入气管,应及时将患者送去医院就诊,以免延误治疗时机。

(2) 儿童急救法

1) 大声咳嗽法:引起窒息的异物大多卡在喉咙,特别像果冻类异物,通常只有部分吸入气管腔,还有部分在声门外,这时鼓励孩子大声咳嗽,有时可将异物咳出。

2) 拍背法:让患儿俯卧在两腿间,头低脚高,托其胸,然后用手掌适当用力在患儿的两肩胛骨间拍击数次,使小儿咳出异物。

3) 催吐法:用手指伸进口腔,刺激舌根催吐,适用于较靠近喉部的气管异物。

4) 迫挤胃部法:让患儿背贴于救护者的腿上,抱住患儿腰部,然后,救护者用两手示指(食指)、中指、环指(无名指)用力向后、向上挤压患儿中上腹部,压后即放松,重复而有节奏地进行,以形成冲击气流,把异物冲出。必要时打急救电话"120"或立即送医院。

(3) 站位急救法:救护者站在患者身后,用双臂围绕患者腰部,一手握拳,拳头的拇指侧顶在患者的上腹部(在脐稍上方,心口与肚脐连线的中点);另一手握住握拳的手,向上、向后猛烈挤压患者的上腹部。挤压动作要快而有力,压后随即放松。反复操作,直到驱除异物为止,但应注意不要按压中线两侧。

(4) 卧位急救法:① 患者仰卧,救护者两腿分开跪在患者大腿外侧的地面上,双手掌叠放在患者脐稍上方,向下、向前快速挤压,压后随即放松。② 让患者屈膝蜷身,面向抢救者,而抢救者用膝和大腿抵住患者胸部,用掌根在肩胛间区脊柱上连续有力拍击数次,使异物排出。

如果上述方法未奏效或虽然异物去除,气道阻塞消除,但患者呼吸心跳已经停止,此时,应立即进行口对口人工呼吸和胸外按压,并应分秒必争尽快送医院继续抢救和在气管镜下取出异物,切不可拖延。

气道异物的预防

(1) 不要给幼儿玩纽扣、硬币、玻璃球、橡胶嘴和较小的玩具。

(2) 幼儿不易吃整颗炒豆、瓜子、花生米、松子、榛子、蚕豆等食物,更不能带壳给孩子玩,吃前应剥皮去壳并将果实砸碎。

(3) 3岁以下孩子尽量不吃瓜子、玉米、花生等食物,吃果冻时应避免整块吞入口中,要将其切成小块后再食用。

(4) 对拒绝服药的孩子,要避免采取捏鼻子灌药的方法,这也是非常危险的,捏住鼻子,小孩用嘴呼吸,极易将药物吸入气道。

（5）加强对孩子的管护与教育，采用正确的进食方法，不要采用"抛吃"的方法进食。

（6）高龄老人，特别是有精神疾病或神经系统疾病的老年人，进食、吞咽动作避免过快。

（7）在进食时应避免嬉闹、哭笑、说话，以免食物被误吸。

同济大学附属同济医院呼吸科　杨忠民

经 CT 引导下的 I-125 放射性粒子植入，是一种可"杀灭"肺部肿瘤的介入治疗方法。这一方法的原理，是首先以 CT 扫描患者的肺部，充分测量肺部肿瘤的部位、大小、形状、与肺部血管的关系等数据，也就是先了解肿瘤具体的位置、距离身体表面有多远、肿瘤有多大、肿瘤的形状规则还是不规则等。然后将这些数据输入到专门的计算机数据分析和计划系统，制订出"量身定做"的治疗方案。在具体的手术过程中，是在 CT 扫描的密切监测下，用一根专用穿刺针，从身体表面穿刺并深入到肿瘤的位置，即建立一个"输送管道"，再将定制好的放射性粒子（目前应用最为广泛的是 I-125 放射性粒子）通过上述管道"安放"到肿瘤局部，让这些粒子在局部释放射线（γ射线），"杀灭"肿瘤。

CT 引导下的 I-125 放射性粒子植入治疗肺部肿瘤，具有很多的优点：相较于外科手术，该方法的创伤很小，大多数患者都很容易耐受，且简单易行，不需要全身麻醉，只需要在穿刺部位局部麻醉；相较于化疗，该方法对患者的全身伤害很小，不会出现化疗后常出现的胃肠道反应、骨髓抑制、肝肾毒性等；相较于常规体外大范围放疗，在局部"安放"的放射性粒子的放射杀伤范围是有限的（每个粒子的杀伤范围通常为 1～2 厘米），并且被精确控制，很少会造成大范围放射性肺炎、放射性食管炎等严重放射损伤。经过十几年来的大量临床应用，CT 引导下的 I-125 放射性粒子植入治疗肺部肿瘤，已经被证明具有较好的安全性和有效性。

那么，哪些患者适合接受 CT 引导下的 I-125 放射性粒子植入治疗呢？就目前肺部肿瘤患者在诊断时的分期现状而言，大多数患者都可能从这一治疗方法中获得临床益处，具体来说，只要是"根据临床分期（ⅢB 期、Ⅳ期）已经不适合接受手术"，或"虽然根据临床分期（Ⅰa 期、Ⅰb 期、Ⅱa 期、Ⅱb 期、Ⅲa 期）还可以手术，但患者由于心肺功能、体能状态等因素而无法耐受手术"，均可进行充分评估是否可接受上述治疗。已有肺癌专家提出，CT 引导下的 I-125 放射性粒子植入治疗可以成为针对肺部肿瘤的最佳"根治性"介入治疗方法之一，可以起到不开刀而"切除"肿瘤的效果。此外，这一方法还可以与化疗、生物靶向治疗一起，协同提升对肺部肿瘤的治疗效果，也就是一边采用上述介入方法"捣毁"肺部肿瘤的"巢穴（原发病灶）"，一边采用化疗、生物靶向治疗等方法治疗"散落别处"的"残余势力（转移病灶）"。

尽管 CT 引导下的 I-125 放射性粒子植入治疗肺部肿瘤总体安全、有效，需要指出的是,少数患者是不适合接受这一治疗的。例如,患者的精神控制能力较差,不能很好地配合穿刺治疗甚至 CT 扫描的;肺功能较差,不能屏气而接受穿刺的;肺部大疱较多、较大,极易造成严重气胸的;有严重出血倾向,穿刺后止血困难的;拟进行穿刺部位的皮肤有严重感染,可能造成感染扩散的,等等。当然,具体到哪个患者是否适合接受上述治疗,需要具有丰富经验的肺癌和介入治疗专家来分析判断。

上海长征医院呼吸科　臧远胜

支气管镜检查的原理是将一根下端安装有取相或摄像装置的较细管性结构（支气管镜），通过受检者的鼻腔或口腔插入到肺内的各级支气管，通过上端的观察窗口或通过与操作手柄用视频线连接的电脑显示器，来观察深入肺内的支气管内的病变情况（图13）。一旦发现可疑病变，可以通过支气管内的中空通道插入活检装置，钳取可疑病变组织送实验室检查。

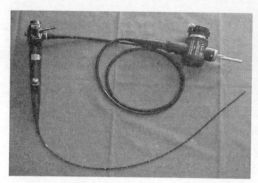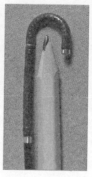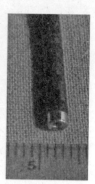

图13 支气管镜的外观

肺癌是起源于支气管上皮的癌症，全名其实叫"支气管肺癌"。所以理论上讲，只要支气管镜足够细，就可以看到生长在各段支气管内的肺癌。但由于受到科学技术水平的限制，目前支气管镜只能到达相对较粗的支气管，但尽管如此，支气管镜检查在肺癌诊断中的地位仍然是举足轻重的，每一名没有禁忌证的肺癌待诊患者都应该尽可能做支气管镜检查。

对于可能进行根治性切除手术的肺癌患者，在手术前为明确病灶在气道内侵犯的确切范围，以便协同确定最佳的手术切除范围，避免因切除的范围过大而使患者损失过多的肺功能，以及避免因切除的范围过小而使得没能完全切除掉被肿瘤侵犯的区域，在手术后，还需定期进行支气管镜检查以监测气道内切除残端的病变情况；对于没有手术切除机会，为获取病变组织进行病理诊断（即确诊肺癌的"金标准"），也需要做支气管镜检查（图14～图16）。

另外，支气管镜还可以鉴别诊断出一些容易被误诊为肺癌的病灶，如支气管内异物、支气管内良性肿瘤等。通过支气管镜将上述情况鉴别出来，可以避免患者进一步误诊、误治。

此外，还有一些特殊类型的支气管镜检查项目，能在肺癌的诊治中发挥重要

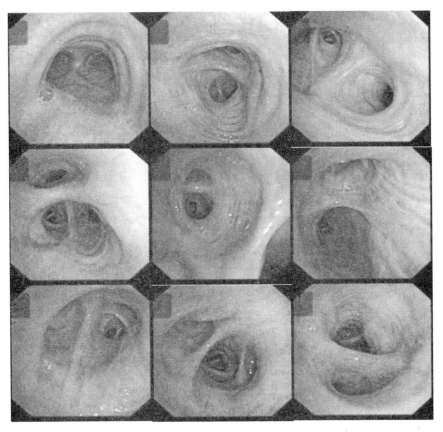

图 14 支气管镜检查可以全面观察支气管内病变

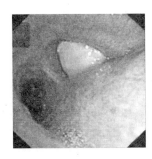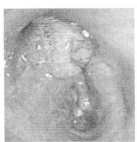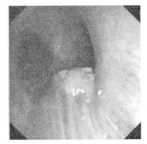

图 15 支气管镜检查发现生长于气管、支气管内的肺癌

的作用,例如"超声支气管镜""荧光支气管镜"等。

所谓"超声支气管镜",又名为支气管镜下气道超声,是利用支气管镜将微小

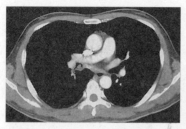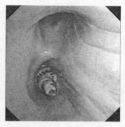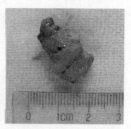

图 16　支气管镜鉴别出"酷似"肿瘤的病变——被误吸入肺的食物

的超音波探头伸入病患气管或支气管内,将气道内的超声视频传导至支气管镜显示屏上,医生可观察气道旁的小淋巴结病变、恶性肿瘤侵蚀气管壁的程度,以及肺部周边的小病灶;在超声的引导下,医生还能对"潜伏"于较深处的病灶或淋巴结进行穿刺活检,送病理学检查。

对于常规支气管镜难以定位的气道黏膜下病灶,或管腔周围病灶,以及气道远端病灶,为准确获取组织学标本送病理学检查,超声支气管镜则可以"大显身手"。

所谓"荧光支气管镜",是指在做支气管镜检查时,直接以荧光照射支气管内黏膜,根据不同性质病灶所放射出的荧光颜色的不同来判断病灶的性质,对可疑的黏膜进行活检,送病理切片予以确认。针对长在气管或支气管上的中央型肺癌来说,荧光支气管镜是最佳的早期诊断利器。以自体荧光支气管镜检查探察早期气管内癌前病灶,敏感性达 80%,是传统支气管镜的 3 倍以上,特别是对于发现气道黏膜上的癌前病灶,其敏感性达 6 倍以上。

上海长征医院呼吸科　臧远胜

126 支气管镜腔内微创技术治疗支气管胸膜瘘

前年快过年前，王阿姨非常着急，此时老伴正躺在上海长海医院呼吸内科监护室内，她老伴在右上肺癌切除术后 1 周，突然感到胸闷、气急，右侧胸腔引流管通过引流瓶不停地朝外冒着气泡，床旁的支气管镜检查发现右上叶残端存在一个瘘口，直径为 2～3 mm。一旦引流瓶停止朝外引气，老伴就觉得胸闷、气急，氧饱和度逐渐下降。医生告诉王阿姨，老伴发生了支气管胸膜瘘，需要转入呼吸内科进一步治疗。

支气管胸膜瘘，这个以前几乎没怎么听说过的疾病是什么？王阿姨带着疑问找到了呼吸内科张医生。张医生给王阿姨打了个比方，人的肺和胸腔的关系有点像汽车的外胎和内胎，一般内胎坏了我们换一条就可以了，但肺不能轻易地换。对于肺癌的患者，我们会选择把肿瘤切除，切掉后再补好，但这个补的过程比较复杂，有的时候会出现不能完全补好的情况，就如同汽车内胎坏了后我们补胎一样，部分轮胎仍然会漏气。这个支气管胸膜瘘就是支气管树和胸膜腔之间的异常通道，也就是内胎的破口。王阿姨说："这样我就懂了，但其他患者为什么术后都顺利康复，我老伴怎么就发生这个支气管胸膜瘘了呢？""其实这个问题是所有患者或家属都会问的。"张医生说道。支气管胸膜瘘多发生在肺切除术后，发生率为 1.5％～28％，波动较大，但无论医生如何注意，均不能完全避免该并发症的发生。其他可以引发支气管胸膜瘘的情况包括肺部的化脓性感染、难治性气胸和肺大疱等。王阿姨又问道："汽车内胎破了，我们把轮子卸下来拆开，再补一下不就好了，为什么现在治疗这么难呀？张医生解释道："就像补胎一样，我们原来处理支气管胸膜瘘的方法主要是外科处理，重新开刀，将瘘口缝合，这就像您说的把轮子卸下来补胎一样。但是很多患者此时的身体条件并不允许这样做，这就是我们治疗的难点，就有点像您的车胎在郊外被扎了个钉子，距 4S 店还比较远，还不能换胎，怎么办？如果这时您带了一套快速补胎工具就派上用场了。通过气门芯，我们将补胎用的胶注入轮胎内，使其封闭瘘口，达到补胎的目的。把您老伴从外科转入内科也是这个目的，我们会尝试通过支气管镜从里面把窦道补上，从而使他避免再次手术的风险。我们需要将您老伴的身体功能和感染控制好，主任会给您安排下一步的治疗。"经过 1 周左右的调养，患者在呼吸内镜中心接受了支气管镜检查，支气管镜下看见右上叶支气管残端支气管胸膜瘘，直径为 2～3 mm，有分泌物随呼吸从瘘口溢出，由于瘘口较小，选择用高频电凝局部治疗，治疗后瘘口周围被电凝探头灼伤，1 周后复查见瘘口为坏死组织完全阻塞,2周后拔除患者的胸腔引流管,王阿姨老伴顺利出院,1年后复查右上叶瘘口完全封闭(图17)。

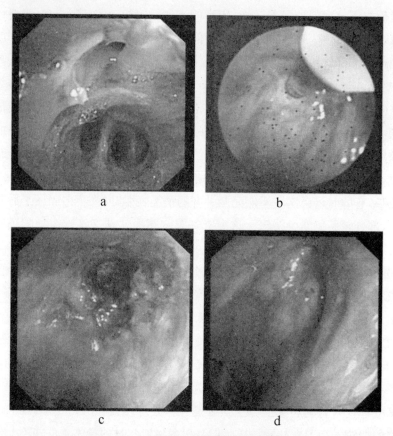

图 17　右上叶残端支气管胸膜瘘高频电凝治疗

　　a:右上叶支气管残端BPF,直径2~3毫米;b:局部高频电凝治疗;c:高频电凝治疗后局部黏膜组织坏死;d:1年后随访,瘘口完全封闭,表面瘢痕化。BPF:支气管胸膜瘘

　　通过这个小故事,我们知道了支气管胸膜瘘其实就是由于各种原因导致的支气管树和胸膜腔之间的异常通道,最常见的病因是肺切除术,其次还有胸膜与肺的坏死性感染、肺结核、难治性气胸和肺癌的化疗、放疗等。尽管持续性的支气管胸膜瘘并不常见,但其治疗比较困难。传统的治疗方法是外科手术治疗,却因为很多患者身体条件不能接受外科手术而放弃。近年来,由于支气管镜腔内微创技术的发展,在支气管胸膜瘘的治疗中发挥了越来越大的作用。目前可以用于治疗支气管胸膜瘘的腔内微创介入技术包括局部注入医用胶、高频电凝和

氩等离子体凝固治疗、硅胶支气管塞、支气管封堵支架等。通过此类技术的应用，能治疗部分外周性支气管胸膜瘘和较小的中心性支气管胸膜瘘（瘘口直径≤3 mm），使其避免外科手术；而对于较大的中心性支气管胸膜瘘（瘘口直径＞3 mm），目前的治疗方式仍然以外科手术治疗为主。随着技术的进步，我们希望更多的支气管胸膜瘘患者能够通过微创技术得到治疗而康复。

上海长海医院呼吸科　张　伟

肺血管病

症状

（1）呼吸困难：呼吸频率＞20 次/分，伴或不伴发绀，是肺栓塞最常见的症状，占 80％～90％，多于栓塞后即刻出现，尤以活动后明显，静息时缓解。有时很快消失，数日或数月后可重复发生，系肺栓塞复发所致，应予重视。呼吸困难可轻可重，特别要重视轻度呼吸困难者。

（2）胸痛：包括胸膜炎性胸痛和心绞痛样胸痛。胸膜炎性胸痛发生率为 40％～70％，程度多为轻到中度，有时胸痛可十分强烈，主要与局部炎症反应程度、胸腔积液量和患者的痛觉敏感性有关系，与患者病情转归并无明显关联，相反胸痛却往往提示栓塞部位比较靠近外周，预后可能较好。心绞痛样胸痛发生率为 4％～12％，发生时间较早，往往在栓塞后迅速出现，严重者可出现心肌梗死、胸痛剧烈，且持续不缓解。

（3）咯血：发生率约占 30％，其原因除了肺梗死外，可能更多的是由于出血性肺不张引起。多于栓塞后 24 小时左右出现，量不多，鲜红色，数日后可变成暗红色。慢性栓塞性肺动脉高压患者，可由于支气管黏膜下代偿性扩张的支气管动脉系统血管破裂引起出血。

（4）惊恐：发生率约为 55％，原因不清，可能与胸痛或低氧血症有关。忧虑和呼吸困难不要轻易诊断为癔症或高通气综合征。

（5）咳嗽：约占 37％，多为干咳，或有少量白痰，也可伴有喘息，发生率约 9％。

（6）心悸：发生率为 10％～18％，多于栓塞后即刻出现，主要由快速心律失常引起。

（7）晕厥：占 11％～20％，其中约 30％的患者出现反复晕厥发作。主要表现为突然发作的一过性意识丧失，多合并有呼吸困难和气促表现。可伴有晕厥前症状，如：头晕、黑矇、视物旋转等。多数患者在短期内恢复知觉。晕厥往往提示患者预后不良，有晕厥症状的肺血栓栓塞患者死亡率高达 40％，其中部分患者可表现为猝死。

（8）腹痛：肺栓塞有时有腹痛发作，可能与膈受刺激或肠缺血有关。

（9）猝死：主要表现为突发严重呼吸困难，极度焦虑和惊恐，濒死感强烈。部分患者在数秒至数分钟内即出现意识丧失、心跳、呼吸停止。

诊断

诊断标准：对可疑肺栓塞患者，根据其危险因素、临床症状、体征、实验室检查等进行综合分析，若满足以下四项标准之一者即可考虑肺栓塞：① 肺血管造影阳性即肺动脉造影阳性或 CTPA 阳性。② 肺核素通气灌注显像高度可疑。③ 肺核素通气灌注显像中度可疑＋静脉彩色 Doppler 检查发现下肢深静脉血栓。④ 临床表现高度可疑＋彩色 Doppler 检查发现下肢深静脉血栓。参考下列诊断流程图（图 18）。

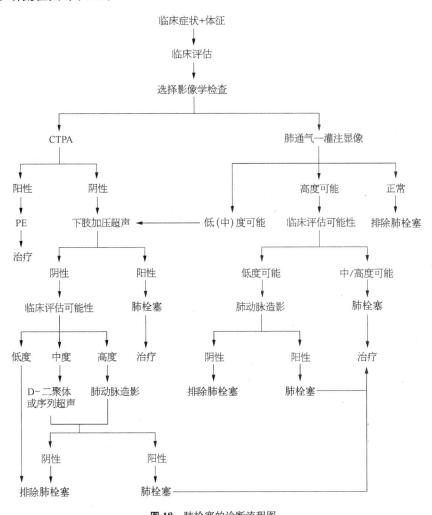

图 18 肺栓塞的诊断流程图

治疗

（1）急性 PE 的治疗

1）一般处理：对高度疑诊或确诊 PE 的患者，应进行严密监护，监测呼吸、心率、血压、静脉压、心电图及血气的变化，对大面积肺栓塞可收入重症监护室；为防止栓子再次脱落，要求绝对卧床，保持大便通畅，避免用力；对于有焦虑和惊恐症状的患者应予安慰并可适当使用镇静剂；胸痛者可予止痛剂；对于发热、咳嗽等症状可给予相应的对症治疗。

2）呼吸循环支持治疗：对有低氧血症的患者，采用经鼻导管或面罩吸氧。当合并严重的呼吸衰竭时，可使用经鼻（面罩）无创性机械通气或经气管插管行机械通气。应避免做气管切开，以免在抗凝或溶栓过程中局部大量出血。应用机械通气时需注意尽量减少正压通气对循环的不利影响。对于出现右心功能不全，心排血量下降，但血压尚正常的病例，可予多巴酚丁胺和多巴胺；若出现血压下降，可增大剂量或使用其他血管加压药物，如间羟胺、肾上腺素等。

3）溶栓治疗：溶栓可迅速溶解部分或全部血栓，恢复肺组织再灌注，减小肺动脉阻力，降低肺动脉压，改善右室功能，减少严重肺栓塞患者的病死率和复发率。溶栓治疗主要适用于大面积肺栓塞病例；对于次大面积肺栓塞，若无禁忌证亦可以进行溶栓；对于血压和右室运动均正常的病例不推荐进行溶栓。

溶栓治疗宜高度个体化。溶栓的时间窗一般定为 14 天以内，但鉴于可能存在血栓的动态形成过程，对溶栓的时间窗不做严格规定。溶栓应尽可能在肺栓塞确诊的前提下慎重进行。对有溶栓指征的病例宜尽早开始溶栓。

溶栓治疗的主要并发症为出血。用药前应充分评估出血的危险性与后果，必要时应配血，做好输血准备。溶栓前宜留置外周静脉套管针，以方便溶栓中取血监测，避免反复穿刺血管。溶栓治疗的绝对禁忌证有活动性内出血、近期自发性颅内出血等。相对禁忌证有：2 周内的大手术、分娩、器官活检或不能以压迫止血部位的血管穿刺；2 个月内的缺血性中风（卒中）；10 天内的胃肠道出血；15 天内的严重创伤；1 个月内的神经外科或眼科手术；难以控制的重度高血压（收缩压＞180 mmHg，舒张压＞110 mmHg）；近期曾行心肺复苏；血小板计数＜100×10^9/L；妊娠；细菌性心内膜炎；严重肝肾功能不全；糖尿病出血性视网膜病变；出血性疾病等。对于大面积肺栓塞，因其对生命的威胁极大，上述绝对禁忌证亦应被视为相对禁忌证。

常用的溶栓药物有尿激酶(UK)、链激酶(SK)和重组组织型纤溶酶原激活剂(rtPA)。三者溶栓效果相仿,临床上可根据条件选用。rtPA 可能对血栓有较快的溶解作用。目前尚未确定完全适用于国人的溶栓药物剂量。

4) 抗凝治疗:为肺栓塞和深静脉血栓的基本治疗方法,可以有效地防止血栓再形成和复发,同时机体自身纤溶机制溶解已形成的血栓。目前临床上应用的抗凝药物主要有普通肝素(以下简称肝素)、低分子肝素和华法林。一般认为,抗血小板药物的抗凝作用尚不能满足肺栓塞或深静脉血栓的抗凝要求。

临床疑诊肺栓塞时,即可安排使用肝素或低分子肝素进行有效的抗凝治疗。

口服华法林最初 3 天应与肝素(或低分子肝素)合用至少 4~5 天;当国际标准化比率达 2.0~3.0 持续 2 天,则可停用肝素;初次发生肺栓塞的患者,如有逆转的危险因素,则抗凝至少 3 个月;特发性静脉血栓形成的患者则至少抗凝 6 个月;再发静脉血栓形成,或有持续危险因素如癌症的患者,应长期口服抗凝剂。

应用肝素、低分子肝素前应测定基础 APTT、PT 及血常规(含血小板计数,血红蛋白);注意是否存在抗凝的禁忌证,如活动性出血、凝血功能障碍、血小板减少、未予控制的严重高血压等。对于确诊的 PE 病例,大部分禁忌证属相对禁忌证。

5) 肺动脉血栓摘除术:适用于经积极的保守治疗无效的紧急情况,要求医疗单位有施行手术的条件与经验。患者应符合以下标准:① 大面积肺栓塞,肺动脉主干或主要分支次全堵塞,不合并固定性肺动脉高压者(尽可能通过血管造影确诊)。② 有溶栓禁忌证者。③ 经溶栓和其他积极的内科治疗无效者。

6) 经静脉导管碎解和抽吸血栓:用导管碎解和抽吸肺动脉内巨大血栓或行球囊血管成形,同时还可进行局部小剂量溶栓。适应证为肺动脉主干或主要分支大面积肺栓塞并存在以下情况者:溶栓和抗凝治疗禁忌;经溶栓或积极的内科治疗无效;缺乏手术条件。

7) 静脉滤器:为防止下肢深静脉大块血栓再次脱落阻塞肺动脉,可于下腔静脉安装滤器。适用于:下肢近端静脉血栓,而抗凝治疗禁忌或有出血并发症;经充分抗凝仍反复发生肺栓塞;伴血流动力学变化的大面积肺栓塞;近端大块血栓溶栓治疗前;伴有肺动脉高压的慢性反复性肺栓塞;行肺动脉血栓切除术或肺动脉血栓内膜剥脱术的病例。

对于上肢深静脉血栓病例还可应用上腔静脉滤器。置入滤器后,如无禁忌证,宜长期口服华法林抗凝;定期复查有无滤器上血栓形成。

(2)慢性栓塞性肺动脉高压的治疗:① 严重的慢性栓塞性肺动脉高压病例,若阻塞部位处于手术可及的肺动脉近端,可考虑行肺动脉血栓内膜剥脱术。② 介入治疗:球囊扩张肺动脉成形术。已有报道,但经验尚少。③ 口服华法林可以防止肺动脉血栓再形成和抑制肺动脉高压进一步发展。使用方法为:3.0~5.0 毫克/日,根据国际标准化比率调整剂量,保持国际标准化比率为2.0~3.0。④ 存在反复下肢深静脉血栓脱落者,可放置下腔静脉滤器。⑤ 使用血管扩张剂降低肺动脉压力;治疗心力衰竭。

同济大学附属上海市肺科医院肺循环科　何　晶　赵勤华　史　雪　刘锦铭

什么是肺动脉高压

肺动脉高压是一种肺血管疾病，由多种原因引起肺循环血管收缩或阻塞，进而肺循环阻力进行性增加，最终导致右心衰竭的一类病理生理综合征。由于这类疾病都有肺动脉压力升高的表现，所以称为"肺动脉高压病"。我们可以认为肺动脉高压病是一种特殊的高血压病，病变血管局限于肺循环。肺动脉压力升高只是表象，实质是肺血管阻力升高、心排血量下降。

肺动脉高压的诊断标准是什么

肺动脉高压的诊断标准是：在海平面状态下，休息时，右心导管检查肺动脉平均压≥25 mmHg。如果同时肺毛细血管嵌顿压（PCWP）≤15 mmHg，即可诊断为肺动脉高压。需要注意的是：肺动脉高压的诊断是根据右心导管检查数据，并非超声心动图等无创检查手段估测的数据来评价。

肺动脉高压分哪几类

肺动脉高压主要分五大类，分别为：① 肺动脉高压。② 左心疾病相关肺动脉高压。③ 与呼吸系统疾病或缺氧相关的肺动脉高压。④ 慢性血栓栓塞性肺动脉高压。⑤ 未明确的多种因素所致的肺动脉高压。2009 年在美国 Dana Point 举行的第四次世界肺动脉高压会议对肺动脉高压的诊断分类进行了更新，具体见下表。在我国以先天性心脏病相关和特发性肺动脉高压的患者最多。

表1　2009 年肺动脉高压临床诊断分类

肺动脉高压
 特发性肺动脉高压
 遗传性肺动脉高压
  人骨形成蛋白受体Ⅱ基因突变
  活化素受体样激酶Ⅰ，转化生长因子-β受体Ⅲ（伴或不伴遗传性出血性毛细血管增多症）基因突变
  未知基因突变
 药物和毒物诱导

续　表

相关因素所致
　　胶原血管病
　　HIV 感染
　　门静脉高压
　　先天性心脏病
　　血吸虫病
　　慢性溶血性贫血
新生儿持续性肺动脉高压
肺静脉闭塞病和(或)肺毛细血管瘤
左心疾病相关性肺动脉高压
　　收缩功能障碍
　　舒张功能障碍
　　心脏瓣膜疾病
与呼吸系统疾病或缺氧相关的肺动脉高压
　　慢性阻塞性肺疾病
　　间质性肺疾病
　　其他同时存在限制性和阻塞性通气功能障碍的肺疾病
　　睡眠呼吸障碍
　　肺泡低通气综合征
　　慢性高原病
　　肺泡-毛细血管发育不良
慢性血栓栓塞性肺动脉高压
未明确的多种因素所致肺动脉高压
　　血液学疾病：骨髓增生性疾病,脾切除
　　全身性疾病：类肉瘤样病,肺朗格汉斯细胞瘤
　　组织细胞增多症：淋巴血肌瘤病,多发性神经纤维瘤,血管炎
　　代谢性疾病：糖原累积病,戈谢病,甲状腺疾病
　　其他：肿瘤性阻塞,纤维性纵隔炎,长期透析的慢性肾衰竭

同济大学附属上海市肺科医院肺循环科　何　晶　赵勤华　史　雪　刘锦铭

小贴士

2013 NICE会议分类变化

1. 肺动脉高压(PAH)

1.1 特发性肺动脉高压

1.2 遗传性肺动脉高压

1.2.1 BMPR2

1.2.2 ALK-1, ENG SMAD9, CAV1, KCNK3

1.2.3 未知突变

1.3 药物和毒物诱导

1.4 相关因素

1.4.1 结缔组织病

1.4.2 HIV 感染

1.4.3 门静脉高压

1.4.4 先天性心脏病

1.4.5 血吸虫病

1'. 肺静脉闭塞病和(或)肺毛细血管瘤样病

1". 新生儿持续性肺动脉高压

2. 左心疾病相关肺动脉高压

2.1 左心室收缩功能不全

2.2 左心室舒张功能不全

2.3 瓣膜病

2.4 先天性(获得性)左心流入道(流出道)梗阻

3. 慢性肺病相关肺动脉高压

3.1 慢性阻塞性肺疾病

3.2 简直性肺疾病

3.3 其他限制性或阻塞性肺疾病

3.4 睡眠呼吸暂停

3.5 肺泡低通气

3.6 慢性高原病

3.7 先天性膈疝

3.8 支气管肺发育不良

3.9 先天性肺发育不良

4. 慢性血栓栓塞性肺动脉高压

5. 由多种未知因素导致的肺动脉高压

5.1 慢性血液系统疾病：慢性溶血性贫血,骨髓增生性疾病,脾切除

5.2 系统性疾病：结节病,肺朗格汉斯组织细胞增多症,神经纤维瘤病,血管炎

5.3 代谢性疾病：糖原累积病,戈谢病,甲状腺疾病

5.4 其他：肿瘤压迫,纤维纵隔炎,慢性肾功能不全,节段性肺动脉高压

特发性肺动脉高压简单地说就是原因不明的肺动脉高压，也就是过去所称的"原发性肺动脉高压"（"原发性肺动脉高压"此诊断已于 2003 年被废除使用）。以前有许多其他类型的肺动脉高压病被误诊为特发性肺动脉高压。但随着医疗技术的发展，特发性肺动脉高压的范围也越来越小。目前对特发性肺动脉高压的发病机制仍未明确，有人认为与病毒感染、血管内皮肿瘤、DNA 突变等因素有关。临床上诊断此病必须排除肺动脉高压家族史和已知所有可能引起肺动脉高压病的危险因素。所以，在专科医生没有对患者进行全面评估之前不能轻易诊断本病。

1981 年美国国立卫生研究院（NIH）有关肺动脉高压的流行病学调查实际是有关特发性肺动脉高压的调查，一般人在网上所查到的有关肺动脉高压的资料基本也都是特发性肺动脉高压的相关资料。所有治疗肺动脉高压的药物，不论是传统治疗还是靶向治疗，在治疗特发性肺动脉高压方面都是有效的。

肺动脉高压可由多种疾病引起，要诊断特发性肺动脉高压必须排除其他类型的肺动脉高压。在我国，常见的肺动脉高压类型有：先天性心脏病相关肺动脉高压，结缔组织疾病相关肺动脉高压（系统性红斑狼疮、类风湿关节炎、原发性干燥综合征相关），慢性血栓栓塞性肺动脉高压，呼吸疾病相关肺动脉高压（COPD、睡眠呼吸暂停相关），左心相关肺动脉高压，以及由多种未知因素导致的肺动脉高压（甲状腺疾病、溶血性贫血相关）等。根据患者的病史、症状、体征，以及心电图、胸片、超声心动图、肺功能测定、胸部高分辨率 CT 来确诊是否为第 2 类——左心疾病相关性肺动脉高压或第 3 类——肺部疾病导致的肺动脉高压。如果排除这些病因或肺动脉高压的严重程度与基础疾病不符，应考虑可能导致肺动脉高压的其他较为少见的病因。如果通气/灌注扫描发现多处肺段灌注缺损，应考虑第 4 类——慢性血栓栓塞性肺动脉高压。如果通气/灌注扫描正常或仅显示亚段斑片灌注缺损，可以拟诊第 1 类肺动脉高压或更罕见的第 5 类。对拟诊第 1 类的肺动脉高压进行进一步确诊（包括行右心导管检查）。

同济大学附属上海市肺科医院肺循环科　何　晶　赵勤华　史　雪　刘锦铭

130 哪些结缔组织病会引起肺动脉高压

结缔组织在血管壁中分布较多,结缔组织病患者往往合并多器官多系统的受累,如果炎性病变累及肺动脉,会造成肺动脉狭窄,而狭窄部位的肺血管内皮又能分泌内皮素等缩血管物质使肺动脉管腔进一步缩小,最终引起小肺动脉重构,导致肺动脉高压。

能引起肺动脉高压的主要有:硬皮病、CREST综合征、类风湿关节炎、系统性红斑狼疮(SLE)、血管炎、混合性结缔组织病、皮肌炎、多发性肌炎和干燥综合征。虽然这些疾病造成肺动脉高压的病因并不明了,但其与肺动脉高压发病明确相关。这类疾病患者的血液中大多可检测出特异性抗体,建议患者到风湿病专科就诊,当医生确诊有上述疾病史时,需警惕合并肺动脉高压。

(1)硬皮病:硬皮病顾名思义是指以皮肤变硬为主要表现,分为局部性和系统性两种。局部性硬皮病只累及皮肤,不会合并肺动脉高压。在系统性硬皮病中变硬可以发生在血管和器官中。当病变累及肺脏和心脏可造成瘢痕组织形成,肺血管严重病变引起肺动脉高压,大约1/3系统性硬皮病的患者合并轻度肺动脉高压。医生诊断硬皮病后往往会漏诊合并肺动脉高压,经常等到出现心功能衰竭症状时才发现。所以建议硬皮病患者每年进行一次心脏超声检查以筛查肺动脉高压,特别是出现活动后气喘的患者还应同时行肺功能检查以筛查肺动脉高压。幸运的是硬皮病合并肺动脉高压可以稳定许多年,并非进行性发展。如出现气短症状提示病情开始恶化。

(2)类风湿关节炎:类风湿关节炎是最常见的一种关节炎。一项研究表明,21%无其他心、肺疾病的类风湿关节炎患者合并轻度肺动脉高压。女性发病率是男性的2~3倍。

(3)系统性红斑狼疮(SLE):系统性红斑狼疮是一种常见的结缔组织病,育龄妇女好发。病变累及肺血管时会引起肺动脉高压,临床表现与特发性肺动脉高压相似。上海交通大学医学院对84例系统性红斑狼疮患者进行调查发现,11%的患者合并肺动脉高压。

(4)血管炎:血管炎是指血管和淋巴管存在炎症反应。这种炎症反应并不是由细菌感染引起,而是自身免疫反应。可以单独发生,也可与其他结缔组织病合并出现。当肺小血管发生炎症反应时可引起血管内膜纤维化和过度增殖,引起肺动脉高压。目前除了肺活检,尚无手段可以确诊肺血管炎。

(5) 混合性结缔组织病：患者同时患有一种以上结缔组织病，最常见的是系统性红斑狼疮或硬皮病合并肌炎。估计混合性结缔组织病中约 2/3 患者合并肺动脉高压，而肺动脉高压往往是混合性结缔组织病的首要死亡原因。

同济大学附属上海市肺科医院肺循环科　何　晶　赵勤华　史　雪　刘锦铭

131 先天性心脏病为什么会引起肺动脉高压

先天性心脏病（又称先心病）是指在出生时就存在的心脏和大血管发育异常，分为单纯性和复杂性先心病。由于复杂性先心病的致病机制过于复杂，且种类繁多，在这里仅介绍几种单纯性先心病与肺动脉高压的关系。

房间隔缺损是指分隔两个心房的间隔上有个孔。由于这个孔的存在会使左心房的动脉血经孔流入右心房增加肺血流量（图19，图20），过度增加的肺血流可能损伤肺动脉内膜，引起肺动脉高压。有学者认为房间隔缺损并不会导致肺动脉高压，房间隔缺损合并肺动脉高压可能是患者本身就患有特发性肺动脉高压，即使没有房间隔缺损也会发生肺动脉高压，但目前没有足够的证据支持此观点。

并不是所有的房间隔缺损都会伴发肺动脉高压，但是未经修补的房间隔缺损患儿，成年后发生肺动脉高压的概率有20％。即使已经行修补术的患者，其发生肺动脉高压的概率也高于正常人。所以建议患有房间隔缺损的患者，无论是否行手术修补都应定期行心脏超声检查。

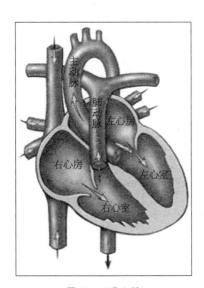

图 19　正常心脏

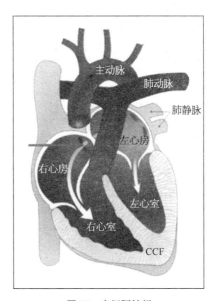

图 20　房间隔缺损

动脉导管未闭：胎儿通过动脉导管从母亲的肺获得氧气。这条导管正常情况下在婴儿出生时第一声啼哭后会自动关闭。如果这条导管没有自动关闭，血液就可以从主动脉流入肺动脉，导致肺血流量过多（图21），最终引起小肺动脉损伤,导致肺动脉高压。动脉导管未闭在早产儿、高海拔出生婴儿和妊娠早期感染过风疹病毒的母亲产下的婴儿中较常见。

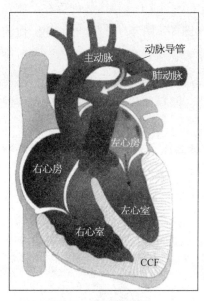

图21 动脉导管未闭

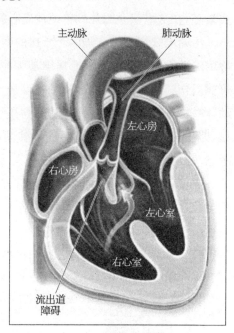

图22 室间隔缺损

室间隔缺损是指两个心室之间的间隔上存在一个孔,是最常见的心脏畸形。室间隔缺损会导致大量的血液从左心室流向右心室,进而进入肺动脉,肺血流量明显增多(图22),最终引起小肺动脉损伤,发生肺动脉高压。室间隔缺损如果不及时修补,其发生肺动脉高压的年龄一般较小,很少有成年后再发病的情况。而且较房间隔缺损,发生肺动脉高压的概率更高。有研究表明室间隔缺损合并肺动脉高压的发病年龄与缺损孔洞的大小有关,缺损孔越大,发病年龄越早。因此,发现室间隔缺损在条件允许的情况下应尽早修补,如果已经发生肺动脉高压,修补缺损就极其困难。

同济大学附属上海市肺科医院肺循环科　何　晶　赵勤华　史　雪　刘锦铭

左心疾病相关肺动脉高压是指因为左心收缩功能不全、左心舒张功能不全或二尖瓣、主动脉瓣病变导致肺静脉高压，最终导致肺动脉压增高，右心功能不全。在 2013 年 NICE 会议分类中，左心疾病相关肺动脉高压被归为第二大类。左心疾病相关肺动脉高压的主要病理学特点为：左心疾病导致肺静脉压力增高，肺静脉扩张、增厚，肺血管扩张，间质水肿，肺泡出血以及肺淋巴管和淋巴结扩大，最后导致肺小动脉的中层肥厚和内膜纤维化。

各种引起左心功能异常的疾病都会引起肺动脉压力升高，如：高血压心脏病、心肌梗死、风湿性心脏病、心肌病、病毒性心肌炎等。由于上述这些疾病的发病率远高于肺动脉高压的发病率，所以有人认为左心疾病是引起肺动脉高压病的最常见原因。但是，目前还缺乏有说服力的资料来证实这种观点。

由于左心疾病影响血液循环，使得左心室和左心房压力升高，继而使肺静脉压力升高，然后通过毛细血管传导再引起肺动脉压力升高。正因为这样，这些患者的左心疾病如能得到及时治疗，肺动脉压力也会恢复正常。但是，如果疾病长期得不到治疗，那被动升高的肺动脉压会损伤小肺动脉血管内皮，造成肺动脉高压。所以对这类患者，尽早治疗和控制原发病，是治疗肺动脉高压病的最好手段。

超声心动图是筛选左心疾病相关肺动脉高压的最佳手段。尽管多普勒超声心动图可以对左心疾病相关肺动脉高压进行筛选，但是通过右心导管检查测定肺毛细血管楔压（PCWP）或左心室舒张末压来确诊左心疾病相关肺动脉高压是必需的。左心疾病相关肺动脉高压的导管诊断标准为：平均肺动脉压（mPAP）$\geqslant$ 25 mmHg，并且肺毛细血管楔压（PAWP）＞15 mmHg，心排量（CO）正常或下降。根据跨肺压差（TPG）又将左心疾病相关肺动脉高压分为反应性增高和被动性增高两种，其中反应性增高是指 TPG＞12 mmHg，提示肺动脉压力的增高不仅仅是被动来源于 PAWP 的增高，而是肺血管本身已发生病变。某些医生认为，PAWP 是能够反映左心压力的间接指标，但也有一些医生认为应直接测量左房压力，目前认为，直接测量左房压力的并发症较多，而且，其结果与 PAWP 相比，在统计学上无明显差异，所以还是采用 PAWP 来反映左心压力。此外，增量运动心肺试验血清脑钠肽等指标在诊断左心疾病相关肺动脉高压方面也有非常重要的价值。

同济大学附属上海市肺科医院肺循环科　何　晶　赵勤华　史　雪　刘锦铭

许多人在睡觉时会打呼噜,有时周围的人会发现呼噜打到一半突然停止了,过了几十秒呼噜声又再次响起。其实声音中断时,人正处于呼吸停止的状态,这称作睡眠呼吸暂停现象。而睡眠呼吸障碍是指各种原因导致睡眠状态下反复出现呼吸暂停和(或)低通气、睡眠中断,从而使人体发生一系列病理生理改变的临床综合征。诊断睡眠呼吸障碍必须进行呼吸睡眠检测,其诊断标准是：每晚7个小时睡眠过程中呼吸暂停反复发作30次以上,每次呼吸暂停口鼻呼吸气流完全停止10秒以上。

患有睡眠呼吸障碍的患者白天表现如下。① 嗜睡：为最常见的症状,工作或学习困倦,严重时吃饭、谈话时即可入睡,驾车时打瞌睡导致交通事故。② 头晕疲乏：由于夜间反复呼吸暂停使睡眠连续性中断,睡眠质量下降,常有头晕、疲倦、乏力。③ 精神行为异常：注意力不集中、精细操作能力下降、记忆力和判断力下降,老年人可表现为痴呆。④ 头痛：常在清晨或夜间出现,隐痛多见,程度较轻,可持续1～2小时。⑤ 性格变化：烦躁、易激动、焦虑等,由于与家庭成员和朋友情感逐渐疏远,可能出现抑郁症。⑥ 性功能减退：约10％的患者可出现性欲减退。

夜间症状如下。① 打鼾：鼾声不规则,鼾声高低不等,表现为鼾声-气流停止-喘气-鼾声交替出现,一般气流中断的时间为20～30秒,最长可达2分钟以上。② 呼吸暂停：75％的同室或同床睡眠者发现患者有呼吸暂停,常因患者担心呼吸不能恢复而推醒患者。③ 憋醒：呼吸暂停后忽然憋醒,常伴有翻身,四肢不自主运动甚至抽搐,或忽然坐起,感觉心慌、胸闷或心前区不适。④ 多动不安：患者夜间翻身、转动较频繁。⑤ 多汗：以颈部、上胸部明显。⑥ 夜尿：部分患者诉夜间小便次数增多,个别出现遗尿。⑦ 睡眠行为异常：表现为恐惧、惊叫、呓语、夜游、幻听等。

睡眠呼吸障碍会引发许多全身性疾病,引起血液中氧含量下降,低氧血症会使肺动脉收缩,造成肺动脉压力升高。而当睡眠呼吸障碍患者的低氧血症得到纠正后,肺动脉高压患者的病情可以显著改善。所以,虽然睡眠呼吸障碍不是肺动脉高压的直接病因,也应该积极治疗。

同济大学附属上海市肺科医院肺循环科 何 晶 赵勤华 史 雪 刘锦铭

症状

（1）气喘：是最常见的症状，患者中发生率超过98％。主要表现为活动后气短，严重患者休息时亦可出现。患者常自诉上楼梯后、做家务后呼吸困难，休息后好转。

（2）胸痛：约30％的患者会出现此症状，多在活动时出现。其持续时间、部位和疼痛性质多变，并无特异性表现。肺栓塞患者常有突发剧烈胸痛，与心绞痛类似。

（3）头晕：约26％的患者有此症状。在站立、上楼梯或从座位站起时发生。

（4）晕厥：儿童患者活动时多见，常被误诊为癫痫。许多晕厥的患者不出现意识丧失。

（5）乏力：各人的表现不尽相同，严重程度常与气喘相似。

（6）水肿也是常见症状之一，首发于脚踝和下肢，多为双侧对称，按压脚踝和小腿可出现凹陷。严重时可有腹水、胸腔积液、心包积液。

（7）咳嗽、咯血：约20％患者有咳嗽，多为干咳，有时可能伴痰中带血或咯血。

（8）其他症状：心悸、口唇发绀、雷诺现象等。

所有类型的肺动脉高压患者症状都类似，但上述症状都缺乏特异性，肺动脉高压以外的疾病也可引起。如果出现其他原因无法解释的上述临床症状，应考虑肺动脉高压病可能。症状的严重程度与肺动脉高压病的发展程度有直接相关性。就是说症状越重，疾病可能越严重，反之亦然。

体检

常规体检很难发现肺动脉高压病，经常漏诊。常见的体征有：发绀，心脏杂音，心动过速，早搏（期前收缩），颈静脉充盈或怒张，肝脏肿大，杵状指（趾）等。

此外，颈静脉检查还可以帮助判断右心房压力：患者采取45°半卧位，测量颈静脉搏动最高点到胸骨柄之间的距离，用厘米表示，再加上5厘米（代表右心房到胸骨柄的距离）即为估测的右心房压力。右心房压力是判断患者预后的重要参数。

需要强调，与肺动脉高压相关疾病的特殊体征往往可提示诊断：① 上下肢差异性发绀，单独下肢出现杵状趾而手指正常往往是诊断动脉导管未闭的重要线索。② 如果上下肢均存在杵状指（趾）往往提示先天性心脏病艾森曼格综合征。③ 鼻出血，体表皮肤毛细血管扩张往往提示合并遗传性出血性毛细血管扩张症。面部红斑、关节畸形、外周血管杂音都是提示结缔组织疾病的征象。④ 胸骨左缘喷射性杂音并向右侧传导往往提示室间隔缺损等畸形存在。⑤ 下肢静脉血栓栓塞往往有腓肠肌压痛，且病侧下肢周径一般比对侧粗 1 厘米以上。

同济大学附属上海市肺科医院肺循环科　何　晶　赵勤华　史　雪　刘锦铭

135 诊断肺动脉高压需要做哪些检查

（1）心电图：心电图检查是初诊时必需的检查之一，通过分析心电图可以发现多种心血管病变。对心电图结果的分析是一门专业性很强的学问，非专科医生可能会遗漏重要的线索。

（2）胸部X线片：胸部X线检查对诊断和评价肺动脉高压的价值不如心电图，但可以发现原发性肺部疾病、胸膜疾病、心包钙化或者心内分流性畸形，对鉴别诊断意义重大。

（3）超声心动图：超声心动图是筛选肺动脉高压最重要的无创性检查方法，可以测定肺动脉压力。目前国际推荐超声心动图拟诊肺动脉高压的肺动脉收缩压标准为：$\geq$40 mmHg。另外，超声心动图的重要价值还可以帮助我们发现心内畸形、大血管畸形。

（4）右心导管检查：右心导管检查不仅是确诊肺动脉高压的金标准，也是诊断和评价肺动脉高压必不可少的检查手段。行右心导管检查必须包括急性血管扩张试验。

（5）肺功能评价：如无禁忌，所有肺动脉高压患者均需要完成肺功能检查，了解患者有无各种通气障碍。

（6）睡眠监测：约有15％阻塞性睡眠障碍的患者会合并肺动脉高压，因此应该对肺动脉高压患者常规进行睡眠监测。

（7）胸部CT：主要目的是了解有无肺间质病变及其程度，肺及胸腔有无占位；肺动脉内有无占位，血管壁有无增厚及充盈缺损性改变。主肺动脉及左右肺动脉有无淋巴结挤压等。一般对于肺动脉高压患者，需要完成CT肺动脉造影，这样大多数慢性血栓栓塞性肺动脉高压患者可以获得明确诊断而避免肺动脉造影。

（8）肺动脉造影：以下患者应行肺动脉造影：① 临床怀疑有血栓栓塞性肺动脉高压而无创检查不能提供充分证据。② 临床考虑为中心型慢性血栓栓塞性肺动脉高压而有手术指征，术前需完成肺动脉造影以指导手术。③ 临床诊断患者为肺血管炎，需要了解患者肺血管受累程度。④ 肺动脉肿瘤术前诊断。⑤ 了解有无肺血管畸形。

（9）肺通气灌注显像：是鉴别诊断肺栓塞的主要手段之一。

（10）磁共振检查：磁共振检查能测定心脏功能，发现心脏形态变化，帮助诊断肺栓塞，是目前最有发展前途的无创检查手段之一。由于对放射科医师的要求较高,且检查耗时太长(患者需要平卧 30 分钟以上),故国内目前开展此项检查的医院不多。

(11)六分钟步行距离试验:六分钟步行距离试验是评价肺动脉高压患者活动耐量状态最重要的检查方法,是评价治疗是否有效的关键方法。

(12)遗传学检查:评估自己患病的风险。

同济大学附属上海市肺科医院肺循环科　何　晶　赵勤华　史　雪　刘锦铭

136 心脏超声、胸部 CT 在肺动脉高压诊断中的意义

心脏超声

不能用来确诊肺动脉高压,但它却是一项必不可少的检查项目。

首先,虽然右心导管检查是确诊肺动脉高压的唯一手段,但是这项检查费用昂贵、操作复杂并且是有创检查。不适合在普通人群中开展,只能针对疑似肺动脉高压的患者。而心脏超声是最好筛查可疑患者的手段,临床上只有超声检查疑似肺动脉高压的患者才进行右心导管检查。同时,心脏超声还可用于对高危人群的筛查。

其次,根据国外的要求,肺动脉高压患者应该每半年复查一次右心导管,根据我国国情这显然是不现实的。那么,心脏超声就是最好的用来检测患者病情的替代方法。

第三,心脏超声的用途远不止测定肺动脉压力这一项。通过超声检查,医生可以全面评估患者心脏功能(包括左心和右心),发现其他心脏疾病。

最后,如果孕妇怀疑肺动脉高压,心脏超声是唯一能使用的诊断手段。

胸部 CT 检查

特别是 CT 肺动脉造影检查对诊断肺动脉高压有自己的优势。① CT 扫描速度快,图像清晰。尤其是 CT 肺动脉造影检查,不仅可以观察肺动脉,而且能清楚地显示肺实质、肺间质、纵隔和心脏的改变,对明确肺动脉高压病因很有帮助。② CT 是目前诊断肺部疾病最常用的辅助手段。现在技术已非常成熟,如血管成像技术、薄层 CT 技术、肺血管造影技术、三维重建技术等已被开发和应用,为 CT 诊断肺动脉高压提供了有力的手段,使 CT 成为肺血栓性疾病首选的无创检查手段。③ CT 价格适中,操作简单,方便快捷,对人体损伤少,是无创性检查手段。

同济大学附属上海市肺科医院肺循环科 何 晶 赵勤华 史 雪 刘锦铭

肺动脉高压是一种严重威胁患者身心健康的肺血管疾病，往往导致患者生活质量显著下降，甚至因合并心功能衰竭而危及生命，来自 1981 年美国国立卫生研究院的资料，当时肺动脉高压患者的平均生存期只有 2.8 年，5 年生存期不满 40%。在过去很长一段时间，医生对此病也束手无策。近 10 年来，随着前列环素类似物、内皮素受体拮抗剂、磷酸二酯酶抑制剂等治疗肺动脉高压的靶向药物先后问世，肺动脉高压患者的治疗得到显著改观，患者的生活质量和生存时间得到明显改善，标志着肺动脉高压靶向治疗时代的全面到来。目前由美国、法国进行的流行病学调查中，患者的 5 年生存期已大于 50%，而患者的无事件生存期也已大于 2 年，较 30 年前已经有了天翻地覆的改变。从我国来讲，2005 年以前国内没有任何一种治疗肺动脉高压的靶向药物，时至今日已上市的靶向药物中，绝大部分已在我国使用。而 2005 年之前国内没有治疗肺动脉高压的专科病房，现在全国已成立十余家肺动脉高压诊疗中心。现在，肺动脉高压已经不再是绝症，而是逐步变化为类似于糖尿病、高血压的普通慢性疾病。但是，需要注意目前肺动脉高压尚无法根治，必须坚持长期科学规范的治疗。

当前，肺动脉高压的治疗是以目标为导向的治疗，肺动脉高压的治疗目标分为短期目标和长期目标。其中短期目标是为了稳定病情，控制或延缓病情的进一步恶化，改善心功能和临床症状；长期目标则为延长患者的生存时间，改善生活质量。根据病情的轻重缓急要设定个体化的治疗目标。临床相关治疗目标为：WHO 心功能分级是否能够保持在二级以上；六分钟步行试验在基线水平是否有所增加（＞15%）；NT-pro BNP 水平是否有所降低甚至达到正常；心脏超声相关结果是否达到正常或基本恢复，有条件者，可行右心导管检查，观察血流动力学的改变。最关键的治疗目标为无临床恶化事件的生存期及患者生存率，这些指标不是来自个人的相关数据，而是根据流行病学的相关结果统计得来。

同济大学附属上海市肺科医院肺循环科　何　晶　赵勤华　史　雪　刘锦铭

肺动脉高压的传统治疗和靶向治疗

所谓传统治疗是指无特异性的治疗，包括：吸氧、抗凝、利尿剂、地高辛等。这些治疗并非针对肺动脉高压患者，对所有心功能不全的患者都适用。单纯传统治疗的效果并不理想，必须在靶向治疗的基础上使用。

所谓靶向治疗是指针对肺动脉高压发病机制的某些关键环节进行干预的特异性治疗，此类药物的疗效确切，能显著改善患者的症状和生存时间，但价格昂贵。目前靶向药物主要有三大类：① 前列环素类似物，如依前列醇、伊洛前列素（万他维）、贝前列素。② 内皮素受体拮抗剂，如波生坦、西他生坦、安贝生坦。③ 磷酸二酯酶抑制剂，如西地那非、伐地那非、他达那非。尚有多种新型靶向药物正在进行临床药物试验，如鸟苷酸环化酶激动剂、口服曲前列环素、组织型内皮素受体拮抗剂。

根据靶向药物的使用情况，可以将肺动脉高压的治疗分为三个时代零靶向治疗时代、不充分靶向治疗时代和充分靶向治疗时代。

（1）零靶向治疗时代：以印度和 2006 年以前的中国为代表，缺乏任何一种靶向治疗药物。肺动脉高压的诊治仅限于临床医师的经验，存在滥用钙离子拮抗剂的问题，患者预后非常差。

（2）不充分靶向治疗时代：以 2006 年以后的中国为代表，虽然有万他维、波生坦和磷酸二酯酶抑制剂等靶向治疗药物可以应用，但缺乏依前列醇、曲前列环素、西沙生坦、安贝生坦等治疗药物，一旦患者对某种治疗药物不敏感，将无法从更多靶向治疗药物中获益。另外更为重要的是，由于靶向治疗药物价格昂贵，并且没有纳入基本医疗保险目录，许多患者只能望"药"兴叹。

（3）充分靶向治疗时代：以当前欧美医学发达国家为代表，不仅有依前列醇、曲前列环素、伊洛前列素、波生坦、安贝生坦、西他生坦、西地那非等多种靶向治疗药物可以选择，而且拥有比较完善的社会保障体系，患者的生活质量及预后均明显改善。

肺动脉高压药物联合治疗的意义及常用方案

有些患者在接受单个靶向药物治疗后仍存在严重的右心功能和血流动力学的恶化；或是开始服药时疗效较明显，一段时间后疗效逐渐减弱，病情开始加重。

但是，如反复增加药物剂量又会因出现严重副作用而使治疗中断。此时，不同作用途径的靶向药物的联合治疗是一种理想的方法。联合治疗的意义在于：① 同时针对多种病理途径同时治疗。② 发挥不同治疗药物之间的协同作用。③ 克服某种单一疗法的药物毒性。④ 药物剂量的减少可节约治疗费用。⑤ 延迟恶化时间，阻止肺动脉高压患者右心衰竭进展。⑥ 推迟手术治疗和肺移植的时间。

目前常用的方案

目前常用的联合治疗方案有：波生坦＋贝前列素，波生坦＋西地那非，西地那非＋贝前列素，西地那非＋万他维等。

同济大学附属上海市肺科医院肺循环科　　何　晶　赵勤华　史　雪　刘锦铭

肺栓塞以前曾被认为是少见病。但近年来发现，在威胁人类生命的疾病中，肺栓塞已经成为继肿瘤和心血管疾病之后、位居第三位的致死性病变，受到各国医学界的普遍关注。

首先我们从一个病例来了解肺栓塞。这是一位 60 岁的男性患者，到外地探亲，坐长途大巴 8 小时，当天觉得胸闷不适，以为水土不服。回家后，觉胸闷加重，到心血管就诊考虑冠心病，给予相应治疗。之后患者胸闷症状无缓解，出现咳嗽、咳痰，含少许鲜红血液，稍活动气促更为明显。再次入院后查胸部 CT 示右肺感染，于是给予抗感染治疗。之后患者觉得右下肢酸痛明显，活动减少。继而患者出现咯血，咯血量逐渐增多，并出现畏寒发热。入院后经过相关检查后，确诊为急性肺动脉栓塞。

（1）肺栓塞的定义：肺栓塞是指由于先天或后天的原因导致人体深静脉血栓形成并发生脱落，脱落的栓子随血流经右心堵塞在肺动脉及其分支上，造成患者肺循环和呼吸功能障碍，危及生命的一种急症。在过去很长一段时间里，由于我们对肺栓塞的认识不足，使很多患者被误诊，有的被诊断为肺炎，有的被诊断为胸腔积液，有的被诊断为心绞痛，甚至还有人被当作心肌梗死来治疗，造成了许多惨痛的教训。

（2）常见的临床表现：肺栓塞一旦发生，肺血流量减少或中断，即可引起不同程度的血流动力学和呼吸功能改变。由于所堵塞血管的多少、发生速度的快慢及心肺基础状态的不同，肺栓塞的症状表现也有所不同，其典型的临床表现为呼吸困难、胸痛、咯血三联征。另外，还可能出现晕厥、惊恐、焦虑、濒死感、咳嗽、胸闷、气短、猝死等症状。

（3）识别危险因素，早期预防：古代医学家早就说过："不治已病治未病，不治已乱治未乱"，明确地提出了防重于治的观点。肺栓塞是一个致残、致死率很高的疾病，但也是一个可以预防的疾病。目前公认肺栓塞和深静脉血栓形成是静脉血栓栓塞症在不同部位和不同阶段的两种重要临床表现形式。所以，要想预防肺栓塞，首先要在生活中积极预防深静脉血栓形成，尤其是易并发深静脉血栓的高危人群更要提高警惕。

所谓高危人群，就是较普通人容易发生某种疾病的特定人群。肺栓塞的高危人群，包括以下人群。① 术后患者：发生的肺栓塞在外科已屡见不鲜，重者可发生猝死。特别应指出发生概率高的科室是骨科、妇产科、普外科、泌尿外科等科室的术后患者。② 长期操作电脑者和预期要长时间坐飞机、汽车或火车者（时间超过 6 个小时）。长期卧床或需要制动人群、孕产妇、40 岁以上、肥胖或有血脂异常患者。③ 此外，还包括恶性肿瘤、心肌梗死及心功能不全患者、口服避孕药妇女、肾病综合征患儿、血液病患者、先天缺乏某种抗凝因子的易栓症患者和某些使用抗凝、抗纤溶、抗血小板等多种血液类药物以及化疗药物的患者。

对高危人群来说，推荐以下方法来预防肺栓塞的发生：① 乘飞机、车、船长途旅行时，可做旅行休闲操，不要长时间坐着不动，可以提提脚腕，按摩小腿，进行腿部的适当运动。每半小时做 3～5 分钟足部伸展动作，每分钟 60～100 次。② 在家打牌娱乐的时候，长时间坐着应该多饮水，这样一方面可稀释血液黏稠度，另一方面还可借上厕所之机多活动腿部，每天应喝 1～2 升水，相当于普通玻璃杯 10～15 杯。③ 如果您做过骨科手术或长期卧床，要经常进行腿脚按摩，尽量下床活动，做一些膝关节屈膝动作，可千万别小看了这些简单的运动，它对防止血栓形成是非常有作用的。孕产妇要保持一定的运动量，不要久卧床。④ 曾有静脉血栓栓塞史的人（腿疼、下肢无力、压痛、皮肤发绀及皮下静脉曲张、双下肢出现不对称肿胀），最好能定期接受检查。如出现腿部抽筋或一侧腿部肿胀，应及时去医院检查，在未检查清楚之前，千万不可采用推拿、按摩、拔火罐等治疗措施，以免血栓脱落。⑤ 在饮食方面应注意减少胆固醇的摄入，应多吃蔬菜水果，水果中不但含大量的水分，而且含有丰富的维生素，有利于健康。此外，下决心改变生活方式也很重要，如戒烟、适当运动、控制体重、保持心情舒畅。⑥ 另外，还可以采取机械辅助（如弹力袜、序贯加压泵等）和药物（如肝素、华法林等）预防措施，尤其对于先天缺乏某些抗凝因子的易栓症患者，更需要终身口服抗凝剂来预防。

肺栓塞是一个致死率很高的疾病，但也是一个可以预防的疾病。这篇文章主要是希望在普通人群中普及与肺栓塞有关的知识，帮助大家认识这个疾病，了解有关预防肺栓塞的方法。当然，一旦出现肺栓塞，及时就诊以及正规的治疗还是最为重要的措施。同时，早期识别危险因素和早期预防是防止肺栓塞发生的关键。因此，在一般人群中加强健康教育，在高危人群中加强预防观念，是非常重要的。

同济大学附属上海市肺科医院肺循环科　何　晶　赵勤华　史　雪　刘锦铭

间质性肺病

间质性肺病是一组以肺间质炎症和纤维化为主要表现的异源性疾病。可分为两大类,一类为已知原因,另一类为未知病因,又称为特发性。目前发现有180多种已知疾病可累及肺间质,其中最大一组为职业和环境吸入疾病,包括吸入无机粉尘(硅、石棉、煤尘、铍)、有机粉尘(引起外源性过敏性肺泡炎,如农民肺、饲鸽者肺、蔗尘肺等)和各种刺激性有毒气体(氮氧化物、二氧化硫、金属氧化物、烃化合物和二异氰甲苯等)。其他病因有:药物性、结缔组织疾病相关性、放射性等。下面主要就特发性间质性肺炎做一介绍。

特发性间质性肺炎是一类原因不明的间质性肺病,根据病理表现的不同,又分为普通型间质性肺炎(UIP)、非特异性间质性肺炎(NSIP)、隐源性机化性肺炎(COP)、脱屑型间质性肺炎(DIP)、呼吸性细支气管炎伴间质性肺病(RBILD)、急性间质性肺炎(AIP)和淋巴细胞间质性肺炎(LIP)。此外有部分患者即使做了肺活检,病理上仍无法区分疾病类型,归为不能分类的间质性肺炎。

在此类疾病中最常见的是特发性肺间质纤维化。特发性肺间质纤维化是指原因不明并以普通型间质性肺炎为特征性病理改变的一种慢性进展性、纤维化型间质性肺炎。发病年龄多在中年以上,男性多见。起病隐袭,主要表现为干咳、进行性呼吸困难,活动后明显。可出现疲倦、关节痛及体重下降等,发热少见。50%左右的患者出现杵状指(趾),多数患者双肺下部可闻及 Velcro 音。晚期出现发绀,偶可发生肺动脉高压、肺心病和右心功能不全等。高分辨 CT 上病变多见于中下肺野周边部,常表现为网状影和蜂窝肺,亦可见胸膜下线状影和极少量磨玻璃影。在纤维化严重区域常有牵引性支气管和细支气管扩张。典型肺功能改变为限制性通气功能障碍,一氧化碳弥散降低。血气分析示低氧血症。特发性肺间质纤维化预后差,以往的研究显示其中位生存期为诊断后 2~5 年。现在认为此病的自然病程多种多样,可以表现为长期稳定、缓慢进展或快速进展,并可以在病程中出现急性加重。如果患者在最初的 6~12 个月内,用力肺活量(FVC)下降≥10%或弥散量(TLCO)下降≥15%,则预后差,病死率高。迄今,对此病尚没有一种令人满意的治疗方法。

非特异性间质性肺炎发生率仅次于特发性肺间质纤维化,可发生于任何年龄,以中老年为主,多见于 40 岁以上,男女比例接近,起病方式相对呈亚急性,主要临床表现为咳嗽、进行性加重的呼吸困难,少数患者有发热、皮疹,杵状指少见。胸部 HRCT 表现为双侧中下肺野、胸膜下分布为主的磨玻璃阴影、斑片状实变影,随着病情进展可出现网状、线状阴影,很少出现蜂窝肺,即使发生,所占总体病变的比例也很少。肺功能表现为限制性通气功能障碍,一氧化碳弥散降低。血气分析示低氧血症。确诊有赖于肺活检病理诊断。此病对糖皮质激素反应良好,绝大多数患者症状能改善,死亡者均是伴有纤维化的病例。

隐源性机化性肺炎好发于 50～60 岁人群(年龄范围 20～80 岁),男女比例相当。通常亚急性起病,以干咳、活动后呼吸困难为主要表现,可有发热(约50%)。大多数患者在一种病毒样疾病后数周出现症状。最常见的典型影像学改变为双肺多发斑片状肺泡影,也可表现为弥漫性不规则线状或结节状间质浸润影及孤立局灶病变。肺功能多表现为轻度或中度限制性通气功能障碍,一氧化碳弥散量降低。诊断依赖于典型的病理学和临床放射学特征,电视辅助胸腔镜是目前诊断此病的首选方法。糖皮质激素是目前的标准治疗方法,患者接受糖皮质激素治疗后,临床和放射学改变可以完全消失。

呼吸性细支气管炎伴间质性肺病、脱屑型间质性肺炎男性多发,绝大多数为吸烟者。起病隐袭,主要表现为干咳、进行性呼吸困难。诊断均需开胸肺活检。治疗方法主要为戒烟,戒烟常可使疾病减轻,其他治疗方法(如激素)对呼吸性细支气管炎伴间质性肺病的疗效不明。脱屑型间质性肺炎患者如果肺功能明显受损或疾病进展,可使用口服激素治疗,初始剂量 20～60 毫克/天不等。

急性间质性肺炎起病急剧,临床表现为咳嗽、严重呼吸困难,常在几天或几周内出现呼吸衰竭,多数病例发病前有感冒样症状,半数以上患者有发热。死亡率极高,多在 1～2 个月内死亡。治疗主要采用糖皮质激素,病情重、进展迅速者可试用冲击疗法,但此病对激素反应差。也可联用免疫抑制剂,但疗效不确定。

淋巴细胞间质性肺炎罕见,成人患者常为女性,发病时的年龄为 40～70 岁,平均为 50 岁左右,起病缓慢,表现为进行性干咳、呼吸困难,可有发热、盗汗、消瘦,偶有咯血、胸痛、关节痛,一些患者无症状。治疗为糖皮质激素或联合免疫抑制剂。一些患者治疗反应极好,可完全持续缓解;一些患者在进展为肺纤维化和肺心病以前,病情可相对稳定数月或数年;另一些患者可在数月内死于肺部疾病。

上海交通大学附属第六人民医院呼吸科　徐　凌

间质性肺病不是一个单一的疾病,是一系列病理改变和临床症状相似的疾病的总称,范围相当广泛,大约包括 200 余种疾病。而肺癌作为对人们健康和生命安全威胁最大的恶性肿瘤之一,几乎让人们到了谈"癌"色变的地步。那么间质性肺病会发展成肺癌吗? 肺癌和间质性肺病之间又有什么样的联系呢?

间质性肺病和肺癌在发病机制上有一定的联系。首先这两种疾病都出现了细胞的"无组织无纪律的"快速增殖,间质性肺病的成纤维细胞持续累积、快速增值以及抗细胞凋亡的增强都和恶性肿瘤细胞倍增、凋亡抑制和快速转移类似。这两者的病理表现、基因的损伤和缺陷、蛋白质的结构破坏等似乎都有着某种潜在的联系。

那么间质性肺病究竟会不会演变成肺癌呢? 对于这个问题,目前没有明确的答案。间质性肺病包括的疾病种类很多,这些疾病的病因、表现和恶性肿瘤的关系都不尽相同。但有一点是可以肯定的,那就是间质性肺病和肺癌的关系密切。下面来谈谈常见的几种间质性肺病和肺癌之间的关系。

首先是特发性肺纤维化。肺纤维化患者和正常人相比,患肺癌的可能性大大增高,而其他恶性肿瘤的风险没有增加。有研究报道称约 1/3 的肺纤维化患者出现了恶性肿瘤,其中大部分是鳞癌,而且吸烟的患者患肺癌的危险更大。针对肺纤维化的治疗,比如激素的应用有可能增加肺癌的发生率。另外,由于肺纤维化的诊断主要是依靠 CT 而不是活检,因此不能排除肺纤维化是由于恶性肿瘤引起的。总之,肺癌和肺纤维化有紧密的联系,尤其是吸烟者、男性和老年人,更是肺癌的危险人群。

其次是肌炎。皮肌炎或多发性肌炎和肺癌密切相关,皮肌炎患者出现恶性肿瘤的风险为普通人的 10 倍,出现肺癌的风险是普通人的 31 倍,其中肺癌的类型多种多样,包括小细胞癌、鳞癌和腺癌。有一种学术假说,认为肌炎是副肿瘤疾病,无论这种假说最终是否被确立,至少可以说明肌炎是肺癌的一项重大危险因素。

另外,尘肺和肺癌同样密切相关,最常见的是矽肺和石棉肺。矽肺是由于暴露二氧化硅引起的疾病。目前并不能确定二氧化硅是肺癌的危险因素,但肺癌死亡率的增加与暴露二氧化硅有关。相较而言,石棉肺与肺癌更具有相关性,暴露石棉可以诱发肺癌是已经被确定的,并且已经有研究证实石棉剂量和肺癌风险几乎是线性相关的,也就是说石棉剂量越大,患肺癌的风险就越大。

此外,类风湿关节炎、系统性红斑狼疮会使血液系统恶性肿瘤的风险增高,比如淋巴瘤的风险增加,而这与肺癌也有一定的联系,这类患者中的老年男性被认为更有可能患肺癌。

关于结节病和系统性硬化症,则被认为可能会增加恶性肿瘤的发病率,这可能和患者的免疫缺陷有关系,但是目前没有明确的结论。

间质性肺病和肺癌的关系正在越来越多得到人们的关注,除了间质性肺病可能增加肺癌的发病率以外,肺癌的一些治疗手段都有可能引起间质性肺病,尤其是一些靶向治疗药物。总之,间质性肺病和环境污染、吸烟、职业粉尘接触等一样,都有可能导致肺癌。

上海中医药大学附属曙光医院呼吸科　张　炜　王　彧

间质性肺病的病种多种多样,其中大部分病种病因不明,已知原因的病种病因也不尽相同,所以该类疾病的预防较为困难,总体来说具体预防方法总结如下。

(1) 加强职业保护,减少职业粉尘的接触。对于开山采矿、五金冶炼等接触石粉、金属灰尘等无机粉尘的职业工种,应采取措施尽量减少工作环境中的粉尘含量,同时配备防尘设备,减少吸入身体的粉尘量。接触有毒有害气体的职业工种应配备防毒面罩,同时减少接触时间。

(2) 对于易引起间质性肺病的药物,如博来霉素、环磷酰胺,应尽量避免采用,不得不采用的时候应尽量减少使用时间,同时使用抗氧化、抗纤维化药物尽量减少肺部损害的程度和范围。对于易引起间质性肺病的治疗,如放射性治疗,尽量缩小放射野,在治疗过程中密切观察患者的临床症状以及胸部 CT 的表现,同时予以抗氧化治疗。

(3) 对于因过敏引起的间质性肺病,如外源性过敏性肺泡炎,过敏因素包括微生物(细菌、真菌和它们的组成部分)、动物蛋白和低分子量化合物。应改善作业卫生、室内通风和空气污染状况,降低职业性有机粉尘和环境抗原的吸入以预防外源性过敏性肺泡炎的发生。对于出现过敏症状者,需要积极查找过敏原,脱离或避免过敏原接触,使用抗过敏药物治疗过敏症状,减少机体的过敏反应。

(4) 目前无研究表明大气污染颗粒物与间质性肺病存在必然联系,但大气污染颗粒物以及一些有毒有害气体被吸入体内可能引起机体氧自由基(可加重肺组织的损伤)增多,如强酸烟雾、氯气、溶媒性气体、化学药品和各种粉尘等可能启动一些与间质性肺病发病相关性较强的细胞因子以及信号转导通路的改变,在大气污染严重的日子里,间质性肺病的就诊人数增多,说明大气污染对间质性肺病患者可能产生一定的影响。因此,治理大气污染势在必行,每个人都需要从我做起,尽量减少个人因素造成的空气污染,以达到减少大气颗粒物含量的目的。在空气质量差的日子应尽量避免户外活动,室内配置空气净化设备,注意防尘驱尘,多饮水,减少大气污染颗粒物的吸入。

(5) 对于已经诊断为间质性肺病的患者,对外界环境变化适应能力差,需要预防感染。相对适合居住于温暖、干燥地区。平时注意锻炼身体,戒除烟酒等不良嗜好,提高机体免疫力,尽量减少呼吸道各种微生物感染,减轻感染对肺组织的损害。对于服用激素的患者应加强胃肠道保护,减少骨质疏松的发生,适当增加多种维生素如维生素 A、维生素 B_1、维生素 D 等的摄入。适量多进食易吸收的蛋白质,减少食用含糖量过高食物,均衡营养补充。

同济大学附属上海市肺科医院呼吸科　周　瑛

　　间质性肺病的生存期根据病因的不同而异。其中特发性肺纤维化是进展性、致命性肺疾病，其自然病程及结局个体差异较大，难以预测，表现为主观感受和客观肺功能指标的进行性下降，最终因呼吸衰竭或并存疾病恶化而死亡。该疾病患者病程有以下三种形式：大多数患者自然病程表现为缓慢逐步可预见的肺功能下降；少数患者在自然病程中反复出现急性加重；极少数患者在诊断后，呈快速进行性发展，预后不佳。特发性肺纤维化的死亡率比某些癌症还高，美国2003年该病的死亡率男性是61.2/100万、女性是54.5/100万。国内数个回顾性报道的研究显示诊断后的中位生存期（又称为半数生存期，即当累积生存率为0.5时所对应的生存时间，表示有且只有50%的个体可以活过这个时间）为2～3年。导致患者死亡的主要原因是肺部感染和急性加重。其治疗过程中由于糖皮质激素和细胞毒药物的应用，牵拉性支气管扩张增加了感染概率。急性加重期是指在1个月内呼吸困难急性加重、发热、胸部CT急性进展的斑片实变影、低氧血症加重、无感染证据，是组织病理学弥漫性肺泡损伤的结果。目前对于特发性肺纤维化治疗药物的研究很多，但遗憾的是仍无有效治疗该疾病的药物。肺移植是目前唯一被证实能延长严重特发性肺纤维化生存期及改善患者生活质量的治疗方法，5年生存率约40%，但目前面临供体来源困难、等待时间长、急慢性排斥反应的预防困难、费用昂贵等问题，亟需解决。在一系列药物研究中显示N-乙酰半胱氨酸、吡非尼酮等可能减缓患者肺功能恶化的速度，糖皮质激素对于特发性肺纤维化急性加重患者的疗效尚待进一步证实。

　　间质性肺病的另一常见类型为结缔组织相关性肺间质疾病。研究发现结缔组织病起病大多缓慢，通常缓解期及加重期交替反复出现，结缔组织相关肺间质疾病同样如此，对激素及免疫抑制剂治疗有反应的患者，其肺部病灶可以逐渐稳定并有所吸收，肺功能可逐渐改善，但该病易出现反复，与患者自身结缔组织病的活动有关。因此对于该类型的间质性肺病，早期诊断、早期治疗对于改善其预后非常重要。结缔组织相关性间质性肺病的预后与肺部病变的病理类型有关，若患者肺部病变的病理类型为普通型间质性肺炎，其预后较差；若病理类型为非特异性间质性肺炎，其预后相对较好。

　　预后相对较好的间质性肺病包括隐源性机化性肺炎、结节病、肺朗格汉斯组织细胞增多症等。隐源性机化性肺炎患者约1/5可自然缓解，约2/3患者经糖皮质激素治疗后临床症状和胸部影像表现能迅速改善，预后良好。但仍有部分病例在治疗过程中或糖皮质激素减量、停药后可能出现复发。隐源性机化性肺炎的 5 年生存率达到 73％～98％,复发并不增加死亡率。结节病是一种自限性疾病,大多数患者的预后良好,约 2/3 的结节病患者病情可自行缓解,10％～30％的患者发展为慢性结节病,4.7％的患者可发展为肺纤维化。结节病的病死率为1％～5％。死亡原因多为呼吸衰竭、中枢神经系统或心脏受累所致。肺朗格汉斯组织细胞增多症大多数患者预后较好。早期戒烟及激素治疗效果尚可,约 75％的患者在戒烟后 6～24 个月病情稳定或好转,但如果没有及时诊断治疗而发展到晚期的肺纤维化及蜂窝肺,则治疗效果不佳,预后不良。

同济大学附属上海市肺科医院呼吸科　周　瑛

间质性肺病是众多具有不同程度炎症和纤维化的急、慢性肺疾病,其最终病理结局是肺纤维化,因缺乏有效的治疗手段而病死率极高。目前,研究表明吡啡尼酮、乙酰半胱氨酸、糖皮质激素等药物对间质性肺病病情发展具有一定的控制作用。然而,由于有些药物比较昂贵,且购买不便;有些药物的副作用比较大,使得患者放弃服药治疗。面对如此棘手而又不能回避的治疗问题,很多患者选择了求助于中医药。

弥漫性肺间质病在中国古代文献中没有明确记载,有关病状的描述多见于"肺痿""肺痹""喘证""咳嗽""短气"等疾病,现代医家对其病名及病因、病机的论述也是仁者见仁、智者见智,目前尚未统一,具有代表性的主要有"肺痹"与"肺痿"之说。本病病位在肺,而与脾、肾密切相关,后期病及于心。病因以正虚为本,邪犯为标,病性属本虚标实。

中医药治疗间质性肺病可从下面几方面着手。

(1)中药提高机体免疫力,减少急性加重:近期临床研究资料提示大多数间质性肺病患者病情在数年内逐渐恶化,而呼吸道感染是导致病情恶化的主要原因之一,如果急性呼吸道感染少发,则病情可以维持相对稳定。我国传统医学提倡"未病先防、既病防变"的"治未病"思想,间质性肺病通过辨证论治治疗,可以改善患者体质,增强防病抗病能力,减少呼吸道感染的机会,从而避免病情急剧加重。

根据该病本虚标实的病机特点,在治疗中应抓住治本、治标两个方面,扶正与祛邪并举,依其标本缓急,有所侧重。标实者,根据病邪的性质,分别采取祛邪宣肺、降气化痰等法。本虚者,当以补肺、滋肾、健脾为主,或气阴兼调,或阴阳两顾。痰浊、淤血是本病的主要病理因素,益气活血化瘀通络法当贯穿疾病治疗始终。

(2)缓解患者症状,提高生活质量:间质性肺病患者肺功能以限制性通气功能障碍为主,多数患者均伴有咳嗽、咳痰、胸闷、气喘的临床表现,严重影响生活质量,而中医药在治疗咳、痰、喘方面积累了丰富的经验。咳嗽可采取温肺、宣肺、清肺、肃肺等方法;化痰可采取清肺祛痰、温化寒痰、健脾化痰、软坚消痰、通腑逐痰等发法;平喘可采取利水平喘、降气平喘、补肾纳气等方法。

(3)减轻在激素使用中的副作用:肾上腺皮质功能的改变与中医证候变化存在密切的关系,常出现阴阳盛衰和寒热虚实相兼的复杂变化,中医治疗可以减轻激素依赖,减少其副作用,提高激素敏感性。激素治疗期,配伍滋阴降火药,如黄柏、知母;激素减量期,配伍益气养阴药,如太子参、南北沙参;激素小剂量维持及停用期,配伍温补肾阳、益气养阴药物,如仙灵脾、山萸肉、菟丝子等。

(4) 膏方养生,祛病延年:中医膏方治疗适用于间质性肺病情稳定的患者,其治疗目标是减轻症状,延缓病情发展,提高运动耐量,改善生活质量。

在运用膏方治疗间质性肺病时,强调辨证施治使其更有针对性,细察体质状况,分别施以益气、养血、滋阴、温阳的方法,又结合具体症候,兼顾温肺、清肺、化痰、消瘀等原则,常常将固本与治标相结合,扶正祛邪,平衡阴阳,调畅气血。

诚然,间质性肺病虽属难治之疾,但是若能采用个体化的辨证施治方案,持之以恒,注重治病防病和养身保健,间质性肺病患者达到延年益寿的目的也非难事。

上海中医药大学附属龙华医院呼吸科　薛鸿浩

启动间质性肺病的致病因子通常是毒素和(或)抗原,已知的抗原如无机粉尘与石棉肺、尘肺相关,有机粉尘与外源性过敏性肺泡炎相关等,而特发性肺纤维化(IPF)和结节病等的特异性抗原尚不清楚。一旦暴露和接触了最初的致病因子,则产生一个复杂的炎症过程——肺泡炎,这是间质性肺病发病的中心环节,肺泡炎的性质决定着肺损伤的类型、修复程度及纤维化形成等。

从病理学角度分析,间质性肺病的发展有两个主要的过程,一是肺泡壁和肺泡腔的炎症过程,二是肺间质的瘢痕形成和纤维化过程,随特定病因和病程长短不同,其炎症和纤维化的比重有所不同,但两个过程在大部分间质性肺病都会相继和(或)同时出现。参与间质性肺病炎症反应的细胞包括巨噬细胞、淋巴细胞、中性粒细胞、嗜酸性细胞和浆细胞等,特定病因所致间质性肺病的浸润细胞可能以其中一种或多种细胞为优势并起主导作用。

间质性肺病的病理形态学改变也视病程的急性期、亚急性期和慢性期有所不同,急性期往往以损伤和炎症病变为主,慢性期往往以纤维化病变为主。根据浸润细胞的不同可区分为两种病理类型:中性粒细胞型肺泡炎为巨噬细胞-淋巴细胞-中性粒细胞型,以中性粒细胞起主导作用,属本型的病变包括特发性肺纤维化、胶原血管病伴肺部病变、石棉肺和组织细胞增多症-X等非肉芽肿性肺泡炎;淋巴细胞型肺泡炎为巨噬细胞-淋巴细胞型,以淋巴细胞起主导作用,属本型病变的包括结节病、过敏性肺泡炎和铍中毒等肉芽肿性肺泡炎。但作为某些间质性肺病特征性病理改变的肉芽肿(如结节病),其实质是上皮样细胞的局部聚集,伴有T淋巴细胞的浸润和包绕,典型的肉芽肿内或周围可见多核巨细胞存在,这是由多个吞噬细胞融合形成的胞质丰富且多核的单一大细胞。

肺间质纤维化是间质性肺病的一个结局性或终末期病理改变,以成纤维细胞的聚集和胶原沉积为特征,其纤维化的程度视特定病种和病程进展而不同。若病程较长且形成显著的肺间质纤维化时,常丧失早期肺泡炎病变的某些特征,如肉芽肿性间质性肺病的晚期常形成大量纤维化,此时难以鉴别其特定病因和病种。终末期肺表现为显著的肺部扭曲变形、瘢痕形成及囊腔形成,且交替分布形成所谓的蜂窝肺(图23)。

间质性肺病的发展过程不是一个均一的过程,往往是炎症浸润与肺纤维化共存,因此根据患者发展的程度不同,选择治疗的方法也不同,但终末期患者基

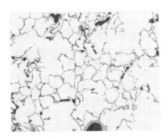
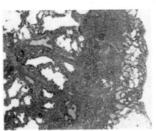
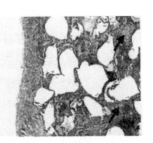

正常肺组织　　　　特发性肺纤维化患者　　　特发性肺纤维化患者肺组织
　　　　　　　　　蜂窝样肺组织　　　　　　中成纤维细胞聚集灶

图 23　正常肺组织及病灶肺组织

本是以纤维化为主，且纤维化为主的间质性肺病对治疗反应差，愈后不好，生存期短。

同济大学附属上海市肺科医院呼吸科　李秋红

　　弥漫性肺疾病是一组不同类型的非特异性疾病,病种繁多,目前共囊括呼吸系统及侵犯呼吸系统的全身疾病约 200 多种,病理生理及发病机制各不相同。按照传统的分类方法,主要分为病因明确的和病因不明确两类,每一大类下列举了常见的一些弥漫性肺疾病,详述如下。

　　(1)病因明确的间质性肺病

　　1)结缔组织病相关间质性肺病:也称胶原血管病,是引起间质性肺病最常见的原因。包括类风湿关节炎、系统性红斑狼疮、多发性肌炎(皮肌炎)、系统性硬化症、干燥综合征等,都可以引起间质性肺病。其中类风湿关节炎是最常累及肺-胸膜的结缔组织疾病,其发生率为 30%～50%。患有结缔组织病时,医生通常建议患者行胸部 CT 检查,以便早期发现的肺部或胸膜病变,及时治疗。当患者既往有结缔组织病病史,近期出现咳嗽、胸闷气促等症状时,需要引起重视,及时就诊,以明确有无合并间质性肺病。

　　2)职业和环境相关间质性肺病:职业接触无机粉尘者,如二氧化硅、石棉、铍等可引起矽肺、石棉肺、铍肺。因有机类粉尘接触而致病者也日益增多,如外源性过敏性肺泡炎、空调-湿化器肺等,还有一些与汽车尾气以及其他化石燃料燃烧产生的空气污染相关性较大。当怀疑患了职业相关性弥漫性肺疾病,首先应该在综合型医院呼吸科或呼吸专科医院呼吸科就诊,医生完成病史采集、体格检查及相关辅助检查后,根据情况将予以进一步的治疗。

　　3)药物和治疗相关间质性肺病:可以引起间质性肺病的药物有 60 余种,最常见的药物博莱霉素和环磷酰胺。其他包括抗肿瘤药物(丝裂霉素、白消胺、甲氨蝶呤、吉非替尼)、心血管药物(胺磺酮、肼苯达嗪)、抗生素及化学药物(呋喃妥因、水杨酸、偶氮磺胺吡啶)等,这些药物都可能引起不同程度的间质性肺病。治疗相关间质性肺病包括放射性治疗、高浓度氧疗等。当肿瘤患者在放疗过程中或者放疗结束后出现干咳、胸闷气促症状加重,应警惕放射性肺炎的可能。

　　4)其他少见原因引起的间质性肺病:一些感染性疾病尤其是病毒感染也可表现为肺间质纤维化。慢性心脏疾病导致慢性肺淤血,慢性肾功能不全尤其是尿毒症期体内毒素、移植物排斥反应对肺脏的损害等也可引起纤维化改变。

　　(2)病因未明确的间质性肺病:约占患者总数的 2/3。以下这些疾病专业性比较强,普通的病友可能没有听说过。

1）特发性间质性肺炎（idiopathic interstitial pneumonia，IIP）：包括特发性肺纤维化（IPF）、急性间质性肺炎（AIP）、非特异性间质性肺炎（NSIP）、脱屑型间质性肺炎（DIP）、呼吸性细支气管炎间质性肺病（RB－ILD）、隐源性机化性肺炎（COP）、淋巴细胞间质性肺炎（LIP）。其中以特发性肺纤维化最多见。这些临床类型需要专业医生结合患者的临床表现、影像学资料以及病理结果综合评估，有时甚至需要临床医生、影像科医生以及病理医生共同探讨分析才能确定病因分类。

2）结节病：结节病是一种多系统多器官受侵犯的肉芽肿性疾病。近半数的结节病患者无临床症状，随着现代 CT 加入一些地区的常规体检，越来越多的患者持胸部 CT"肺部或纵隔淋巴结肿大"的报告来医院就诊。

3）其他少见原因未明的间质性肺病：包括肺淋巴脉管平滑肌瘤病（LAM）、肺朗格汉斯组织细胞增生症、Wegener 肉芽肿、微小多血管炎（MPA）、坏死性结节样肉芽肿病、家族性肺纤维化、结节性硬化病等。

同济大学附属上海市肺科医院呼吸科　李惠萍

147 间质性肺病患者饮食上需要注意什么

间质性肺病的肺,弹性阻力增加,相应的呼吸功增加,呼吸时消耗的能量就增加。如果食欲减退或能量摄入不足,会出现体重减轻、营养不良等情况。据研究数据发现,35％的间质性肺病患者出现营养不良。进行性营养不良会导致呼吸肌肉组织减少,耐力下降,从而进一步降低呼吸功能。营养不良患者的免疫功能低于正常,会导致对感染的易感性增加。营养不良患者的饮食原则为高能量、高蛋白质、高维生素、确保微量元素,如进食新鲜肉类、豆制品、鸡蛋、蔬菜、水果等,每天摄入 2 200～2 400 千卡(9 196～10 032 千焦)的热量。当平时的饮食摄入量不能保证时,需通过营养辅助品来补充。

间质性肺病患者肥胖的可能性较小。肥胖易导致糖尿病和高血压等疾病,若合并这些疾病,治疗将变得更复杂,所以对于肥胖的间质性肺病患者,尽量要控制饮食、减轻体重。

间质性肺病饮食上需要注意以下几点。

(1) 食物选择注意点:尽管在选择食物的原则上没有这个食物不应该吃或那个食物该多吃,但对于一些低氧血症的患者,常常出现消化能力下降,所以需要选择易消化的食物,并尽可能选择容易消化的烹饪方法。对某些已知会引起过敏、诱发哮喘的食物,应避免食用。例如:有些过敏体质者常因吃了鱼、虾、蟹等食品而诱发咳、喘加重。所以间质性肺病患者应根据自己的实际情况,合理地"忌口",这样既可以避免由饮食不慎而导致咳、喘加重,又可以防止因过于讲究"忌口"而影响机体对多种营养物质的吸收。另外,少量的香辛料能增加食欲,但不能过度。碳酸饮料在消化道内产生气体导致腹胀,需尽可能避免。食物的不同颜色搭配、轻松的饮食环境等有利于促进食欲。

(2) 低盐饮食:每日的盐分控制在 10 克以下,有心功能不全时更要控制盐分摄入,甚至需要控制水分的摄入。

(3) 进食量的注意点:一次吃得太多或喝得太多,会压迫膈肌,从而加重呼吸运动的负担,所以尽量少吃多餐,一天的食物量分 5～6 次进餐,进餐时间尽可能有规律。

(4) 进食速度注意点:如果进食太快,一方面会降低动脉血氧饱和度,另一方面容易吞入空气,导致胃容量扩张,限制膈肌运动,所以尽可能细嚼慢咽。

(5) 预防便秘:早饭不能不吃,需进食一些含食物纤维的食物,如香蕉、生菜等。

　　（6）忌烟酒、忌过咸食物：间质性肺病患者多数伴有气道高反应状态，烟、酒和过咸食物的刺激容易加重咳、喘等症状。吸烟不仅对肺有害，还是心脏疾病的危险因素，更是诱发关节炎的危险因素，所以一定要戒烟。

　　总的说来间质性肺病的饮食特点是：富有营养，食物多样化，合理搭配，并且宜于消化吸收。

同济大学附属同济医院呼吸科　何　梅

今天,李医生诊室里来了一位普通的患者陈先生,陈先生是个教师,最近咳嗽比较厉害,而且是没有痰的干咳,他在网上查了一下,干咳是间质性肺病的主要症状,这个病据说是不治之症,相当于不是肿瘤的肿瘤,陈医生对照自己的症状,越想越担心,一早挂了李医生的号来咨询。李医生仔细问了陈先生的病史,并做了详细体格检查,给陈先生解释如下。

间质性肺病是一大类疾病,因此临床表现也会因为不同的原因而有所差异。简单来说,间质性肺病主要影响肺的间质,导致肺间质增厚纤维化从而影响气体从肺泡到毛细血管的交换,随着病变加重会逐渐出现缺氧的表现。因此间质性肺病最常见的临床特征是进行性呼吸困难,也就是一般说的气急,开始时以剧烈活动后为主,逐渐加重可以出现静止时都有呼吸困难,需要吸氧才能缓解的情况。呼吸困难的情况由于间质性疾病发展的速度、累及肺范围大小而不同,大多数的患者呈逐渐加重的过程,常见的特发性肺间质纤维化可以持续很多年才慢慢加重。少部分患者呼吸困难加重时可以出现喘息。

其实间质性肺病最早出现和常见的症状应该是咳嗽,一般是无痰的干咳,部分患者可以有少量到多量的黏液痰,合并感染时才会出现脓性痰,严重时咳嗽剧烈,影响工作和睡眠,常用的止咳药物很难缓解。由于间质性肺病的持续时间长,因此干咳一般也呈慢性表现,很难缓解。许多患者因为咳嗽就诊,常常误诊为支气管炎和肺炎。

造成间质性肺病的原因有感染、理化职业和药物因素、风湿性疾病的肺累及、肉芽肿性疾病和特发性间质性肺炎几大类,风湿性疾病引起的间质性肺病可以出现发热、皮肤损害、关节酸痛、肌肉疼痛无力、血尿、咯血等表现,因疾病本身的不同而出现不同的变化,风湿性疾病因为其他症状多,多在内科、肾病科和风湿科就诊。急性感染造成缺氧严重的如病毒性肺炎、孢子菌肺炎常常需要进入危重监护室。

如果有粉尘、有毒气体的接触、特殊药物如化疗、胺碘酮等药物应用史,也应该告知医生,这对于疾病的诊断非常重要。

部分患者会出现指端末端变粗的情况,类似舂米或捶衣的棒槌,医学上叫杵状指,典型的肺间质纤维化患者背部、肺底部常常可以听到细的湿啰音,专业上叫爆裂音(Velcro 啰音),没有经验的医生常常误认为水泡音而做出肺炎的诊断。

总体来说,间质性肺病的临床表现没有特征性,主要为缓慢加重的咳嗽、呼吸困难,而咳嗽和呼吸困难通常不具备特征性,其他许多肺部和心脏疾病都可以有类似表现。

李医生结合陈先生的情况:干咳多年、有逐渐加重的呼吸困难,倒是要怀疑间质性肺病的可能,就目前来说,确定间质性肺病的简单办法是做一个高分辨的胸部CT看看有否肺间质损害的表现,其次是做一个肺功能是否有限制性的通气功能障碍帮助诊断。陈先生决定尽快检查,一个星期后陈先生拿了报告再次来到李医生的诊室,CT提示是肺气肿、肺功能检查诊断是中度阻塞性通气障碍,李医生告诉陈先生他现在的情况叫慢性阻塞性肺疾病,不存在间质性肺病的情况,需要戒烟,治疗的办法倒是比间质性肺病多一些。陈先生看后感慨万千,觉得做医生真不容易,看来回去又需要上网学习了。

复旦大学附属中山医院呼吸科　陈雪华

间质性肺病是一种严重危害人们生命健康的疾病,近年来它的发病率呈现明显的上升趋势,但日常生活中人们对于间质性肺病还是比较陌生,不知道该病到底是一种什么性质的疾病,有时会不知所措。人们知道肺部的一些疾病是有一定的传染性,如肺结核、"非典"、禽流感等。由于当年可怕的传染性非典型肺炎让人们仍然记忆犹新,心有余悸,它给人们造成错觉,只要是肺炎就会有传染性,所以人们难免担心这种病是不是也会传染给别人。一般来讲,间质性肺病是不会传染的,它不属于传染病。

传染病是由各种病原体引起的能在人与人、动物与动物、人与动物之间相互传播的一类疾病。病原体可以是细菌、病毒等微生物,如肺结核是由结核杆菌引起,"非典"是由一种变异的冠状病毒引起,禽流感是由禽流感病毒所引起,也就是说每一种传染病都是由一种特定的病原体感染所引起的。所以临床上对于疑诊或确诊的传染病患者都需要住院隔离,进行临床观察和相对应特异性的治疗。通常所指肺炎是由病原微生物感染所引起,以肺炎链球菌最常见,其他病原体包括支原体、衣原体、流感嗜血杆菌和某些呼吸道病毒(甲、乙型流感病毒,腺病毒,呼吸道合胞病毒和副流感病毒)等多种。这些病原体可能通过人们之间的接触,或者通过人和物的接触传播,但是哪怕感染了这些病原体,只要自身免疫力健全,一般不会得肺炎。往往是机体抵抗力下降时,病原体才会乘虚而入,使人发病,所以,肺炎对儿童、老人和体弱者等免疫力低的人群更具危险性。因此,这些人群应加强防范,提高自身免疫力来抵御肺炎。

间质性肺病是肺部疾病的一种,但它不是一个独立的疾病,而是一大类疾病的总称,包括200多种急性和慢性肺部疾病,既有常见病,也有少见病,有一些是病因明确的,而其中大多数疾病的病因不明确。本病病因明确的疾病有与职业因素相关的如石棉沉着病、硅沉着病、尘埃沉着病等,也有与药物或治疗相关的如胺碘酮、博来霉素、甲氨蝶呤等药物相关性肺疾病及放射线治疗引起的放射性肺炎;还有一大类与其他疾病相关的如多种结缔组织疾病(如类风湿关节炎、系统性红斑狼疮、多发性肌炎、皮肌炎、干燥综合征等)相关性间质性肺病;还有少见或罕见的疾病如结节病、嗜酸粒细胞肺炎、肺泡蛋白沉着症、肺淋巴管平滑肌瘤病、肺朗汉斯细胞组织细胞增生症等;一部分不明原因的称为特发性间质性肺炎,这里虽然有"肺炎"二字,但该特发性间质性肺炎并不是由细菌、病毒等微生物感染而致,因此是没有传染性的。大家不必谈肺炎色变。

　　由此可见,间质性肺病是具有一些共同特点的一大类肺部疾病的总称。当疑诊间质性肺疾病时,医师往往需要通过详细询问病史,同时做一些相应的检查才能将这一大类原因复杂的疾病进行归类,有时可能还需要做一些创伤性的检查如气管镜、肺穿刺、胸腔镜或开胸肺活检才能够进一步明确诊断。

　　间质性肺病不会传染给他人,不属于呼吸道传染病。对于间质性肺病患者及家属和护理人员而言,可以放下心来,消除顾虑。

上海交通大学医学院附属仁济医院呼吸科　李燕芹

150 间质性肺炎是肺炎吗

　　间质性肺病,顾名思义就是一大类累及肺间质的疾病。那什么是肺间质呢?肺间质是相对肺实质而言的,肺实质主要为各级支气管、细支气管和肺泡;肺间质则主要为肺泡之间的组织,包括:肺泡壁、网状结缔组织、淋巴管和毛细血管网等。我们呼吸得到的氧气要通过肺间质的毛细血管才能进入血液并输送到全身各处。间质性肺病患者由于各种原因导致肺间质组织发生免疫性炎症反应,形成类似于瘢痕的纤维化,一方面限制了肺泡的扩张,引起限制性通气功能障碍;另一方面阻碍了氧气从肺泡到血液的交换,引起弥散功能障碍,因此其临床上最主要的表现是呼吸困难,活动时更明显,而且这种症状随病情进展而逐渐加重,后来在静息时亦有呼吸困难,最终很多患者死于缺氧。这部分患者早期行胸片检查或无异常发现,但胸部CT检查常可以发现分布于两肺的一些诸如磨玻璃样或网格状的异常改变。有时候放射科医生会将这样的异常笼统地称为间质性肺炎,以区别于通常所说的肺炎。后者是指一些病原体生物如细菌、病毒等造成的肺实质感染,引起局部渗出、化脓、坏死等改变,患者一般出现发热、咳嗽、咳痰等表现。使用敏感的抗生素治疗后肺炎可以治愈,不遗留瘢痕。而间质性肺炎患者除非合并肺部感染,否则无需使用抗生素,通常使用一些调节或抑制免疫反应的药物,例如糖皮质激素等进行治疗。因此,间质性肺炎并非普通所指的肺炎。

上海交通大学附属第一人民医院呼吸科　包爱华　周　新

目前能够引起间质性肺病的病因众多,这使得间质性肺病的治疗变得非常复杂。因此,要想获得准确有效的治疗,前提是要明确间质性肺病的病因,获得明确的诊断。

一般来说,对于间质性肺病,目前有以下一些治疗和预防方案。

药物治疗

(1)糖皮质激素:糖皮质激素对于肉芽肿性间质性肺病中的结节病和外源性过敏性肺泡炎的治疗效果最佳。在已知病因中,药物诱发的间质性肺病采用激素治疗大多可获得较好的效果。结缔组织疾病相关性间质性肺病通常需要在使用激素的同时联合使用免疫抑制剂,且依疾病不同或病期不同而疗效各异,但也不乏较佳疗效者。其他少见的间质性肺病中,肺嗜酸粒细胞增多症的激素治疗疗效最好。

最不适用激素治疗的应该是与职业环境相关的间质性肺病中无机粉尘吸入者,如(硅沉着病)和石棉肺患者。此外,激素对肺泡蛋白沉积症和肺泡微结石症也无效。肺淋巴管平滑肌瘤病、肺朗格汉斯细胞组织细胞增多症,以及遗传性疾病等也不需要采用激素治疗。

而在特发性间质性肺炎中,特发性肺纤维化是最具有代表性的疾病,占特发性间质性肺炎的 60%～70%。特发性肺纤维化的药物治疗是临床医生最关注的问题之一,但遗憾的是至今尚无令人满意的药物,而对于激素的使用也一直存在争议。目前的共识是:在特发性间质性肺炎中,特发性肺纤维化对激素治疗的反应最差,但在没有其他新的治疗手段情况下,目前不宜放弃激素的初始治疗,但应严格掌握激素治疗的适应证;而隐源性机化性肺炎、部分非特发性间质性肺炎(NSIP)和部分淋巴细胞性间质性肺炎(LIP)则对激素治疗的反应较好。

(2)抗纤维化药物:N-乙酰半胱氨酸比较安全,副作用不大,部分特发性肺纤维化患者服用后可维持一定时间的病情稳定,但其并未能防止急性加重的发生。

吡非尼酮是一种口服具有活性的小分子药物,它能够抑制胶原的合成,减少多种细胞因子的产生,抑制成纤维细胞的繁殖及其相应细胞因子的兴奋作用。在国际和国内的临床试验中,吡非尼酮在特发性肺纤维化的治疗中存在一定减缓疾病进展的作用。

(3)免疫抑制剂:皮质激素疗效不理想时,可改用免疫抑制剂或联合用药,但目前认为效果不佳。

1）硫唑嘌呤：为首选药物，剂量为 100 毫克/日，每日一次口服，副作用小。

2）环磷酰胺：剂量为 100 毫克/日，口服。效果不及硫唑嘌呤。其副作用为骨髓抑制等，故应严密观察。

3）雷公藤多苷：具有确切的抗炎、免疫抑制作用，与激素或免疫抑制剂联合应用可减少上述两药的剂量并增加疗效，剂量为 10～20 毫克，每日 3 次，口服。

非药物治疗

（1）氧疗：对于有静息低氧血症的间质性肺病患者建议接受长期氧疗。

（2）肺康复治疗：病情轻者最适宜应用康复治疗如医疗体育，效果较好，能显著改善肺功能和自觉症状，预防病变的进一步发展。病情较重者可谨慎地锻炼，使能适应日常轻微的活动。

（3）肺移植：部分符合适应证的特发性肺纤维化患者可接受肺单肺或双肺移植治疗。

（4）机械通气：对于特发性肺纤维化引起的呼吸衰竭患者可接受机械通气。

预防

对于病因未明的间质性肺病尚无法预防。但吸烟者发展为特发性肺间质纤维化的危险性增加，且随吸烟者的年龄增大，危险性增加。病因已明的间质性肺病的预防应该是对于凡是在大粉尘量工作环境中的各类人员，长期接触刺激性强的气体如氯气、氨、二氧化碳、甲醛和各类酸雾、放射性损伤者以及养鸟人群等进行重点监测，定期进行肺功能测定、血气分析及常规的 X 线检查，及时早期发现疾病，及时诊治。

另外空气中各种微生物、微粒、异性蛋白过敏原、有害刺激性气体的吸入也可引起肺损害。通过临床观察，间质性肺病的发病过程有时是很缓慢的，临床上经常会遇到青年时曾接触粉尘或毒物而到老年时期才出现明显症状的患者，而对于这些老年患者由于免疫功能低下、营养状态差，以及心、肺、肾等基础疾病的存在，治疗上是非常困难的，病死率甚高。

老年人体力活动少可能掩盖由于此病造成的呼吸困难、气短等症状，故对于此病的高危人群应以家庭为单位，以社区为范围承担保健职能，定期开展健康教育和保健咨询。

上海长征医院呼吸科　黄　海

152 结节病是不治之症吗？得了结节病怎么办

结节病(sarcoidosis)是一种多系统多器官受侵犯的肉芽肿性疾病。它常侵犯肺、双侧肺门淋巴结,90％以上表现为肺部异常;其次是皮肤和眼的病变;浅表淋巴结、肝、脾、肾、骨髓、神经系统、心脏等几乎全身每个器官均可受累。

结节病是不治之症吗？ 首先,结节病是一种自限性疾病,也就是说大多数患者的预后良好,很多患者都有自然缓解的现象。约 2/3 的结节病患者病情可自行缓解,10％～30％的患者发展为慢性结节病,4.7％的患者可发展为肺纤维化。所以,结节病不是不治之症,得了结节病不需要过分紧张。只要配合医生治疗,治愈的可能性比较大。

得了结节病该怎么治疗？ 当明确诊断为结节病以后,医生会根据胸片的表现对疾病做出分期。0 期,胸片无异常表现;Ⅰ 期,胸片表现为双侧肺门淋巴结肿大,无肺部异常;Ⅱ 期,胸片表现为双侧肺门淋巴结肿大,伴有肺部网状、结节状或片状阴影;Ⅲ 期,胸片表现为肺部网状、结节状或片状阴影,无双侧肺门淋巴结肿大;Ⅳ 期,胸片表现为肺纤维化、蜂窝肺、肺大疱、肺气肿。接下来,医生会根据每个病例的病情和分期制定个体化的治疗方案。

通常在采取治疗措施前应考虑两个问题：首先,是否需要治疗;其次,如果需要治疗,如何治疗? 包括药物的选择、剂量、疗程、何时减量、如何预防药物的副作用等一系列问题均需要考虑。无症状和肺功能正常的Ⅰ期患者一般不需治疗,需跟踪观察;如有全身或呼吸系统症状、存在肺外结节病及结节病处于活动期Ⅱ期、Ⅲ期、Ⅳ期结节病患者,需要治疗。糖皮质激素为首选用药。通常起始剂量泼尼松每天 0.5 毫克/千克体重,有效后逐步减量,总疗程至少 1 年。有学者主张对于病情较重的患者,早期较大剂量的激素静脉用药 1～2 周,然后改为口服逐渐减量,维持至少 2 年以上,并保持随访,一旦发现复发迹象,及时加量或重新使用激素治疗仍然有效。这种激素的静脉—口服序贯疗法最大的优点是可在短期内快速缓解病情。除糖皮质激素外,已有许多其他药物应用于结节病治疗。包括氯喹或羟氯喹、甲氨蝶呤、硫唑嘌呤、环磷酰胺等。但由于结节病总体预后较好,在应用这些药物同时需考虑到其潜在的副作用及可能带来的益处。一些结节病的亚型,选择非肾上腺皮质激素治疗可能更为合适。如氯喹或羟氯喹,适用于皮肤损害为主的结节病,如狼疮样冻疮以及高钙血症。甲氨蝶呤对于激素治疗无效的结节病、复发的难治性结节病有一定疗效,且比较安全。硫唑嘌呤多应用于慢性结节病或多系统病变的难治性结节病。可单独应用,也可与激素联合应用。英夫利昔单抗为肿瘤坏死因子受体拮抗剂，用于难治性结节病，疗效好，但价格昂贵。

晚期结节病患者可考虑肺移植或其他受累器官的移植。结节病肺移植的适应证：① 用力肺活量<1.5 L。② Ⅳ期结节病患者。③ 每日需要激素维持量>20毫克。④ 肺 CO 弥散量<30％。⑤ 需要吸氧维持生命。⑥ 有肺动脉高压存在。但移植后供体肺也可发生结节病，免疫抑制剂可控制结节病的发展。

结节病后期容易产生肺纤维化，从而引起支气管扩张、咯血、合并真菌感染等，应给予抗感染、抗真菌、止血等治疗。激素治疗增加骨质疏松的危险，但停药后可恢复正常。Deflazacort 是一种较少影响骨骼的新一类皮质激素，少有引起骨质疏松的报道。补充维生素 D、钙剂和降钙素对皮质激素引起的骨质疏松有一定的预防作用，但必须密切监测血钙，因为部分结节患者本身就可通过增加内源性的维生素 D 引起高钙血症。

同济大学附属上海市肺科医院呼吸科　曹卫军

　　间质性肺病的诊断需要分为两个步骤。首先需要明确是否为间质性肺病。多数间质性肺病患者具有进行性呼吸困难、干咳症状,体格检查可在双肺底部闻及 Velcro 啰音,肺功能主要表现为限制性通气功能障碍和弥散功能下降,胸部CT 表现为双肺弥漫性磨玻璃样、网状影或小结节影。对符合以上特点的患者可考虑诊断为间质性肺病。其次是病因诊断。间质性肺病分为病因已明和病因未明两大类。对于临床怀疑为间质性肺病者,需要进一步询问既往疾病史、职业环境接触史、用药史、治疗史,并结合相关实验室检查查明病因。对于病因未明者,根据典型的临床和影像学表现可明确诊断特发性肺纤维化、肺淋巴管平滑肌瘤病、肺朗格汉斯组织细胞增生症、肺泡微石症,大部分类别需要活检病理证实。

　　间质性肺病的检查方法包括血液学检查、胸部影像学检查、肺功能检测、电子气管镜、经皮肺穿刺活检以及外科肺活检。

　　(1)血液学检查:部分患者出现血沉加快、C 反应蛋白增高,无特异性。风湿全套检查有较大价值,若检测结果出现一项或多项阳性,需首先考虑结缔组织病相关间质性肺病可能,如抗中性粒细胞胞质抗体(ANCA)阳性,对系统性血管炎特别是韦格纳肉芽肿有诊断意义。

　　(2)胸部影像学检查:HRCT 比胸片更能清楚地观察肺间质的细微结构,在诊断间质性肺病中具有不可替代的作用。HRCT 表现为网格状影、伴有斑片状改变,外周和胸膜下分布为主,蜂窝样改变明显,牵拉性支气管扩张,磨玻璃较少等典型的普通型间质性肺炎特点时,结合临床背景可确诊特发性肺纤维化,不需要外科活检。非特异性间质性肺炎的胸部 CT 表现多样,可表现为磨玻璃影、网格状影或斑片影,缺乏特异性,需要通过肺活检明确诊断。

　　(3)肺功能检测:肺功能检测对于病情的严重度分级、观察治疗效果及预后方面可提供客观评价的指标。主要表现为限制性通气功能障碍、弥散功能下降及氧合障碍。对于少数间质性肺病,如淋巴管肌瘤、朗格汉斯细胞、组织细胞增生症表现为阻塞性通气功能障碍。

　　(4)电子气管镜:气管镜检查对于间质性肺病的诊断及鉴别诊断有较大意义。通过对气管镜肺泡灌洗液(BALF)进行培养有助于诊断特异性感染。通过气管镜肺泡灌洗液进行细胞分类有助于缩小诊断范围,如淋巴细胞数目增多提示结节病、过敏性肺炎及其他肉芽肿性疾病,如嗜酸性粒细胞增多需高度怀疑嗜酸性粒细胞性肺炎。经气管镜肺活检(TBLB)是诊断间质性肺病首选的活检方法,为了弥补经气管镜肺活检所取标本量较少的缺点,可以多部位取材,但是术中存在出血以及气胸的风险。

(5) 经皮肺穿刺活检:也是间质性肺病的活检方法之一,适用于病灶较集中、分布于周边、以斑片磨玻璃影表现为主的间质性肺病。对于表现为蜂窝肺的患者,术中气胸的风险大大增加,不适宜行肺穿刺活检。

(6) 外科肺活检:间质性肺病患者经气管镜肺活检、肺穿刺活检无法确诊时,外科肺活检可列为最后考虑的诊断方法。电视辅助下胸腔镜的开展大大减少了手术的创伤及风险。通过外科肺活检,可以明确间质性肺病的组织病理类型。

同济大学附属上海市肺科医院呼吸科　曹卫军

由于 AE-ILD 病情凶险,进展迅速,可导致患者死亡,所以对急性加重的预防显得尤为重要。目前多数间质性肺病患者经正规治疗,疾病可控制,带病生存时间明显延长,那么,患者该如何自我防护、配合药物治疗,减少该病急性加重的发作呢?

(1)预防感染:目前认为肺部感染是间质性肺病治疗过程中出现急性加重的重要诱因。患者在治疗过程中可能出现不同程度的免疫受损,容易并发呼吸道感染,故提高对致病微生物的呼吸道免疫力至关重要。除可同时使用一系列增强呼吸道免疫的药物外,在冬秋季患者还需注意适量地参加一些锻炼,提高肺活量及耐力。根据多变的天气和较大的日夜温差适时地增减衣物,预防上呼吸道感染。少去人多嘈杂或空气流通不良的公共场所。居家时也需勤开窗保持室内空气清新。此外,要尽量培养乐观看待事物的态度,包括正确面对自己的疾病,每天保持心情舒畅,精神饱满也不失为防病治病的一道坚固屏障。

在药物上,可选用增强免疫功能的药物如泛福舒等口服,还可定期接种肺炎球菌疫苗和流感疫苗,提高机体抗病能力。

(2)均衡饮食:间质性肺病患者在饮食上要保证营养、热量,同时尽量清淡可口,多吃新鲜蔬菜水果。但需要注意的是,食用新鲜果蔬一定要适量,过食或暴食都会影响身体健康。另外,新鲜水果含糖量较高,合并糖尿病或心脑血管疾病患者需慎食。

中医认为,肺司呼吸,肺摄入的清气,有赖肾的摄纳,故曰"肾主纳气"。肺虚日久,肾气也虚,会出现气短、喘促、腰酸乏力、动则加重的肾不纳气症状。《类证治裁·喘证》云:"肺为气之主,肾为气之根,肺主出气,肾主纳气,阴阳相交,呼吸乃和,若出纳升降失常,斯喘作矣。"故秋冬季利用食物调养非常重要。古书上还有"秋季燥,宜食麻以润其燥"的说法。"麻",指的是芝麻,当然不只限于芝麻,其他润肺生津、养阴润燥的食物均可以吃。如食用梨、柑橘、石榴和大枣等,具有润肺止咳、清热生津、化痰软坚之功效;以及苹果、乳类、芝麻、新鲜蔬菜等柔润食物,以保持上呼吸道黏膜的正常分泌,防止咽喉肿痛。

(3)充足睡眠:睡眠是保证健康、增强机体免疫力的一个重要手段。秋冬季气候凉爽,睡眠的气象条件改善,但如果不加以注意,睡眠质量会受影响。所以,秋季睡眠应该注意忌睡前进食,睡前进食会增加肠胃负担,易造成消化不良,有害于身体,还会影响入睡。避免夜间饮茶及睡前情绪激动,睡前情感起伏会引起气血的紊乱,导致失眠,还会对身体造成损害。所以睡前应力戒忧愁焦虑或情绪激动。睡时忌掩面,睡时用被子捂住面部会使人呼吸困难,对间质性肺病患者更是雪上加霜,身体会因之而缺氧加重,对健康极为不利。另外,睡时忌吹风,人体在睡眠状态下对环境变化适应能力降低,易于受凉,故睡眠时要注意保暖,切不可让风直吹。

（4）适度运动：间质性肺病患者肺功能有不同程度的下降,秋令时节,若坚持适宜的体育锻炼,不仅可以调心养肺,适当提高肺功能,而且有利于增强各组织器官的免疫功能和身体对外界寒冷刺激的抵御能力。然而,由于秋季早晚温差大,气候干燥,对间质性肺病患者而言,要想收到良好的健身效果,需量力而行,可以进行散步、打太极拳和慢跑等活动。一天之中,如果有1～2个小时到室外呼吸新鲜空气,其中抽出40分钟左右进行慢跑、散步、打太极拳等活动,体质会增强,可减少合并感染机会。

当然,间质性肺病患者运动需注意以下几点。首先需注意防止运动损伤,间质性肺病患者长期服用皮质类固醇激素,可能存在骨骼钙流失,容易发生病理性骨折,需控制运动量和运动强度,避免骨折发生。其次需防受凉感冒,秋冬季清晨气温低,应根据户外的气温变化来增减衣服。锻炼时不宜一下脱得太多,应待身体发热后,方可脱下过多的衣服。锻炼后切忌穿着汗湿的衣服在冷风中逗留,以防身体着凉,导致呼吸道感染,引发间质性肺病的急性加重。再次,运动后还要多补充水分,补充时以少量、多次、缓饮为准则。每次锻炼后应多吃些滋阴、润肺、补液生津的食物,如梨、芝麻、蜂蜜、银耳等。

（5）如有病情变化,及时就诊：与所有呼吸系统疾病类似,间质性肺病患者在秋冬季节更容易发生急性加重。如有急性加重发生,及时就诊至关重要。这将给临床医师提供宝贵的扭转和控制病情进展的时间和机会。部分患者待病情进展至无法逆转时再就诊,那时医师的作用也有限。

同济大学附属上海市肺科医院呼吸科　李惠萍

控　烟

5月31日是"世界无烟日",今年无烟日的主题是:警惕烟草业干扰控烟,口号是:生命与烟草对抗。据WHO统计,目前全世界吸烟人口约13亿,每年约490多万人死于烟草相关疾病,占总死亡构成的1/10。香烟燃烧后烟雾中含有4 000多种化学物质,其中60余种化学物质被确诊为致癌物,包括亚硝酸胺、多环芳烃、芳香胺、焦油和砷等,可致肺癌、口腔癌、咽喉癌、食管癌、胃癌等。吸烟对健康的最大影响是导致呼吸系统疾病和心血管疾病发生。近年来的大量临床资料显示,吸烟还与老年痴呆症的发生密切相关。中年男性长久吸烟或诱发老年痴呆。

老年痴呆症是一种神经系统退化性疾病,其特点为记忆力、人格和功能的逐日减退,发病有明显的年龄特征。早期研究结果认为吸烟能降低老年痴呆症的发病危险。但是,近年来大规模的临床试验推翻了这一说法。

德国医学家的研究表明,常年吸烟者脑组织呈现不同程度萎缩,易患老年性痴呆。因为长期吸烟可引起脑动脉硬化,日久导致大脑供血不足、神经细胞变性,继而发生脑萎缩。吸烟会造成大脑血小板凝结,从而易导致血管性痴呆症。

吸烟或被动吸烟时间越长、程度越强,罹患老年痴呆症的可能性就越大。发表在英国《职业和环境医学》杂志上的由安徽医科大学胡志教授以及英国、美国科学家共同完成的一项调查表明,60岁以上吸烟和被动吸烟人群罹患重度老年痴呆症的概率达到13.6%,远高于非暴露人群的8.9%。吸烟或被动吸烟时间达40年以上的人群中检出重度老年痴呆症的发病率达19.3%。研究发现,与不吸烟的同龄人相比,每天吸两包烟的成年人患阿尔茨海默病的概率要高157%,患血管性痴呆症的概率要高172%,而且两者之间的关联不受种族、性别、高血压、高胆固醇、心脏病、中风(卒中)或体重等因素的影响。

有的老年人退休后时间比较充裕,特别是闲不下来的老年人很容易出现一些心理问题,为了能够让自己有事情做,有些老年人把吸烟当成一种娱乐。这当然是极为不可取的。

建议大家从拒绝第一支烟开始做起,为拥有温馨的晚年生活而努力。

上海交通大学医学院附属新华医院呼吸科　杨天芸

156 不要寄希望于无毒香烟

　　烟草是什么？"神草"、奢侈品？还是"毒品"？古巴雪茄曾经是卡斯特罗手中的奢侈品，但他早在1985年就戒了烟。现在医学证明：烟草就是"毒品"！

　　烟草含毒，而且不止一种，在其所含的7 000种化学物质中，有69种已经经过医学研究证明对人体有害。香烟烟雾中的有害成分包括一氧化碳、尼古丁等生物碱、胺类、腈类、醇类、酚类、烷烃、烯烃、羰基化合物、氮氧化物、多环芳烃、杂环族化合物、重金属元素等。他们具有多种生物学作用，① 对呼吸道黏膜产生炎症刺激：如醛类、氮氧化物、烯烃类。② 对细胞产生毒性作用：如腈类、胺类、重金属元素。③ 使人产生成瘾作用：如尼古丁等生物碱。④ 对人体具有致癌作用：如多环芳烃的苯并芘以及镉、二甲基亚硝胺、β-萘胺等。⑤ 对人体具有促癌作用：如酚类化合物。⑥ 使红细胞失去荷氧能力：如一氧化碳。

　　虽然医生们都认为烟草就是"毒品"，但是烟草商却视之为"吸金石"。为了掩饰烟草的毒品本质，烟草商对烟草进行伪装，他们借用一些科学研究的结果推出低焦油、过滤嘴等。在全球禁烟无果的前提下，一些科学研究力图降低吸烟给人体带来的危害，这些研究的目标是：将烟草的毒性降低到对人体几乎无害。这一研究目的本无可厚非，但是烟草商会为了烟民的健康生产无毒烟吗？

　　驱使烟民对烟草念念不忘的主要原因是尼古丁。它不仅使人上瘾而且给人体带来毒害。当尼古丁进入人体后，会产生许多作用：如四肢末梢血管收缩、心跳加快、血压上升、呼吸变快、精神状况改变（如变得情绪稳定或精神兴奋），并促进血小板凝集，为造成心脏血管阻塞、高血压、中风（卒中）等心脏血管性疾病的主要帮凶。尼古丁可作用于中枢神经系统，使人产生幸福感和放松感，而有成瘾的现象（最难戒除的毒瘾之一），人们通常难以克制自己，重复使用尼古丁也增加心脏速度和升高血压并降低食欲。大剂量的尼古丁会引起呕吐以及恶心，严重时人会死亡。尼古丁在人体的致死量是50～70毫克，相当于40～60支香烟的尼古丁的含量。如果将一支雪茄烟或三支香烟的尼古丁注入人的静脉内，3～5分钟即可造成死亡。

　　所谓的低焦油、过滤嘴等伪装都不可能掩盖存在尼古丁的事实！当低焦油、过滤嘴等宣传已经再成为刺激消费增长时，低尼古丁成为引起消费者关注占领市场的新名词。关于"低尼古丁"这个问题，美国学者Dunsby和Bero在2004年（Tobacco Control 2004；13：362 - 369.）发表题为"一个没有尼古丁的尼古丁给药装置？烟草企业发展低尼古丁烟草"的文章。在该文中，作者明确指出：烟草商生产低尼古丁烟草只是为了扩大产品销量,占领更多的市场,而不是从烟民的健康考虑。烟民在吸低尼古丁烟草时,为了达到原有的欣快感,会吸更多的香烟,实际吸入的尼古丁总量没有减少,而且同时吸入了更多的其他毒物,所以低尼古丁香烟给烟民带来的不是减少损害,相反是增加了损害,而给烟草企业带来了更多的经济效益。

从科学的角度来说,也许香烟中的一种或几种毒物的确可以通过某些技术得到降低,但是香烟里有如此众多的毒物,科学手段很难将其全部去除。事实上,目前的技术只能处理烟草里的焦油、大颗粒致癌物、尼古丁等,其他数十种之多的有毒物质并没有得到处理。这些岂是一项项科学技术可以全部处理的呢?这些科学技术的应用会不会又成为烟草商占领市场的新名词呢?如果真的将香烟中的所有有毒物质去除,这样的香烟就不再是烟民们无法戒掉的香烟了,烟民们也不会购买,烟草企业也不会生产。

亲爱的读者,如果您是烟民,为了您自己的健康、您家人的健康,放下手中的香烟!否则它会盘踞在你的大脑,不停侵蚀您和家人的健康。请不要相信会有"健康烟",它不过是烟草商吸引您的广告。烟草就是"毒品","毒品"不会健康!戒烟是困难的,戒烟的过程就是治疗一个慢性疾病的过程。请相信在医生的帮助下,您一定可以远离烟草,恢复健康的人生。如果您不是烟民,请加入我们控烟组的队伍,为营造无烟环境做出自己的努力。

上海交通大学附属胸科医院呼吸科　李　榕

157 吸烟与 PM2.5

最近出门诊时看见戴口罩的患者多了,有时他们一边喊戴口罩后觉得胸闷,一边将口鼻罩得严严实实,无奈他们的呼吸道有基础疾病,不想再受 PM2.5 的进一步损害。

的确,PM2.5(即大气中直径≤2.5 微米的颗粒物)因粒径小,也称为可入肺颗粒物,虽然只是地球大气成分中含量很少的组分,但与较粗的大气颗粒物相比,富含大量的有毒、有害物质且在大气中的停留时间长、输送距离远,因而对人体的肺脏影响更大。一般而言,粒径 2.5~10 微米的粗颗粒物主要来自道路扬尘等;2.5 微米以下的细颗粒物(PM2.5)则主要来自化石燃料的燃烧(如机动车尾气、燃煤)、挥发性有机物等。粒径 10 微米以上的颗粒物,会被挡在人的鼻子外面;粒径在 2.5~10 微米的颗粒物,能够进入上呼吸道,但部分可通过痰液等排出体外,另外也会被鼻腔内部的绒毛阻挡,对人体健康危害相对较小;而粒径在 2.5 微米以下的细颗粒物,不易被阻挡。被吸入人体后会直接进入支气管,干扰肺部的气体交换,引发包括哮喘、支气管炎和心血管病等方面的疾病。

每个人每天平均要吸入约 1 万升的空气,进入肺泡的微尘可迅速被肺血管吸收、不经肝脏解毒直接进入血液循环,进而对全身脏器产生影响。可悲的是,人体的生理结构决定了对 PM2.5 没有任何过滤、阻拦能力。

再说我们的烟民,每支卷烟燃烧后除包含尼古丁外,还释放出几千种化学物质,60~70 种致癌物质,上述提到的 PM2.5 颗粒在每支卷烟燃烧释放的物质中亦占一定的比例,空气污染是你个人不能控制的因素,但主动吸入烟草中的尼古丁、焦油、亚硝胺、一氧化碳、放射性物质以及其他有害及致癌物质,难道这种危害比 PM2.5 来得少吗? 事实证明,吸烟患者鼻腔内的绒毛、下呼吸道的纤毛系统功能大大地受到损害,在电子显微镜下,烟民的纤毛稀疏、脱落、功能丧失,好比"秃头",如此的呼吸道防御机制怎能通过纤毛摆动及其黏膜下的纤体分泌的黏液将有害颗粒黏住并及时输送出呼吸道呢? 不吸烟的人的呼吸道至少能部分抵挡进入呼吸道的直径在 2.5~10 微米的颗粒物,而吸烟者却束手无策,最终导致肺泡结构的破坏,造成肺气肿、呼吸衰竭或者肺癌。

在您关注 PM2.5 时,您关注过您吸入的烟草毒物了吗? 烟草"致病于无形,致病于长远",请三思!

复旦大学附属中山医院呼吸科　潘　珏

158 吸烟与骨质疏松

烟草危害是世界最严重的公共卫生问题之一,控烟已成为预防疾病的重要措施。我国目前是世界上最大的烟草消费国和受害国,吸烟人数超过 3 亿,另有 7.4 亿不吸烟人群遭受二手烟的危害。每年因吸烟相关疾病死亡的人数超过 100 万人,数字触目惊心。

普通市民对吸烟危害的了解往往集中于肺脏及心脏,比如说肺癌、慢性阻塞性肺疾病、冠心病及动脉硬化等。但是您知道吗:吸烟竟然和骨质疏松有很密切的关系?很多吸烟者补钙时却没有戒烟,还有很多遭受二手烟的妇女天天补钙但仍收效甚微,究其原因在于烟草的影响。

那么烟草和骨质疏松之间有何关系呢?首先骨质疏松症是由多种原因导致的骨密度和骨质量下降,骨微结构破坏,造成骨脆性增加。疏松症又分为绝经后骨质疏松症、老年性骨质疏松症和特发性骨质疏松症三种。绝经后骨质疏松症一般发生在妇女绝经后 5～10 年内;老年性骨质疏松症一般指老人 70 岁后发生的骨质疏松;而特发性骨质疏松症主要发生在青少年,病因尚不明。在我国,骨质疏松症患者是一个庞大的群体,这种疾病的发生年龄比人们想象得更早,甚至从二三十岁就开始了。市面上铺天盖地的补钙广告也是应运而生。而烟草对骨密度的影响主要表现在烟草中的尼古丁可影响钙的吸收,烟碱抑制成骨细胞,刺激破骨细胞的活性,最终导致骨密度降低,形成骨质疏松。研究表明吸烟时间越长,骨质流失的情况就越严重,骨质疏松就越明显。在韩国的一项研究中,从不吸烟的绝经后妇女,其骨质疏松的程度与其接触的二手烟暴露情况成正相关。

所以无论是吸烟者和暴露于二手烟的人群,如果出现骨质疏松的症状,或检查发现密度下降时都应该采取相应的措施,其中最重要的就是戒烟和远离二手烟的暴露。

复旦大学附属华山医院呼吸科　夏敬文

159 为了后代的健康,戒烟吧

烟草烟雾中,除了具有成瘾性的尼古丁外,含有至少45种致癌化合物。这些致癌物与人体的遗传密码 DNA 结合,导致其变异,进而影响生长发育,诱发各种慢性疾病,包括恶性肿瘤。

烟草燃烧所产生、释放的有害物质,一部分被吸烟者主动吸入体内,部分被周围人吸入,即被动吸烟者吸入二手烟,包括与烟民生活在一起的父母、丈夫、妻子和儿女。世界卫生组织指出:长期吸烟的人,其周围不吸烟的人在有烟雾的房间里1小时,就等于吸了一支烟。新近研究显示,吸烟产生的某些有害物质可以长期附着于衣、被等物体上,同样具有致癌危险性,所谓的三手烟危害。如果说一手烟、二手烟是看得见、闻得到的,那么三手烟则更具隐蔽性,只有彻底戒烟,才能防范。

吸烟不仅影响烟民,对其家人、处于生长发育期的孩子都可能造成无可挽回的健康伤害。孕妇吸烟或被动吸烟,直接威胁新生儿健康,除流产外,早产、低体重新生儿、新生儿猝死综合征的发生率大幅度提高。吸烟是慢性支气管炎、肺气肿和慢性气道阻塞的主要诱因之一,同时对肺的免疫系统产生影响,从而导致肺部疾病的产生。暴露于二手烟的儿童,容易患严重耳部感染及急性下呼吸道感染,如肺炎和支气管炎;哮喘患儿如经常暴露于烟雾,则哮喘控制率下降,重度哮喘急性发作频率增加。尼古丁影响睡眠,吸烟的人睡眠时间少且质量差。儿童如因被动吸烟,睡眠时间和睡眠质量下降,必将影响其生长发育和学习效率。

吸烟致癌已经是一件公认的事实,吸烟不但是肺癌的重要致病因素之一,与唇癌、舌癌、口腔癌、食管癌、胃癌、结肠癌、胰腺癌、肾癌和子宫颈癌的发生都有一定关系。烟雾中的致癌物质还能通过胎盘影响胎儿,致使其子代的癌症发病率显著增高。

总结而言,吸烟减少寿命,有研究显示,平均每吸一支烟会缩短11分钟的寿命,换句话说孩子在烟雾的环境里生活1小时,寿命缩短11分钟。烟民可以怀疑其中数字的可靠性,但不容置疑的是:不吸烟者比吸烟者要长寿。

"父母吸烟,孩子受害。"为了您孩子的健康,为了不使孩子成为无辜的受害者,请您戒烟吧!

上海交通大学医学院附属瑞金医院北院呼吸科　程齐俭

人人都知道"吸烟有害健康"，世界卫生组织的报告中指出，全世界吸烟者总数约为 13 亿，每年有 490 多万人因吸烟相关性疾病死亡。世界前 8 位致死性疾病中有 6 种（缺血性心脏病、脑血管病、下呼吸道感染、慢性阻塞性肺疾病、肺结核和肺癌）与吸烟有关。吸烟导致的全身各种疾病，已经成了人类健康的一大威胁。

既然是吸入呼吸道的烟雾，呼吸系统是首当其冲的受害者，但是，不少烟民即使罹患呼吸道疾病也不舍得丢掉手中那支烟，殊不知，这样一边致病一边治病不仅蒙受双重经济损失，还影响相关疾病的治疗效果。

拿肺癌来说，吸烟已被公认为肺癌的首位危险因素，每日吸烟量越大，吸烟持续时间越长，吸烟初始年龄越小，戒烟时间越短，患肺癌的危险性就越大。

近年来全球结核病疫情回升，而吸烟也与肺结核关系密切。吸烟不仅可增加肺结核发病的危险，还导致抗结核治疗效果下降，并发肝功能损害概率增高。这是为什么呢？烟雾中的许多成分影响抗结核药物的血药浓度，减弱其对结核菌的冲击治疗作用。这是吸烟导致肺结核治愈率低的重要原因。而肺结核患者一旦戒烟，能明显提高痰菌阴转率。同时，吸烟可致肺结核患者抗结核药物性肝损出现率升高，可能与纸烟的烟雾中含有的大量自由基，导致肝脏解毒酶活性下降有关。此外，香烟雾中毒性成分主要被肝微粒体酶氧化代谢，肝脏损害时其半衰期明显延长，这又使致肝损因素难以消除，进入恶性循环。

吸烟作为环境中普遍存在的一种刺激源，与哮喘的关系也日益受到重视。与不吸烟哮喘患者相比，吸烟哮喘患者的发病率和病死率均升高，其临床症状更加严重且难以控制，对糖皮质激素治疗的敏感性降低，需要更多的药物才能控制哮喘发病。而有确切数据表明，吸烟的慢性哮喘患者戒烟后，激素对其疾病的疗效增加，表现在肺功能改善，气道高反应性降低。

除了上述疾病，慢性阻塞性肺疾病、肺间质性疾病、下呼吸道感染、肺血栓栓塞症等，均和吸烟密切相关，戒烟在多种治疗建议中均占据重要位置。希望读者朋友们不要吸烟，减少各种疾病困扰；更希望已经罹患疾病的患者，赶紧撤灭手中的香烟，积极配合医生，争取最佳治疗效果。

上海交通大学医学院附属瑞金医院呼吸科　戴然然

5月31日是"世界无烟日",新一轮生命与烟草的对抗又将展开。据美国之音电台网站报道,英国的医学杂志《柳叶刀》2012年在一篇有关全球吸烟率的报道中说,中国尽管颁布了限制在公共场所吸烟的规定,仍有超过3亿烟民,也就是28%的人口在使用烟草产品。据最新的调查报道,中国烟民目前约为3.2亿,而二手烟的受害者更是不计其数,中国的控烟形势依然十分严峻。

吸烟"猛于虎"

众所周知,吸烟危害个人健康,而二手烟的危害也逐渐为人们所知,而且,吸烟给个人和他人带来危害的同时,也造成众多的社会问题。

首先,吸烟危害个人健康。中医学认为,肺为华盖、娇脏,易受邪侵,这一点与现代医学的观点不谋而合。吸烟者常见的疾病是支气管炎、肺气肿、肺心病、肺癌等肺部疾病,同时缺血性心脏病和其他血管疾病以及胃和十二指肠溃疡也是吸烟者的常见疾病。吸烟者的死亡率和患病率也明显高于不吸烟者,吸烟时间越长,数量越大,肺癌死亡率越高。而胃和十二指肠溃疡的患病率,吸烟者也是不吸烟者的2倍。

不同的香烟点燃时所释放的化学物质有所不同,但主要是焦油和一氧化碳等化学物质。香烟点燃后产生对人体有害的物质大致分为六大类:① 醛类、氮化物、烯烃类,这些物质对呼吸道有刺激作用。② 尼古丁类,可刺激交感神经,引起血管内膜损害。③ 胺类、氰化物和重金属,这些均属毒性物质。④ 苯丙芘、砷、镉、甲基肼、氨基酚、其他放射性物质,这些物质均有致癌作用。⑤ 酚类化合物和甲醛等,这些物质具有加速癌变的作用。⑥ 一氧化碳,能降低红细胞将氧输送至全身的能力。而这些物质正是吸烟导致肺部疾病、诱发心血管疾病、导致骨质疏松、影响睡眠质量、影响生育功能以及致癌的罪魁祸首。

其次,吸烟造成众多的社会问题。支气管炎、肺气肿、肺心病、肺癌、缺血性心脏病和其他血管疾病、胃和十二指肠溃疡这些烟民最常见的疾病,每年要消耗大量的国家医疗投入,更直接的是给家庭造成经济负担和精神负担,严重影响全家的生活质量。

戒烟势在必行

烟民们拒绝戒烟经常找的理由是戒烟有害,认为机体已经适应了,停下来反而容易生病。事实是从戒烟的第一秒开始,我们的身体就开始获益了。大量的数据证明不仅疾病的发生没有增加,而且是随着时间的延长,吸烟引起的危险因素也随之下降。因此,任何时间戒烟都不算迟,而且最好在出现严重健康损害之前戒烟。如果你在35岁前戒烟成功,那么你的预期寿命将和正常人一样。戒烟的近期好处包括味觉改善、口臭消除、牙齿变白、咳嗽痰液减少或停止、血压降低、睡眠改善、视力提高等。戒烟后的远期好处则包括防止肺功能变化、有利于优生、溃疡病容易治愈、患癌的危险性减少、冠心病的死亡率下降、防止寿命缩短。

掌握方法巧戒烟

戒烟失败最常见的原因是对戒烟没有充分的思想准备。对于烟民来说,戒烟需要与烟瘾做顽强的斗争,有时候并不是自己能完全控制的。因此,戒烟之前,需要有充分的思想准备,并了解一切有用的戒烟知识和方法,制订出详细、适合自己的戒烟策略和计划,在与烟瘾的斗争中取得胜利。

首先,要搞清自己戒烟的真正原因。每个烟民都有自己吸烟的原因,有的出于社交、工作的需要,有的为了缓解工作、生活带来的压力,有的则是因为从众心理不想显得自己另类。一旦你明白了吸烟给自己和家人带来的危害,并且找到了自己为什么要点燃手中香烟的原因,你就会去寻找其他无危害的方法来代替香烟,来达到相同的效果。

其次,不要惧怕失败,不要惧怕别人的取笑。怕别人取笑而不敢公开自己要戒烟,只是自己默默地下决心戒烟人群,当自己的意志力出现问题时,戒烟计划也就随之烟消云散。这样容易使自己陷入孤军作战的境地,戒烟的难度较大。所以,戒烟时索性大声地告诉大家"我要戒烟了",借用别人的监督来帮助自己戒烟。大胆地争取家人、同事、朋友的帮助,并提醒周围的人,自己戒烟也是为了大家的健康,希望得到大家的鼓励和支持。

再次,杜绝"就抽一支"思想。这也是多数人戒烟失败的重要原因,多出现于压力大、自己意志力不坚定的时候。对大多数人来说,即使已经几个星期没吸烟了,但仍不能说戒烟成功。因为在此时,只要点燃一支烟,以前所做的一切就会化为乌有,等于从头开始。因为一旦拿起了第一支烟,第二支烟对你来说只不过是又一个第一支烟,于是一支接一支又重新开始了吸烟。

最后,思想上有了充分准备以后,再辅之以一些有效的小方法,戒烟就变得简单起来了。比如说饭后刷牙或漱口;穿干净没烟味的衣服;将大部分时间花在图书馆等不准抽烟的地方;用钢笔或铅笔取代手持香烟的习惯动作;尽量少到酒吧、宴会需要吸烟应酬的场合;避免与烟瘾很重的人在一起;将不抽烟省下的钱给自己的家人买一份礼物;做一个详细的戒烟时间表等。戒烟药也有一定的帮助,但不想戒烟的人吃药是肯定没用的。

戒烟不仅有利于自己和他人的健康,而且可以减轻国家和社会的负担。为了自己,为了家人,为了社会,请拿好"戒烟"这张健康绿卡。

上海普陀区中心医院呼吸科　李　钊　王雄彪

近几年随着国家不断出台有关控烟的政策和条例,人民健康意识的不断提高,越来越多的人意识到吸烟的危害,每次门诊都会有患者或家属问起有关吸烟、戒烟的问题。发现时至今日,仍然有很多人在戒烟问题上存在误区,有些问题具有普遍性,因此总结了四个最常碰到的问题进行介绍,希望对大家有所帮助。

有人抽烟不得癌症、有人不抽烟或者戒烟后反而得了癌症,所以我还是继续抽吧

事实上,确实有很多人抽烟,甚至抽了很多的香烟也没有得癌症;有些人从来没有抽烟却得了癌症,有些人刚戒烟不久却反而得了癌症。所以很多人就拿这些例子说事:既然这样,我为什么还要戒烟?

(1) 首先,上述这些都是个案,并不能代表总体人群的情况。要得出吸烟与癌症之间的关系,需要做长时间、大规模的流行病学调查,这样的结论才可信。事实上,美国就做了这样的调查。在 20 世纪 20~50 年代发现随着吸烟人群的不断增加,美国肺癌的发病率也随着增加;到了 80 年代,由于控烟工作的有效开展,美国的吸烟人群大幅减少,结果美国肺癌的发生率也随着显著降低。这充分证明了吸烟与肺癌的紧密联系。

(2) 吸烟与癌症的发生是一个复杂的过程,是环境(香烟)和机体(遗传易感性)相互作用的过程,并且这个过程也有一个日积月累的过程。吸烟时没有生癌,并不说明就没有健康隐患,随着吸烟量和吸烟时间的积累,早晚会对身体造成不同程度的危害;同时从抽烟到发生癌症有一个滞后期,戒烟后得癌不是戒烟的错,而是前期长期抽烟的结果。

(3) 香烟中不仅仅具有几十种致癌物,还有几千种其他有害物质,它们不仅仅引起癌症,还会引起冠心病、慢性阻塞性肺疾病、中风(卒中)等其他多种严重疾病,这些疾病照样可以使患者致死、致残。

我知道吸烟可能得癌症,但抽烟对我也有很多好处呀

很多抽烟的人会说抽烟并不是你们说的一无是处,抽烟可以帮我缓解工作上的压力,抽烟也有助于社交,抽烟有利于思考问题(不是很多作家、科学家也抽烟吗?),抽烟还可以减肥(特别是女性)。

吸烟已经证明有害健康,这是毋庸置疑的,并且这种损害是多方面的、全方位的和致命的,原因在于香烟中有几千种有害物质、几十种致癌物。如果将吸烟的弊和所谓的"利"放在天平的两端,孰轻孰重一目了然。何况吸烟者所说的上述吸烟的"好处",完全可以通过喝茶、运动、听音乐等其他方法代替,而不是用生命和健康作为代价。

听说今后有减毒香烟,以后抽香烟就不会有事了

最近闹得沸沸扬扬的"烟草院士"大家可能记忆犹新。烟草院士希望通过降低烟草中的焦油含量,从而减少烟草对人体的危害(所谓的"减害降焦"研究)。这件事看起来很美,让不明就里的人觉得找到了方向,但事实上"减害降焦"具有很大的欺骗性,可能对今后的控烟工作造成严重损害,因此遭到了包括钟南山院士在内的广大医务工作者和其他人士的强烈反对。

"减害降焦"的思路就是在烟草中加入中草药,降低卷烟燃烧过程中的焦油含量。"减害降焦"研究的危害性在于:① 香烟焦油含量的确减少了,但其他物质包括亚硝胺、稠环芳烃等致癌物质并未减少。② 该研究并未进行长期、大规模临床研究,没有针对慢性病和致癌情况进行人群试验,它的所谓"减害"结果已被国内外更高级别的研究所否定。③ 由于采用了降焦、膨化等技术,使卷烟抽起来感觉"没劲",部分吸烟者可能会抽上更多香烟。④ 由于宣称是"减毒"香烟,降低大家对健康危害的防范,更加放心地抽烟,减少了戒烟意愿。"减害降焦"研究后低焦油卷烟大幅增长即是明证。

另外,带有过滤嘴的香烟同样起不到过滤有害物质的作用。

我明天就把烟戒了

很多吸烟者刚开始都觉得戒烟是一件很简单的事情,说明天戒了就戒了,单凭个人的意志力戒烟(俗称"干戒"),低估了戒烟的难度,结果绝大部分都没有成功,此后又都产生挫败感,觉得成功戒烟不可能,干脆一吸到底。

事实上,吸烟成瘾的实质是尼古丁依赖,尼古丁依赖已经被世界卫生组织定义为一种慢性、高复发性疾病。既然是慢性病,我们治疗前当然需要做好长期的规划,需要与医生长期合作,而不要幻想一蹴而就。

首先,吸烟者一旦成瘾,当停止吸烟后,会出现戒断症状,如烦躁不安、易怒、焦虑、情绪低落、注意力不集中、失眠、心率减慢、食欲增加等,这些症状让吸烟者感觉很难受,他们很容易通过再次吸烟来缓解这些症状。同时,吸烟也成为一种生活习惯,心理、环境等因素也可能影响戒烟的成功率。

因此,建议吸烟者如有戒烟意愿,戒烟前一定要深思熟虑,切忌在心理准备尚不充分的情况下戒烟。戒烟前一定要制定周密的戒烟计划,这些计划最好在专业医师的指导下进行,吸烟者的意志力＋专业医师的指导＋药物辅助可能会大大提高戒烟的成功率。许多医院都为吸烟者开设了戒烟门诊,建议吸烟者应该及时、尽早前往正规医院进行科学治疗。

上海交通大学医学院附属瑞金医院呼吸科　时国朝

老王是个老烟民了,用他自己的话说"烟龄比工龄长",从那被香烟熏黄的手指就知道这是一个"老烟枪"了。一向开朗的老王近些年日子可是不好过,因为10年前逐渐出现咳嗽增多和活动后胸闷气短,到医院诊断为慢性阻塞性肺疾病,就是老百姓常说的老慢支肺气肿。病归病,可是这烟卷还真是舍不得,但是最近一年也不抽了,想抽也抽不动了,气急咳嗽得厉害。现在的日子更是折磨,一年要住好几次医院,一天的时间大部分都是在床上度过,穿衣、吃饭、如厕都感到气急,发病的时候更严重,昏迷了还要上呼吸机,拖累老伴和子女。老王无法再忍受这样的生活,终于在一个清晨爬上窗台从六楼跳下。

作为一个呼吸科医生,几乎每天都在跟这样的患者打交道,得了慢性阻塞性肺疾病的患者会逐年加重,用他们的话说就是"一年不如一年"。他们活得小心翼翼,怕受凉、怕出汗、怕感冒、怕发热,最难过的是冬天,冷空气容易导致气喘病情加重,"过年关"就是他们生活的真实写照。到了疾病的后期几乎每个患者都会并发呼吸衰竭,气管插管、呼吸机治疗成了家常便饭。如果到了这种境地,生命还有何尊严可言?

吸烟图的就是快乐,可是这快乐是建立在未来的痛苦上的。抽烟的人寿命比不抽烟的人明显缩短,这已经是不争的事实了。吸烟不但造成寿命缩短,还使得这已经缩短的生命由于生活质量的明显下降再打了一个大大的折扣。科学家已证实吸烟与多种疾病相关,关系最密切的是慢性阻塞性肺疾病、冠心病、脑血管疾病以及肿瘤,而这几个疾病长期占据人类死亡原因排行榜的前三位。如果您选择吸烟,那么请做好长期与这些病魔纠缠斗争的准备。

当您为了眼前的惬意点燃香烟的时候,多想想将来要面对怎样的生活。请戒烟,您会更长寿。

同济大学附属同济医院呼吸科　吴继光

先讲一个真实的戒烟成功的故事。我有个外科医生朋友来到美国,他原本嗜烟如命,一天至少 2 包,通过各种渠道偷偷地带了 30 条烟。全部抽完后,不得不在美国买烟,美国的烟草税赋是很高的,15 美元一包烟让他和她的老婆心疼不已。来到美国后并没有找到如意的工作,收入原本不高,一个月 500 美元的烟钱实在是一笔不小的开支。再说美国禁烟令的严格执行,很多场所是坚决不能吸烟的,惩罚是严厉的,令吸烟者感到非常不方便。家庭开支的因素以及禁烟令的严格执行,令我这位医师朋友很快就戒掉了烟。

这个故事告诉我们烟瘾再大也有戒掉的一天。

戒烟成功必须要有决心、信心、恒心,而要下定决心戒烟不是一件容易的事。

如何为自己找一个戒烟的理由?一、可以从健康的角度。香烟燃烧时含有大量的有害物质,不但对吸烟者有害,对被动吸烟者影响更大。香烟燃烧时所产生的烟雾中至少含有 2 000 余种有害成分,其中如苯并芘、苯并蒽、亚硝胺、钋 210、镉、砷、β-萘胺等有致癌作用,氰化物、邻甲酚、苯酚等有促癌作用,一氧化碳、尼古丁等有害物质具有多种生物学作用,可造成呼吸道黏膜损伤、产生细胞毒性、使红细胞失去荷氧能力等。吸烟时,香烟烟雾大部分吸入肺部,小部分与唾液一起进入消化道。烟中有害物质部分停留在肺部,部分进入血液循环流向全身,可以导致全身各种脏器的损害而致病,冠心病、中风(卒中)、肺癌、慢性阻塞性肺疾病等,都可以直接影响到人们的生活质量及寿命。二、可以从家庭开支的角度。要是细算一笔账,吸烟真的是一笔不小的开支。有的人 10 年、20 年甚至可能吸掉了 10 万、20 万!也许有人不在乎,但这个钱可以用在更有价值、更有趣的事情上,譬如旅游、孝敬老人、给自己或家人买喜欢的东西、买一些平时不舍得买的吃的或用的,更好地享受一下人生,不好吗?三、可以从社会公德的角度。现在大气污染越来越严重,为了人类的健康和长期利益,必须从我做起。不能说为什么就是我污染的呢,戒烟的人越多,对减少空气污染的贡献就越大,烟草致病的风险就越小,这是非常浅显的道理。四、可以从家庭和谐的角度。吸烟者全身都有一股难闻的味道,口臭,这会影响夫妻和谐;不但二手烟雾对配偶、孩子有伤害,甚至于家中的家具、墙壁、布艺制品等都染有难闻的去之不掉的味道,也会散发出有害物质。

无论何种理由,要戒烟首先必须本人有强烈的愿望和决心。只要下定决心,走出这第一步,一定有戒掉烟瘾的一天。

上海交通大学附属第六人民医院呼吸科　艾　华

165 你能为自己的吸烟保险吗

"吸烟有害健康"已经是老生常谈了,事实上市面出售的正规烟草制品外包装上都印着这一句话,甚至每天动辄消耗数包香烟的老烟枪都能时不时冒出几句"戒烟"口号。提倡戒烟由来已久,各式主题和口号震天响,然而烟民的数量仍在逐步上升,并越来越年轻化,相应使得被动吸烟的人群也越来越大。

为什么呢?归根结底主要是民众对吸烟的危害仍然了解不够。香烟中含有尼古丁、焦油、亚硝胺、一氧化碳等多种有害物质。其中尼古丁是烟草本身的主要成分,能兴奋神经系统并导致成瘾性,它是"抽烟能提神,不抽憋不住"的主要原因。焦油、亚硝胺、一氧化碳等则是在香烟燃烧过程中产生的致癌物质,并能损伤某些特定的组织细胞。因此吸烟容易成瘾,且可引起多种严重影响人群健康、缩短人均寿命的疾病。比如吸烟与多种恶性肿瘤的发生相关,特别是肺癌,80%~90%的男性肺癌与吸烟有关,女性主动或被动吸烟者肺癌的死亡率也要比不吸烟者高 10~13 倍,而且吸烟量愈大,开始吸烟年龄愈早,吸烟年限愈长,发病危险性越高;另外吸烟会促进动脉粥样硬化,并影响降压药对血压的控制,吸烟者冠心病的发病率比不吸烟者高 8 倍;声称吸烟能缓解消化性溃疡引起的腹痛更是无稽之谈,香烟中的有害物质反而会减慢溃疡的愈合,加重腹痛症状。诸如此类的疾病和健康危险还有很多,因此戒烟刻不容缓!

诚然,有的人吸了一辈子烟,活到老吸到老,与癌症无缘,一生平安,这也是大多数人怀着侥幸心理继续"吞云吐雾"的重要原因之一。除非您百分之百确定自己是其中一员,否则还是请扔掉手中的香烟吧。

上海市普陀区中心医院呼吸科　张珠华

众所周知"吸烟有害健康",吸烟时烟草释放的烟雾中含有几千种化学物质,绝大部分对人体有害。其中醛类、氮化物、烯烃类可刺激呼吸道引起多种呼吸系统疾病,如慢性阻塞性肺疾病、支气管哮喘等。尼古丁类,可刺激交感神经,是让吸烟者成为瘾君子的罪魁祸首。胺类、氰化物和重金属,这些物质对人体均有毒性作用。苯丙芘、砷、镉、甲基肼、氨基酚等放射性物质具有致癌性,多种恶性肿瘤与此有关,特别是吸烟者肺癌发病率明显升高。酚类化合物和甲醛等,这些物质具有加速癌变的作用。一氧化碳能减低红细胞携氧能力。此外吸烟造成的经济损失也是巨大的,2006 年中国卫生总费用研究报告显示:2000 年因吸烟引起的额外医疗及生产力损失造成的总经济损失估计为 410 亿元。美国精算师协会公布的最新研究结果称,被动吸烟在美国每年造成的经济损失高达 100 亿美元。因此对于中国这个全球最大的烟草生产国、烟草消费国和烟草受害国,有效的控烟措施非常必要。

世界银行调查显示,贫困者较富有者更容易吸烟。中国日报网站消息:据调查,低收入人群比高收入人群受到的吸烟危害更严重。韩国蔚山大学教授赵洪晙在题为"吸烟与贫困"的主题讨论会上发表报告指出:"低学历人群的吸烟率比高学历人群高 58%。低收入人群的吸烟率普遍高。"因此,低收入人群的子女从小生活在吸烟环境中,也更容易学会吸烟;低收入人群不吸烟者也更容易被动吸烟。中国疾病预防控制中心于 2010 年上半年组织进行了这一调查,调查结果显示,中国吸烟人群达 3.01 亿,67%的吸烟人口在农村,2 倍于城市。因此控制低收入人群的吸烟率可以更有效地控制总的吸烟人数及减少吸烟带来的危害。

如何才能减少低收入人群的吸烟率呢? 国外控烟调查研究显示烟草销售量和低收入家庭购买能力成一定的正比关系,美国经济萧条期,低收入家庭受经济危机影响较大,家庭购买能力明显下降,美国烟草销售总量也相应有所下降。因此相对于低收入家庭的购买能力,适当提高烟草价格,可以减少低收入家庭的烟草购买量,因为该类人群对商品价格较敏感,商品价格上涨会使低收入家庭商品消费量的减少大于高收入家庭。高烟草价格促使吸烟者去减少吸烟甚至去戒烟,阻止青少年开始吸烟。同样这类人群从烟草消费减少中获得的裨益也是最大的,因为减少烟草消费,可以更合理地分配有限收入,提高生活质量,改善生活环境,减少疾病发生,生病时可以有更好的医疗费用支付能力。

根据国外的控烟经验,提高烟草税收是一项有效的控烟措施。因为提高烟草税收必然会引起烟草价格提高,达到提高烟草价格减少低收入人群控烟的目的,同时增加的税收可以用于各种公益事业,比如新增烟草税收中的一部分还可以被用于支持反烟广告活动以及为希望戒烟者提供戒烟服务。随着烟草相关疾病的减少,贫困家庭成员的生产力和收入也会得到相应的提高。因此烟草公司认为"提高烟草税收会伤害低收入者"是非常错误的。以南非为例,南非在 20 世纪 90 年代将其烟草产品税率提高了 250%,达到零售价格的将近 50%。而随着每上升 10%,烟草消费量就会相应下降 5%～7%,从而使得烟草消费大幅降低,其中年轻人和贫困人口吸烟减少得最为显著。有研究显示,提高烟草税收能够减少不同收入水平人群的烟草消费。

综上所述,提高烟草税收可以减少低收入人群的烟草消费,从而达到有效的控烟目的,挽救人民生命,提高人民健康水平,改善弱势群体生存环境。

上海市普陀区中心医院呼吸科　王世强

烟草对健康的危害,您知道多少?哪些疾病与烟草相关,您又知道多少?我尝试问过我周围的亲戚朋友,回答最多的是吸烟可引起肺癌、慢性阻塞性肺疾病(老慢支)。但就是有很多人忽视了目前最重要的一种疾病——哮喘。

为什么要着重提到哮喘?这是现状所决定的。目前哮喘的发病率逐渐增高,全球大约有 3 亿哮喘患者,而中国有 3 000 万患者。儿童哮喘患病率呈现明显上升趋势,1990～2000 年的 10 年间,我国 14 岁以下儿童的哮喘发病率从 0.9% 升至 1.5%。2013 年我国首次发布了全国哮喘患病及相关危险因素调查结果。该调查显示,中国大陆地区哮喘总患病率 1.24%,华东地区成为哮喘重灾区。与 10 年前相比,北京和上海两地哮喘患病率明显增高,北京增加 1.5 倍,上海增加近 2 倍。而支气管哮喘常见致病因素有气候因素(如严寒季节轻易受凉而导致呼吸道感染,或天气忽然变化、气压降低)、职业性因素(如制药工业、化工企业中工作的人群)、过敏因素(如尘螨、猫、狗的皮垢、霉、花粉、牛奶等)以及非特异性理化因子(如吸入烟、尘等气味以及冷空气)。特别是烟雾可明显刺激支气管黏膜下的感觉神经末梢,反射性地引起迷走神经兴奋和咳嗽,在气道高反应的基础上导致支气管平滑肌痉挛,从而诱发支气管哮喘。吸烟与哮喘密切相关。

香烟燃烧时释放多种有毒化学物质,其中有害成分主要有焦油、一氧化碳、尼古丁、二噁英和刺激性烟雾等。焦油对口腔、喉部、气管、肺部均有损害。烟草烟雾中的焦油沉积在肺部绒毛上,破坏了绒毛的功能,使痰增加,导致支气管发生慢性病变,特别是哮喘及慢性阻塞性肺疾病。

人们往往重视一手烟对健康的危害,而忽视了二手烟及三手烟,其实这是个误区。二手烟是指每周至少有 1 次接触 15 分钟以上的烟草烟雾环境。而三手烟是指衣服、墙壁、地毯、家具甚至头发和皮肤等表面的烟草烟雾残留物。吸二手烟对身体的危害与主动吸烟相类似。儿童运动量大、自我保护能力差和免疫功能不完善等原因,最容易受到二手烟的伤害,二手烟对儿童健康的危害主要就是引发儿童哮喘,仅在美国二手烟就导致近百万患哮喘的儿童发病次数增加,症状加重。儿童是整个社会的未来,保护儿童免受二手烟甚至三手烟的危害,可以大大降低儿童哮喘发病次数,所以戒烟刻不容缓。

如果您本人或家属是烟民,而又是哮喘患者或小孩中有哮喘患者,那除了上医院及时治疗外,最重要的就是戒烟和劝阻周围的人员戒烟,让您周围永远都是无烟世界。戒烟让呼吸更通畅,让哮喘更易得到控制。让我们一起为哮喘患者创造一个优美健康的无烟环境吧!

复旦大学附属华山医院呼吸科　陈小东　夏敬文

肺癌是全世界发病率和死亡率均非常高的疾病,而且给患者的家庭带来非常大的经济负担,因此预防肺癌的发病是非常重要的。目前科学研究的结果明确提出:健康的生活方式可以有效地降低肺癌的发病,其中戒烟最为重要。

无论什么时候开始戒烟,戒烟始终可以降低患肺癌的风险。对于没有戒烟的女性烟民,每年每 10 万人中有 253 人患肺癌;已经戒烟的女性烟民,每年每 10 万人中只有 81 人患肺癌。对于没有戒烟的男性烟民,每年每 10 万人中有 232 人患肺癌;已经戒烟的男性烟民,每年每 10 万人中只有 73 人患肺癌。戒烟明显降低了患肺癌的概率,所以从今天开始戒烟是果断的选择。

虽然无论什么时候开始戒烟,戒烟始终可以降低患肺癌的风险,但是越早戒烟对身体健康的益处越明显。如果您在 30 岁就开始戒烟,那么您得肺癌的可能性接近那些不吸烟者,可是如果您选择 50 岁时才开始戒烟,那么您得肺癌的可能性有所降低,但还是高于那些不吸烟者。无论您现在几岁,无论您已经吸烟多少年,尽早戒烟是聪明的选择。

如果您还没有吸烟,不要加入"戒烟者"的队伍,从不吸烟是最明智的选择。吸烟的害处太多了,可以导致很多疾病,除了经常提到的肺癌和肺气肿以外,还对心脏有严重的影响,是造成冠心病的重要因素;对生育也有明显影响,可以导致不孕不育、异位妊娠、流产、畸胎、早产、新生儿低体重等诸多问题。不吸烟的您最为明智,您不仅仅将拥有健康的身体,而且会有一个幸福的家庭。

明智的选择:从不吸烟。

聪明的选择:早点戒烟。

果断的选择:从今天开始戒烟。

上海交通大学附属胸科医院呼吸科　李　榕

　　烟草危害是当今世界上最为严重的公共卫生问题,当今世界八大死因中有六个都与烟草使用有关。中国工程院院士、著名呼吸科疾病专家钟南山说,吸烟就像一部死亡发动机,它会使冠心病死亡风险平均增加76%,使猝死的相对危险增加3倍以上! 中国的烟民一直位居世界前列,目前,我国吸烟者每年死于烟草相关疾病的超过100万人,每分钟就有2人因吸烟或者相关疾病死亡。吸烟在给自己带来健康危害的同时也影响着别人,例如近日调查显示,广州45岁以上烟民一般烟龄长达20～30年的,普遍肺已先行衰老15～20岁,80%～90%男性肺癌与吸烟有关,20%～40%女性肺癌与吸烟或被动吸二手烟有关,吸烟量愈大、时间愈长、开始吸烟的年龄愈早,患慢性阻塞性肺疾病的危险性越大。因此戒烟对于每个烟民来说都势在必行。遗憾的是,国民的戒烟率很低,一个重要原因就是他们对吸烟危害的认识不够。

　　很多人错误地认为,只要吸烟人数少,房间面积足够大,烟味不是特别重,二手烟所产生的危害也会减低。事实上,要使有害烟雾稀释至允许浓度,就得每小时把居室内30立方米的空气更换5～6次,而目前常用的中央空调和普通空调均无过滤清除苯并芘等超微颗粒的功能。而且,一旦卷烟烟雾在室内形成就很难清除。研究证实,暖气、通风、空调系统的正常运行会把二手烟雾传送到建筑物中的每个角落。即便将吸烟者和非吸烟者分开、净化空气或安装通风设备,也不能消除二手烟雾对健康的危害。

　　当然,改变吸烟的习惯需要良好的耐心与规范。首先,要戒除对于烟草成瘾的依赖。它不仅是一种生活习惯,而是一种神经精神疾病。要想成功摆脱尼古丁的控制,治好烟草依赖这种疾病,就该像治疗其他疾病一样去医院寻求医生的帮助。由于烟草依赖的治疗是一个长期过程,在科学选择合理药物如伐尼克兰的同时也需要持续得到心理、社会等方面的支持。目前,上海多家医院开设专业的戒烟门诊,有的还开通了戒烟热线,烟民可以前往医院获取科学的戒烟建议和咨询。

　　戒烟率低的另外原因在于治疗的费用。据悉,3个月一个疗程的戒烟药物需1 500～2 100元,全部不纳入医保,这使得很多本欲戒烟的人望而却步。因此,医学专家们也正在呼吁将戒烟治疗的费用列入医保。此外,烟盒是烟民最好的“戒烟药”。国家不仅应规定在烟草包装上印制健康警示图片,以鼓励烟草使用者戒烟,而且危害最好说得越具体,越利于控烟。图片警告标签比文字标签的影响力更大,而且文盲和儿童也能看懂。图片警告标签能够激励吸烟者戒烟,劝阻未吸烟者不要吸烟。

总之,戒烟并不难,只要有端正的态度,再配合药物与心理支持加上自身的耐心,营造无烟环境与改善自身健康是完全可行的。只有人人参与,人人有责任感,才能早日营造出无烟的和谐社会。

同济大学附属第十人民医院呼吸科　宋小莲

睡眠呼吸病

打鼾，也就是老百姓常说的打呼噜，是人类睡眠中一种常见的现象。"打呼噜就是睡得香""呼噜打得越响，就睡得越沉"，这些在老百姓口中广为流传的话，其实是一种认识上的误区。打鼾是一种病态，它是睡眠时上气道存在狭窄的标志。有研究结果表明，每4个中重度打鼾的人中就会有1个被诊断为阻塞性睡眠呼吸暂停低通气综合征（OSAHS）。

OSAHS是睡眠过程中反复发生上气道塌陷，从而导致频繁的呼吸暂停或通气量减少的一种睡眠呼吸障碍性疾病。流行病学研究表明，该疾病在我国成年人中的患病率为4%。OSAHS患者睡眠过程中会造成间歇性低氧、二氧化碳潴留，破坏正常的睡眠结构，使睡眠效率降低，从而引起全身多器官的损害和疾病，包括引起或加重高血压、冠心病、顽固性心律失常、心力衰竭、2型糖尿病和胰岛素抵抗、脑卒中、妊娠高血压和子痫等。由于夜间睡眠结构受到破坏、睡眠效率下降，白天还会出现不可抗拒的嗜睡、记忆力下降、注意力不集中、开车容易打盹因而发生道路交通事故等现象。因此，OSAHS对人体健康的危害涉及全身多个器官，危害很广泛，需引起重视。

那么，什么样的打鼾需要引起我们的警惕呢？一般说来，如果出现以下表现：鼾声响亮而不规律，时断时续，声音忽高忽低；睡眠中有憋醒、睡眠不宁；睡眠不解乏、白天困倦、嗜睡、睡醒后血压升高或顽固性高血压；2型糖尿病及胰岛素抵抗、夜间心绞痛、顽固性复杂心律失常及难治性心力衰竭；睡眠浅、睡醒后头痛、口干；夜间睡眠遗尿、夜尿增多；老年痴呆、阳痿、性欲减退等，就需警惕OSAHS的发生，需进行夜间睡眠呼吸监测进一步明确诊断。另外，对于那些鼾声节律规整，没有呼吸暂停及明显缺氧症状的患者，也不能掉以轻心，随着年龄的增长，上气道阻塞会有所加重，当鼾声节律发生变化，并出现以上表现时，需及时就诊，进一步诊断和治疗。

上海交通大学医学院附属瑞金医院呼吸科 李 敏

171 睡梦中的杀手

——睡眠呼吸暂停综合征

年近中年的李先生最近总是夜间憋醒,白天只要一空闲下来,他的瞌睡就来了,而且总能在很短的时间里打起呼噜,他怀疑心脏出问题,到医院查了冠状动脉 CT 和动态心电图没有问题。李先生是患上了睡眠呼吸暂停低通气综合征(简称 SAHS)。

人们认为睡觉打呼噜、白天嗜睡是因为没休息好。实际上,SAHS 是一种全身性疾病,对全身各系统脏器产生危害。夜间睡眠时经常性的呼吸暂停会导致间断性低氧、睡眠紊乱、夜里睡不好、白天困倦。对于患有此症的司机来说,白天嗜睡有可能造成重大交通事故。睡眠呼吸暂停会使 30% 多的高血压患者病情加重,导致顽固性头痛和高血压;还会引发冠心病、夜间心绞痛、心肌梗死、脑出血、呼吸衰竭、夜间哮喘和脂肪肝、糖尿病以及老年性痴呆等;严重者可出现心脑血管意外而发生猝死。

诊断睡眠呼吸暂停主要从三个方面考虑:一是中重度打鼾,是指打呼噜的声音比普通人说话的声音响亮,甚至呼噜声大到同房间的人无法入睡。有的人在睡眠时由于体位不正偶尔打呼噜,或是只比正常呼吸粗重的轻度打鼾都不用太紧张。二是睡眠中有呼吸暂停,一次暂停 10 秒钟以上,一晚 7 小时睡眠呼吸暂停 30 次以上。三是白天严重嗜睡,根据国际通用嗜睡量表评价,得分在 9 分以上。如果想自己在家先测一下打鼾时间,可以在晚上睡觉前在身旁放个录音机,连续录 7 小时,计算自己在夜晚睡眠过程中打呼噜的时间。如果要确诊,就要到医院做进一步检查。

研究显示,SAHS 的患病率随年龄的增加而增加,且男性患者明显多于女性,其危险因素还有肥胖、饮酒和吸烟。睡眠呼吸暂停患者的"标准体型"是肥胖、脖子短粗,脂肪在脖子处堆积,导致气道狭窄,所以,超过标准体重 20% 以上的肥胖者多数有中重度打呼噜。患者减肥后,打呼噜也会不同程度地减轻。另外,长期大量饮酒、重度吸烟也是睡眠呼吸暂停的危险因素。

一旦患上 SAHS 要积极治疗,治疗此病的方法有:病因治疗、找出患病原因、对症治疗。控制体重,对于患病的肥胖患者,减肥是关键。气道正压通气,这种治疗方法是在睡觉的时候戴上一个仪器,可以改善气道的通气状况。

同济大学附属第十人民医院呼吸科　宋小莲

——两个真实的故事

如今不少人知道,"鼾声如雷"并不意味着"睡得香,睡得深",其中可能潜伏着某种不利于健康的因素。然而,究竟睡眠打鼾有多大的危害呢? 有什么方法可以预测呢? 下面通过几个真实的故事来告诉大家。

(1) 误诊为中风(卒中):一个秋冬季节,有位 65 岁的台湾老妇人,因为天气寒冷而患了感冒,老妇人自己拦了出租车前往医院,当汽车驶到医院门口时,她已变得神志不清。送入急诊后,体格检查发现:老妇人左下肢肌力明显降低,当时高度怀疑患者发生了中风,而患者的血气分析结果为呼吸衰竭。当即行气管插管、呼吸机辅助通气。治疗后这位老妇人很快苏醒,各种症状和体征也随之好转,不久就拔了管。再仔细询问老妇人,得知 2 年前她在旧金山时曾有一次类似发作,当时亦给予插管通气治疗 2 天后即好转拔管,那时医生诊断为:慢性支气管炎、呼吸衰竭。

(2) 误诊为心绞痛:有一香港老妇,平日夜间时有胸痛的感觉,在社区就诊时被诊断为冠心病、心绞痛。一次老人不小心感冒了,并且很快出现了昏迷症状,家人急忙送老人去医院就诊。当时患者血压下降,心电图示 ST 段压低,结合老人在社区的病史记录,诊断为:心绞痛。但老人的血气分析显示 Ⅱ 型呼吸衰竭,为了让老人赶快苏醒过来,当即行气管插管、呼吸机辅助通气。不久老人就好转了,拔管后她做了与心血管相关的进一步检查,结果出人意料:老人并没有冠心病、心绞痛。再仔细询问老人,方知老人平时睡觉会打鼾。

初看这两位患者,他们的病情各不相同,但进行了整夜的多导睡眠监测(PSG)结果表明:他们皆患有呼吸睡眠暂停综合征,罪魁祸首就是打鼾。由此可见,打鼾的危害绝不仅仅是过响的鼾声给他人带来的不便,而更需要引起注意的是:鼾症患者由于夜间频发呼吸暂停造成供氧不足而出现低氧血症,长期的低氧血症会引起各种并发症,如脑卒中、高血压、心绞痛、心律失常等,这些疾病都将给人们的健康带来极大的危害。如果在治疗其他疾病时,忽视了患者存在的睡眠呼吸暂停综合征,那么有可能会发生更为严重的后果。

上海交通大学医学院附属瑞金医院呼吸科 李 敏 李庆云

睡眠呼吸暂停综合征的主要症状包括：① 夜间睡眠打鼾，出现鼾声间歇，呼吸暂停，患者有多年打鼾的历史，近年来一起居住的人反映睡眠过程中有呼吸憋气现象。② 夜寐不安，大部分患者诉夜间睡眠不佳，早晨睡不醒，晨起头痛，少数醒后有不自主动作和定向力改变。1/3 患者诉有间歇性夜间上呼吸道窒息感，发作偶然，但常引起恐惧感。③ 日间嗜睡，可发生于日间任何时间，起初多发生于午后或晚间，与正常人的睡眠节律相仿，因此需与生理性疲劳所致日间困倦相鉴别。睡眠呼吸暂停低通气综合征（OSAHS）患者的嗜睡通常逐渐加重，也可很快产生，且难以克制。起初，仅仅出现在单调活动后，如看书、读报或高速路长时间单调孤独驾驶时。此后逐渐严重时，可影响日常生活，如会议、交谈、操作以及驾驶时。④ 有些患者虽然不表现嗜睡，但常抱怨注意力不集中，记忆力下降。⑤ 夜尿增多，目前研究表明夜间多尿主要与心房利尿肽（atrial natriuretic peptide，ANP）分泌增多有关。⑥ 精神心理改变：部分患者出现性格改变，易怒或抑郁。

夜间多导睡眠图（PSG）监测是诊断睡眠呼吸暂停综合征的最准确、标准的方法，它可以记录患者睡眠时的脑电图、心电图、肌电图、胸腹式呼吸运动、鼾声、口鼻气流、血氧饱和度、体位等睡眠呼吸参数。通过对以上参数的记录与分析，对 OSAHS 进行诊断，并可确定患者的睡眠质量、呼吸暂停次数和低氧程度，最后判定病情的轻重程度。其他相关检查还包括：① 一般生化或血液检查多正常。部分患者存在低氧血症或因低氧而导致红细胞增多。可疑白天通气不足或出现呼吸衰竭者可行血常规、血气分析及肺功能检查。可疑甲状腺功能低下者测定甲状腺激素水平。在 OSAHS 中筛查代谢异常者，除测量腰围、血压之外，测定空腹血脂，必要时进行 OGTT 实验。② 影像学检查可以定量地了解颌面部异常的程度。③ 鼻咽镜检查有助于评价上气道解剖异常的程度，对考虑手术治疗有帮助。④ 动态心电图检查发现睡眠期心律失常或睡眠状态下心率波动幅度较大者，常提示 OSAHS 的可能。⑤ 动态血压监测可以发现血压的昼夜节律消失，并表现为非杓型甚至反杓型。

上海交通大学医学院附属瑞金医院呼吸科　李庆云　李　宁

174 哪些人容易患睡眠呼吸暂停综合征

（1）年龄和性别：成年后随年龄增长患病率增加；男性患病率高于女性，但是女性绝经后患病率明显增加。70岁以后患病率趋于稳定。

（2）肥胖和体重进行性增加：体重超过标准的20%或以上，体重指数（body mass index，BMI）≥25千克/平方米。肥胖是睡眠呼吸暂停低通气综合征（OSAHS）的重要原因，而OSAHS又可加重肥胖。

（3）家族史：已经证明OSAHS具有明显的家族聚集性，有家族史者患睡眠呼吸障碍的危险性增加2～4倍，一级亲属患OSAHS者发生睡眠呼吸障碍的机会是21%～84%（对照组仅为10%～12%）。遗传倾向性可通过颜面结构的不同表现出来，也可通过肥胖这一途径使之易患OSAHS。

（4）上气道解剖异常：包括鼻腔阻塞（鼻中隔偏曲、鼻甲肥大、鼻息肉、鼻部肿瘤等）、Ⅱ度以上扁桃体肥大、软腭松弛、悬雍垂过长、过粗、咽腔狭窄、咽部肿瘤、咽腔黏膜肥厚、舌体肥大、舌根后坠、下颌后缩、颞颌关节功能障碍及小颌畸形等。

（5）长期大量饮酒和（或）服用镇静催眠药物：饮酒与睡眠呼吸紊乱相关，特别是在睡觉前饮酒。饮酒使人的呼吸中枢对缺氧及高二氧化碳的敏感性下降，可以使颏舌肌以及其他上气道扩张肌肉的张力下降，进而使上气道更易塌陷而发生呼吸暂停，还能抑制中枢唤醒机制，延长呼吸暂停时间。中枢神经系统镇静剂，如催眠药或镇静剂，在睡前服用可以发挥如过度饮酒的作用。

（6）长期重度吸烟：吸烟通过引起上气道的慢性炎症等因素引发或加重OSAHS。

（7）其他相关疾病：包括甲状腺功能低下、肢端肥大症、垂体功能减退、淀粉样变性、声带麻痹、小儿麻痹后遗症或其他神经肌肉疾患（如帕金森病）、长期胃食管反流等。

上海长征医院呼吸科　李　兵　赵黎明

175 打鼾会诱发哮喘吗

鼾症即通常所说的打鼾,是睡眠过程中的一种普遍现象,在成人及儿童中都很常见。当呼吸道气流受到限制,气流高速通过上呼吸道的狭窄部位时产生涡流,在口腔或咽喉软组织附近发生振动时,就会引起粗重响亮的鼾声。当呼吸道中的气流被压迫到一定程度时,会出现明显的呼吸中断,称为睡眠呼吸暂停。发生严重的上气道阻塞时,可出现夜间间歇性憋气、憋醒、咳嗽、心慌等类似哮喘发作的症状,可能被误诊为哮喘。那么,打鼾和哮喘之间存在怎样的联系呢?

一项关于哮喘患者的统计数据表明,这些人群比非过敏人群更容易打鼾。原来,反复的哮喘发作容易导致气道慢性炎症,引起上气道黏膜水肿增厚等结构改变,上气道肌肉在睡眠时更易塌陷。此外,哮喘患者中常伴有过敏性鼻炎、鼻窦炎,睡觉时可出现鼻塞、鼻咽部分泌物增多等,导致上气道狭窄或闭塞,进而引起睡眠呼吸暂停。对于儿童来说,呼吸道感染容易诱发哮喘,反复发作又会导致免疫力下降,甚至引起慢性扁桃体肥大,诱发儿童鼾症。

哮喘患者伴发睡眠呼吸暂停容易诱发夜间哮喘。鼻腔是肺的过滤器,干燥的空气经过温暖、湿润的鼻腔进入咽喉部可减少对气道的刺激。打鼾者睡眠过程中容易出现张口呼吸,尤其在鼻炎、鼻窦炎患者中更为常见。干燥的冷空气直接进入咽喉部及气管内,刺激哮喘患者原本脆弱敏感的气道,从而诱发夜间哮喘的发作。同时,睡眠在呼吸暂停的过程中,患者用力吸气使胸腔负压进一步增加,食管下括约肌跨压差增大,当其超过食管下括约肌张力时,则可由于吮吸作用使胃内容物反流至咽喉部,刺激气管,引发支气管痉挛。

另外,睡觉时副交感神经兴奋性增强,引起支气管平滑肌收缩。在此基础上,睡眠呼吸暂停时胸腔负压增加,兴奋迷走神经,导致支气管平滑肌进一步收缩。反复上气道阻塞及软组织的振动,刺激声门与喉部的神经受体,也可引起反射性支气管收缩。气道刺激物的增多及支气管强烈收缩的共同作用可诱发夜间哮喘发作,在这种情况下,哮喘常规治疗效果常常不能令人满意。因此,经过正规治疗,症状仍不能改善的,尤其是夜间频发哮喘的患者,应当考虑是否同时合并有鼾症,并及时到医院就诊。只有正确认识两者的关系,进行合理有效的治疗,才能改善患者的预后及生存质量。

复旦大学附属中山医院呼吸科　李善群　吴晓丹

176 打呼噜会影响开车安全吗

这个答案是肯定的。因为全球每天有 4 万～5 万人在 200 万次交通事故中丧生,而研究表明,30%～50%的意外事故由司机驾车时打瞌睡引起。国外对患有严重打呼噜和阻塞性睡眠呼吸暂停低通气综合征(OSAHS)司机的调查,也验证了上述观点:OSAHS 患者发生交通事故的概率是正常人群的 7.2 倍,至少 60%患者有过一次驾驶时入睡情况,而 1/4 的人可能在 1 周内就出现一次驾驶时入睡。调查发现我国驾驶员中,每百人中有 9 人患 OSAHS。因此,OSAHS 是造成疲劳驾驶的主要因素,却又是最容易被忽略的疾病,所以 OSAHS 可能成为影响个人,甚至社会公共安全的隐患,值得我们共同关注。

OSAHS 主要的临床表现为打呼噜,"夜间鼾声如雷的人一定睡得香"这一论断已逐渐被否定。事实上,我们常见到这类患者在睡眠过程中打呼噜,并伴有呼吸暂停,也就是呼吸突然停止,过一会儿又重新开始。这是因为气流停止后,人脑子里会发生一种惊醒(虽然人没有从睡梦中醒来,但是从脑电图已出现觉醒的波形),喉咙里气流恢复正常,呼噜声停止。整夜如此反复多次出现上述现象,规则的睡眠结构遭到破坏,深睡眠时间严重不足,进而导致白天打瞌睡,这类患者如果不经治疗开车上路,有可能造成不良后果。

究竟有哪些因素造成了这些不良后果呢? ① 夜间睡眠不佳造成白天困倦,注意力不集中,反应能力、判断力差,警觉性下降等变化。② 引起记忆力下降,对经常跑的路段、路障、转弯记忆不清。③ 打呼噜患者性格烦躁、易怒或孤独,常会出现强行超车或让车时动作迟慢,进而酿成车祸。

目前,部分国家已建议患有 OSAHS 的驾驶员在出现相应症状时,应立即进行临床评估和治疗,否则不能继续上路。我们倡导"健康睡眠,平安出行",职业司机、私家车主们,特别是平时睡觉打呼噜者,最好及时进行睡眠呼吸监测,若发现问题,必须及时治疗,避免悲剧的发生。

上海交通大学医学院附属瑞金医院呼吸科　李　敏　李庆云

177 切莫忽视儿童打呼噜

邻居的儿子今年 8 岁,最近家长发现他在睡觉时呼噜声很响,而且老是张着嘴,早上起来感觉口干,白天上学注意力不能集中,学习成绩下降。到医院检查,确诊为睡眠呼吸暂停综合征,经相应治疗后病情好转。

儿童患睡眠呼吸暂停者不在少数,据调查,7%～9%的儿童有习惯性打呼噜,而睡眠呼吸暂停的发生率为 2%左右,大多数习惯性打呼噜的儿童不一定有睡眠呼吸暂停。但睡眠呼吸暂停可见于任何年龄段的儿童,最早者在新生儿期即可发病。睡眠呼吸暂停影响生长发育,由于儿童正处在生长发育期,睡眠呼吸暂停对身体健康的影响不容忽视。主要表现有夜间鼾声较大,张口呼吸,吸气时可见胸部内陷,有时出现夜惊,遗尿频繁,睡眠期动作异常。睡眠呼吸暂停还和夜间癫痫发作相关。白天则表现频繁打瞌睡,同时可伴有其他异常表现,如注意力不集中、好动、性格突然改变、智力减退、学习成绩下降等,有的则表现为发育滞后。

儿童睡眠呼吸暂停易误诊,由于儿童患睡眠呼吸暂停的临床表现并没有特异性,因此容易和以下疾病混淆。

（1）缺钙:儿童患者夜间睡眠不宁,而且因长期吸气阻力增大而导致胸廓发育畸形（鸡胸）,容易被误诊为儿童缺钙。如果观察到有打鼾、明显夜间呼吸不畅等症状,则可能是由于睡眠呼吸暂停造成。

（2）弱智:因睡眠呼吸暂停,患者睡眠质量受到严重影响,表现出白天嗜睡、记忆力下降、学习成绩差等症状,容易被误认为是儿童弱智。

（3）慢性鼻炎和咽炎:儿童患者多数是因为扁桃体腺样体肥大引起的,患者有鼻塞、流涕、头痛等症状,易被误认为是慢性鼻炎。另由于夜间张口呼吸,常常导致口干、咽部不适,还常会被误以为是咽炎。

引起儿童睡眠呼吸暂停的主要原因是扁桃体、腺样体肥大,或鼻部、颌面部畸形以及肥胖等。因此,对睡眠呼吸暂停综合征的早期发现和确诊相当重要。临床经验证实,经过治疗,大部分孩子的症状会得到改善。

上海交通大学医学院附属瑞金医院呼吸科　李庆云

现代化进程的加快,不可避免地加大了人们的工作压力,生活节奏加快,生活方式发生了很大的变化。随之而来的睡眠问题及相关疾患成为当前影响公众健康最常见的病症之一。根据国内的一项调查,我国有38％的人群存在各类睡眠问题。睡眠问题及相关疾患与心理障碍、脑功能异常、躯体功能紊乱及其他多种疾病均存在密切的联系。睡眠相关疾患甚至不单是临床医学问题,它与保持社会稳定和经济协调发展息息相关。有资料显示,在欧美等国,每年因睡眠相关疾患导致的医疗费用、人身伤亡及操作失误等经济负担和损失高达数百亿美金。在我国,人们对睡眠问题及相关疾患导致的危害还缺乏足够的认识;睡眠相关疾患对国民经济发展的负面影响还未引起全社会足够的重视;较大群体的睡眠障碍问题亟需科学化引导和管理;我国自主睡眠药物及睡眠健康产品的科技研发还严重滞后于当前社会发展的客观需要。

我们倡导"科学管理睡眠"应涵盖以下三个层面。

第一,对睡眠的科学认知。符合科学的健康睡眠是保持旺盛精力和充沛体力的重要因素。在社会高速发展的形势下,我们通常很重视个人的某些能力,如工作能力、创造力、学习能力等,却忽视个体面对各种逆境时的主动调控能力,形成工作能力强而心理脆弱,意志坚强,而睡眠被剥夺。这是导致睡眠障碍的重要环节之一。对此,应对广大民众进行睡眠相关科学知识的普及和宣教,以提高公众对健康睡眠的自我管理能力。

第二,睡眠障碍的诊断与治疗需要科学管理。睡眠障碍的突出特点是发病原因差异大。如何找准患病原因,正确诊断,个体化干预,实现对睡眠障碍的科学、合理的管理是每个卫生工作者面临的实际问题。因此,需对临床医师的诊断、治疗加以规范和培训。

第三,睡眠健康产品研发的科技含量有待提高。我国人口众多,睡眠障碍群体较大,然而,具有我国自主知识产权的助眠相关产品却很少,且科技含量不高。在促进健康睡眠方面,如睡眠环境、卧具、助眠系统等,存在着广泛的科技研发空间;对于目前已上市的助眠产品应予科学验证,给大众安全、有效的高科技助眠系统。

上海交通大学医学院附属瑞金医院呼吸科　李　敏　李庆云

不健康睡眠一：平时通宵，周末狂睡

误区：有些人平时工作很辛苦，有时加班到了凌晨，但第二天还是得六七点爬起来去上班。睡眠严重不足，怎么办？周末在家恶补睡眠，睡个 20 小时，把平时的都补回来。还有些人今天听说 8 小时睡眠足够，明天听说 7 小时睡眠长寿，到底多少小时睡眠好，自己也搞不清楚。不过据说充足的睡眠既美容又养颜，那就睡 10 小时。

专家分析：保证每天正常睡眠时间。每天保证正常的睡眠时间是很重要的，一般成年人应该在 6～9 个小时。比如晚上 10～11 点睡觉，早上 6～7 点起床，这样可以使人维持一个较稳定的生物节律，对人体身心都是有益的。对于睡眠时间的长短，没有统一的说法，因人而异，可以分为长睡眠型（8 小时左右）和短睡眠型（6 小时左右），其实 4～10 小时都属于正常范围，主要以第二天醒后精神饱满为准。实际上，各种人群对睡眠的要求是不同的。一般而言 10～18 岁的人群，每天需要 8 小时的睡眠时间，18～50 岁的人群，每天需要 7 小时的睡眠时间，50～70 岁的人群，每天需要 5～6 小时。特别对于上了年纪的人，睡眠质量比不上年轻人是自然规律，只要不影响身体健康就好。关于每天应该睡多少小时，因个人体质存在差异，只要符合自己的睡眠习惯、能够保证白天精力充沛、醒后没有疲乏感即可。很多伟人，他们睡得很少，但却精力旺盛，原因在于他们补充的主要是深睡眠，量虽少、质却高。

不健康睡眠二：睡前保持安静少运动

误区：有些人，晚上一有活动，就会睡觉时兴奋得睡不着。所以，他们认为吃完饭就应保持安静，连一些正常的低运动量活动也拒绝参与。本来白天就在单位里坐了一天，回家后继续坐着，坐到睡觉前反而睡不着了。

专家分析：适量运动促睡眠。临睡前的过量运动，会令大脑兴奋，不利于提高睡眠质量。但适量的体育运动，能够促进人的大脑分泌出抑制兴奋的物质，促进深度睡眠，迅速缓解疲劳，并从而进入一个良性循环。特别是脑力工作者，一天下来可能都没什么活动，而晚饭后的轻微活动反而可以有助睡眠。研究发现，临睡前做一些如慢跑之类的轻微运动，可以促进体温升高。当慢跑后身体微微出汗时（一般来讲在 20～30 分钟为宜），随即停止。这时，体温开始下降。当

30~40分钟后睡觉时，人将很容易进入深度睡眠，从而提高睡眠质量。

不健康睡眠三：公交地铁上补睡眠

误区：有些人晚上喜欢熬夜工作，觉得好在公司与家距离甚远，无论是坐地铁，还是坐公交车，只要一坐下来就打瞌睡，一路睡到公司，认为这样的补眠方式，既没影响工作，又不耽误睡觉。

专家分析：深睡眠使人力得到充分恢复。人的睡眠大致分为"非快速动眼睡眠"和"快速动眼睡眠"两个阶段，在前一个阶段中，又可以分为"浅睡眠"和"深睡眠"两个过程，这两个过程在睡眠中循环多次。人们只有在睡眠中经历了几个"深睡眠"过程后，才能使疲劳得到充分的消除。但是，在汽车上睡觉、打盹、补觉，容易受到各种因素的干扰，汽车的晃动、光线的刺激、声音的影响、空间的狭窄等都不容易使人进入"深睡眠"状态，而在"浅睡眠"状态下休息，只能使人得到不充分的恢复。我们经常听到有同事抱怨，车里睡了一觉后，反而觉得腰酸腿疼、疲乏无力。另外，在车上睡觉，还容易导致生病；车上小睡后，最容易落枕，因脖子歪向一边睡觉，容易使一侧的脖子肌肉疲劳，所以很容易落枕；还有，在车上睡觉，车门开关、风扇吹动，一不小心就容易着凉。白天疲劳的时候小睡一段有助于体能的恢复，但是尽量不要选择在车上睡。

不健康睡眠四：睡得不好用吃来补

误区：有些人觉得睡眠不好，就多吃些人参、鹿茸等补品，不但有益于提高睡眠质量，而且补得好了，就是适当减少些睡眠时间，问题也不大。

专家分析：学会睡个"子午觉"。美国医学教授威廉·德门特说："睡眠是抵御疾病的第一道防线。"他发现，凡是在凌晨3点钟起床的人，第二天的免疫力就会减弱，血液中有保护作用的杀病菌细胞也会减少1/3。所以，我国民间流传的"吃人参不如睡五更"这句话是很有道理的。我国传统养生学提倡睡"子午觉"。"子"是指夜间的23点至凌晨1点，"午"是指白天的11~13点。认为睡"子时"可以养精蓄锐，而睡"午时"则可以顺应阳气的开发。为了保证深睡眠，应该尽量做到早睡早起。虽然很多白领工作繁忙，但宁可把工作时间提前开始，也不宜推迟结束。晚上22点至凌晨4点，是最佳睡眠时间，入睡的最晚极限不能超过23点。过了23点后，人反而会变得兴奋，更难入睡。凌晨两三点，是熬夜的人感到最困的时候,而天亮后,人就开始进入浅睡眠期,这时候开始多梦、易醒。有些人喜欢睡"回笼觉"来增加睡眠时间,当然,这不失为补充睡眠不足的一个办法,要提醒的是,"回笼觉"补充的主要是浅睡眠,效果不如早睡早起获得的深睡眠更好,宁可早上 5 点起床,也不要到晚上 0 点才睡觉。此外,睡午觉也是个很好的睡眠习惯。临床基础研究已经证实,深睡眠在一天中有几个阶段,在中午 12 点至下午 14 点之间,有半小时的深睡眠期,但具体从哪个时段开始,因个人情况而异。因此,中午小睡片刻,可以争取半小时深睡眠,帮助人体功能的自行修复。从人的能量消耗和补充平衡角度,午睡也很有道理。因为从清晨到中午,从中午到晚上入睡前,这两个时段都有七八个小时,持续运作会让人体各部分的效能降低,尤其是脑力劳动者,午睡是有效的"充电"手段,小睡片刻换来的是下午工作的高效率。但午睡并不需要过久,半小时足够,最多不超过 1 小时,否则会影响晚上的睡眠。

上海交通大学医学院附属瑞金医院呼吸科　李　敏　李庆云

睡眠呼吸暂停综合征(OSAS)可造成多脏器多系统损害,严重危害健康。

(1) 引起高血压,增加冠心病、心肌梗死、中风(卒中)等心脑血管事件的发生风险,严重者可因夜间睡眠中过长的呼吸暂停而猝死。2012年顶级医学杂志JAMA发表的研究表明睡眠呼吸暂停低通气综合征(OSAHS)可增加新发高血压风险。拒绝相关治疗或治疗不正规的患者,在12年后新发高血压的风险明显增高;正规治疗的患者新发高血压的风险明显降低。OSAS不仅可增加高血压患病风险,还可使血压正常昼夜节律消失,正常情况下睡眠过程中血压低于白天(杓型),而OSAS患者夜间血压不降低(非杓型),甚至部分患者会升高(反杓型),早晨醒来后血压会比较高。合理使用降压药物后血压控制仍不理想的患者,部分原因是合并了OSAS。因此使用多种降压药物联合降压但血压控制仍不理想的患者,尤其是存在夜间憋醒、晨起头痛咽干、记忆力迅速下降者,应主动行睡眠呼吸监测,筛查是否存在OSAHS。

(2) 增加新发2型糖尿病、高血脂风险,加剧肥胖度。睡眠呼吸暂停低通气综合征与代谢综合征(诊断标准为达高血压、胰岛素抵抗、高血脂及肥胖中的3条及以上)并称为Z综合征。随着OSAS严重度增加,新发2型糖尿病、高血脂的风险增加。OSAS人群2型糖尿病的患病率(高达15%～30%)明显高于正常人群。OSAS对血脂的影响主要表现为三酰甘油(甘油三酯)及胆固醇酯的升高、高密度脂蛋白的降低,进而动脉粥样硬化性疾病也随之增加。若不重视治疗,可影响其血糖、血脂的长期有效控制,并使血糖波动幅度增加。肥胖者较非肥胖者更易发生OSAHS,颈部脂肪过度堆积可增加呼吸暂停及低通气次数。睡眠中反复发生呼吸暂停、间歇性低氧、睡眠紊乱等病理生理现象,以及该病对血糖、血脂的损害等多种途径加剧肥胖程度,并共同危害健康。

(3) 呼吸系统:① 突然发生的昏迷、呼吸衰竭,而难以用"基础疾病"状态来解释,若同时存在OSAS的易患因素,要考虑到OSAS合并呼吸衰竭的可能。② 夜间反复发生的喘息,按支气管哮喘治疗效果欠佳者,也需考虑有无OSAHS可能;且OSAHS本身也可加重夜间哮喘的症状。慢性阻塞性肺疾病患者常合并OSAS,称为重叠综合征,除咳嗽、咳痰、气短等常见症状,通常表现为不能仰卧位睡眠,多采用半卧位睡眠,且患者常入睡困难、频繁觉醒,觉醒时伴有焦虑和紧张,夜间严重的打鼾,智力恶化、记忆力减退,并可能有晨起头痛、白天嗜睡,可伴有性格改变、异常运动行为等。常有发绀、桶状胸、肥胖、短颈、缩颌、口咽腔狭窄等体征。血红蛋白及血细胞比容（红细胞压积）增高。血二氧化碳分压升高、血氧分压下降，睡眠中发生更为严重和持续时间更长的低氧血症。总之，重叠综合征表现出更加严重的睡眠呼吸紊乱。

（4）泌尿生殖系统：部分 OSAS 患者因有明显的性功能障碍而直接到男性科或泌尿外科就诊。男性科诊断器质性性功能障碍的方法是观察患者夜间有无阴茎的勃起。生育期男性只是在快速动眼睡眠期才出现勃起现象，而许多 OSAHS 患者因反复呼吸暂停，睡眠受到严重影响，快速动眼睡眠期明显减少，所以容易被误诊为"器质性性功能障碍"。中老年男性因夜尿次数增多则到泌尿外科就诊，易被怀疑为前列腺增生。要做相应的鉴别。

（5）消化系统：OSAHS 可引起和（或）加重胃食管反流，而胃食管反流又可加重 OSAHS。二者相互影响并使病情加重；OSAHS 还可导致低氧性肝功能损害等。因此相关表现要考虑 OSAHS 可能。

（6）内分泌系统：OSAHS 是代谢综合征的独立危险因素；而甲状腺功能低下、肢端肥大症、垂体功能减退等则可导致睡眠呼吸暂停发生。

（7）神经及精神系统：许多 OSAHS 患者有晨起头痛，因此，对于神经科检查无阳性发现，对症处理无效的"不明原因头痛"患者，要考虑到 OSAHS 可能。OSAHS 可引起和（或）加重脑血管疾病，重视脑血管疾病合并 OSAHS 的诊断和治疗，可能对患者的康复和预后具有重要意义。另外，OSAHS 还可导致癫痫及老年性痴呆等，对认知功能产生影响。OSAHS 可致情绪变化，有些患者自觉不适，有时症状或抱怨较多，但常规检查无阳性发现，由于反复查体都正常，而易被误诊为"神经官能症"。

（8）血液系统：除红细胞增多、血细胞比容上升、血液黏滞度增高之外。OSAHS 患者还可表现有睡眠期自发性血小板聚集性增加。另外。OSAHS 致促凝、抗凝因子及纤溶活性变化与血栓形成及动脉粥样硬化相关，需引起重视。

（9）眼、耳、鼻、喉：鼻炎、咽炎与 OSAHS 可能互为因果。OSAHS 可引起听力下降。已报道 OSAHS 合并的眼部疾病包括眼睑松弛综合征、非动脉炎性前部缺血性视神经病变、青光眼、视盘水肿等。

另外值得注意的是，女性患者在更年期因受黄体酮激素分泌下降等因素的影响，OSAHS 的患病率明显增高。绝经后女性有夜间憋气、白天乏力、嗜睡等症状，容易被误诊为更年期综合征。妊娠期可出现睡眠时低氧血症、打鼾甚至睡眠呼吸暂停,需要引起临床关注,避免对母婴的双重影响。此外,多囊卵巢综合征患者由于卵巢功能失常易发生睡眠呼吸暂停。

总之,OSAHS可造成多系统、多脏器损害。重视健康、重视 OSAHS,刻不容缓!

上海交通大学医学院附属新华医院呼吸科　任涟萍　孙依萍

181 家人打鼾需如何提防

当您和您的家人夜间睡眠时打鼾并且鼾声忽高忽低，或有在睡眠中憋醒，或早晨起床时感到头痛、口干，白天容易打瞌睡等情况时，应该想到他可能患有睡眠呼吸暂停综合征，应该及时去医院进行相关的检查。目前诊断该病最准确的方法就是进行多导睡眠仪监测（PSG）。

睡眠呼吸暂停综合征的预防有些困难，因为它涉及多种因素，但适当的预防还是可以改善此症。首先，要养成良好的睡眠卫生习惯：睡前 3～4 小时内不再饮用浓茶、咖啡或过饱地进食，这会影响睡眠质量。其次，要定时入睡，按时起床，若时有打鼾，则侧卧位睡眠，可改善呼吸暂停的程度。比较理想的体位训练是抬高头部和胸部，采用水平成 30°～45°角的睡姿。另外，戒烟、戒酒也十分重要，特别是戒酒，饮酒可以使非打鼾者或无呼吸暂停者发生呼吸暂停。饮食方面虽然没有特殊的限制，但肥胖是一个十分明确的危险因素，因而低脂饮食、增加活动、减轻体重十分必要。平时睡眠呼吸暂停综合征患者需避免服用镇定安眠类药物，否则会加重夜间症状。

此外，夜里能否睡得好，晚上吃了什么也非常重要。《黄帝内经》里曾有"胃不合则卧不安"的说法；临床营养学家也指出，导致睡眠障碍的原因之一，就是晚餐中吃了一些"不宜"的食物。那么，究竟需要避免哪些食物呢？① 咖啡因：很多人都知道，含咖啡因食物会刺激神经系统，还具有一定的利尿作用，是导致失眠的常见原因。② 辛辣食物：其实，除此以外，晚餐吃辛辣食物也是影响睡眠的重要原因。辣椒、大蒜、洋葱等会造成胃中有灼烧感和消化不良，进而影响睡眠。③ 油腻食物：油腻的食物吃了后会加重肠、胃、肝、胆和胰的工作负担，刺激神经中枢，让它一直处于工作状态，也会导致失眠。④ 有饱腹作用的食物：还有些食物在消化过程中会产生较多的气体，从而产生腹胀感，妨碍正常睡眠，如豆类、大白菜、洋葱、玉米、香蕉等。⑤ 酒类：睡前饮酒曾经被很多人认为可以促进睡眠，但最近的研究证明，它虽然可以让人很快入睡，但是却让睡眠状况一直停留在浅睡期，很难进入深睡期。所以，饮酒的人即使睡的时间很长，醒来后仍会有疲乏的感觉。

上海交通大学医学院附属瑞金医院呼吸科　李　敏　李庆云

（1）刷牙洗脸擦身：睡前刷牙比早晨更重要，不仅可清除口腔积物，并且有利于保护牙齿，对安稳入睡也有帮助；电视看完后，洗洗脸、擦擦身，以保护皮肤清洁，使睡眠舒适、轻松。

（2）梳头：古医家探明头部穴位较多，通过梳理，可起到按摩、刺激作用，能平肝、熄风、开窍守神、止痛明目等。早晚用双手指梳到头皮发红、发热，可疏通头部血流，提高大脑思维和记忆能力，促进发根营养，保护头发，减少脱发，消除大脑疲劳，早入梦乡。

（3）散步：平心静气地散步 10～20 分钟，这会使血液循环到体表，入睡后皮肤能得到"活生生"的保养。躺下后不看书报，不考虑问题，使大脑的活动减少，较快进入睡眠。

（4）喝杯加蜜牛奶：古代民间流传这样一句话："朝朝盐汤，暮暮蜜。"就是说早喝淡盐开水，晚饮蜜糖水。据国外医学专家研究，牛奶中含有促进睡眠的 L-色氨酸。睡前 1 小时喝杯加蜜的牛奶，可助眠。蜂蜜则有助于整夜保持血糖平衡，从而避免早醒，尤其对经常失眠的老年人更佳。

（5）开窗通气：保持寝室内空气新鲜，风大或天冷时，可开一会儿窗，睡前再关好，有助于睡得香甜。但注意睡时不要用被蒙头。

（6）洗（搓）脚：民谚曰"睡前烫烫脚，胜服安眠药""睡前洗脚，胜服补药""养树护根，养人护脚"等。早在 1 400 多年前孙思邈就提出寒从脚上起的见解："病从脚上来，双脚如树根，治脚治全身……"国外医学家把脚称为"人体第二心脏""心之泵"，十分推崇脚的保健作用。中医学认为，脚上的 60 多个穴位与五脏六腑有着十分密切的联系。若能养成每天睡觉前用温水（40～50℃）洗脚、按摩脚心和脚趾，可起到促进气血运行、舒筋活络、恢复阴阳平衡状态的作用。对老年人来说，更具有祛病健身的功效。前人对洗脚的作用早有肯定：春天洗脚，升阳固脱；夏天洗脚，暑湿可祛；秋天洗脚，肺润肠濡；冬天洗脚，丹田温灼。

上海交通大学医学院附属瑞金医院呼吸科　李　敏　李庆云

首先,改变生活习惯能够改善打鼾。根据睡眠呼吸暂停综合征的诊治指南,对于每一位患者,均应首先在生活习惯上给予多方面的指导。众所周知,肥胖与打鼾和睡眠呼吸暂停综合征关系密切:肥胖者咽部周围软组织增生肥大,入睡后易阻塞气道而导致打鼾和呼吸暂停;另一方面,肥胖者内脏脂肪的过多积聚,上顶横膈,可影响横膈运动,妨碍上气道和肺脏的伸展。因此建议所有肥胖者都将减肥、控制饮食和体重作为治疗睡眠呼吸暂停综合征的基础。另外,侧卧位睡眠可通过减轻睡眠时的舌根后坠,部分减轻睡眠呼吸暂停综合征患者的症状。值得注意的是,过度饮酒不仅会造成上气道的松弛,并且同镇静催眠药物一样,会使呼吸中枢受到抑制,对低氧和高二氧化碳的反应下降;而吸烟可以加重上气道的炎症和水肿,损害上气道内皮的功能。因此,建议睡眠呼吸暂停综合征患者戒烟、戒酒,睡前勿饮茶,喝咖啡和服用镇静催眠药物,以免加重睡眠中的呼吸暂停,甚至发生危险。

其次,在上述改变生活习惯的基础上,针对中重度的睡眠呼吸暂停综合征患者,以及症状明显或伴有系统损害的轻度睡眠呼吸暂停综合征患者,均需进行积极的治疗干预。持续气道正压通气(CPAP)治疗是国内外临床指南中成人睡眠呼吸暂停综合征患者首选的治疗方法,即通过鼻罩将持续的正压气流送入气道,防止睡眠时上气道的塌陷,将咽部狭窄的部分扩大,而达到纠正呼吸暂停的效应。该方法的特点是无创,舒适度好,有效率高。

除此之外,对于轻中度睡眠呼吸暂停低通气综合征患者,口腔矫治器也是一种可选择的治疗方法,通过使下颌前伸、牵动舌体和软腭等前移,使睡眠时的上气道增宽,从而达到改善打鼾、睡眠呼吸暂停的效应。其特点是小巧、便携,但需要一段时间的适应过程,并且只适用于轻中度患者。而对于上气道存在显著解剖异常的患者,如口腔咽部狭窄、鼻甲肥大、鼻中隔偏曲、下颌后缩、小颌畸形等,可根据上气道不同的阻塞部位、原因、病情的严重程度,选择相应的外科手术治疗,但该方法仅适用于特定人群,并且有一定的复发率,因此需严格掌握手术的适应证,并于术后进行严格的随访观察。另外,针对特别肥胖的患者,也可采用外科微创手术减肥,从而达到治疗睡眠呼吸暂停的目的。

上海交通大学医学院附属瑞金医院呼吸科　李　敏　李　宁